COLECCION CUBA Y SUS JUECES

(Historia y Ensayos)

To Library of Congress with gratitude
2/28/91

EDICIONES UNIVERSAL. Miami. Florida, 1981

CESAR A. MENA D.D.S., M.D., M.P.H.

HISTORIA DE LA ODONTOLOGIA EN CUBA

I. La Colonia. (1492–1898)

EDICIONES UNIVERSAL
P. O. Box 450353 (Shenandoah Station)
Miami, Florida. U.S.A. 33135

Library of Congress Catalog Card No.: 81-65235

I.S.B.N. : 0-89729-293-6 (Vol. I.: La Colonia.
0-89729-294-4 (set) (obra completa).

Diseño de la Portada: Caduceo de la Sociedad Odontológica de la Habana (1879–1899)

Impreso en : vistacolor 1341 N.W. 20 ST. MIAMI, FL. 33142
(305) 325-0833

A MANERA DE EXPLICACION

Sin dotes de historiador, y menos de escritor, pero con un gran amor a la profesión dental, es necesario explicar, como proemio a las páginas de este libro, la razón de ser del mismo, y de los otros dos volúmenes que pretendemos publicar.

La razón es sencilla: el no querer que nuestro pasado histórico, del que debemos sentirnos orgullosos, quede desconocido no sólo para los extraños, sino más aún, para los propios dentistas cubanos; y evitar, además, que los documentos que hemos recopilado vayan a parar a la gaveta de un escritorio, para ser devorados por la polilla dentro de algunos años.

El primer volúmen: "La Odontología en Cuba" (Período de la Dominación Española), que aquí presentamos, ha sido fácil; teníamos casi todo publicado en nuestra querida Cuba, y lo único que hemos hecho es republicarlo con algunas ampliaciones.

El segundo "La Odontología en Cuba Republicana" (1900—59), y el tercero, "La Odontología en Cuba Comunista y en el Exilio" (1960—81), comienzan a hacerse difíciles. Hay que buscar la prensa diaria de la época, las revistas dentales del siglo XX' los decretos y leyes publicados en gacetas, las fotografías y documentos que nos han facilitado almas caritativas, y, en fín, acudir a donde quiera que una mano generosa nos ha sido extendida, ya que no debemos olvidar que estamos en un país que no es el nuestro, que residimos en una ciudad que no es el centro bibliotecario más grande de esta nación, y cuyo idioma nos es ajeno; pero, aún, así, seguro es que llegaremos a la meta. La obra no será perfecta ni completa, pero servirá para que otros con más dotes que las mías, puedan recopilar en el futuro más datos y exponerlos en forma más amena.

Pedimos, pués, excusas por las omisiones que se adviertan, y rogamos a los lectores que comprendan que sólo ha sido nuestro deseo, antes de morir, el no llevarnos a la tumba algo que no nos pertenece, sino que es propiedad de TODA LA CLASE DENTAL CUBANA.

NUESTRA GRATITUD

Pecaríamos de falta de honradez y de gratitud si no diéramos a conocer a los que gracias a su contribución han logrado que esta obra sea una realidad. La respuesta afirmativa de los que aquí mencionamos ha sido suficiente para que el primer volumen sea publicado.

Nunca, en la que ya va siendo una larga vida profesional —cuarenta y tres años de graduado y cuarenta y siete de luchar por la profesión dental cubana— me he sentido más orgulloso de ser dentista y cubano, y de haber sido profesor de la mayoría de los que me acompañan en este largo destierro de veinte años. Por ello deseo expresar mi gratitud a los que han contribuido para que este primer volumen haya visto la luz rápidamente. Su actitud me hace pensar que aún existe un mundo lleno de esperanzas e ilusiones; y que si bien podrán en un momento determinado ignorarnos, y hasta combatirnos a hurtadillas, cuando se les toca las fibras sensibles no vacilan en decir presente.

Justo es, pués, que rindamos tributo de gratitud imperecedera, insertando el nombre de los que con su aporte material han logrado el milagro de que la clase dental cubana publique su historia sufragada por ella misma.

Gracias a los que no pudiendo contribuir materialmente nos han escrito cartas explicativas, o nos han llamado por teléfono para estimularnos a seguir adelante; sus nombres también aparecen en la lista, aunque sin ser identificados, ya que ello es algo íntimo, que nos pertenece a nosotros solamente.

A los que por indiferencia, apatía, olvido, o váyase a saber porqué, no han respondido a nuestras muchas llamadas, pués para eso vivimos en un país democrático, vaya también nuestra gratitud, porque su pasividad nos ha servido de estímulo, ya "que el triunfo sin obstáculos, trae consigo el desaliento y la inercia". Gracias por su involuntaria contribución.

Abay, Antonio
Abich, Yolanda
Abislaiman, Rafael
Abreu, Manuel
Acosta, José B.
Agramonte, María
Agüero, Elpidio
Aguilar, Octavio
Aguirre, Roselo
Alarcón, Jafat
Alonso Lemus, Ernesto
Alonso Lemus, Juan
Alonso, Juan M.
Alonso, Miguel A.
Alonso, Raúl
Altuzarra, Gustavo
Alum, Rolando
Alvarez Agusti, Luis
Alvarez, Alfredo
Alvarez de la Cruz, Luis
Alvarez Soy, Celestino
Amargós, María L.
Añorga, Raúl
Aragón, Raúl
Arciero, Elisa
(Elisa Soler)
Arias, Armando
Arias, Gloria
(Gloria Maresma)
Arrabal, Marta
(Marta Fdz. Treto)
Artze, Elsa
(Elsa Portela)
Azán, Berta
Bajuelos, Osvaldo
Barbery, Jorge
Baró, Carlos M.
Barreras, Rosa
Barreto, Enrique
Basante, Mario
Benitez, Margarita
(Margarita Geli)
Bernal Castroverde L.
Biosca, Emilio
Blanco, Juan J.
Borges, Emma
(Ferrer Pérez, Emma)
Boudet, Paulino
Bravo, Enedina
(Enedina Fuentes)
Bravo, Lázaro
Bru, Francisco
Buría, Ricardo

Cabada, Armando
Cabada, Heriberto
Caballero, Julio
Cabrera, Pedro
Caignet, Norka
Caiñas, Rafael
Calderón, Luis
Campo, Adosinda
Cañizares, Aurora
Capote, José M.
Cárdenas, Adriano
Cárdenas, Helio
Carrasco, Francisco
Carrión, Roberto
Casas, Angel
Castell, Marta L.
Castillo, Omar
Castro, Luis E.
Céspedes, Fernando
Clavelo, Pedro
Cobelo, Armando
Concepción, Carlos
Coro, Carlos Jr.
Coro, Margarita
(Margarita Amezaga)
Coro, Sergio
Corrales, Román
Cortés, Laureano
Curbelo, Sonia
Curbelo, Sue
Criner, Carlos
Chuffat, Delfina
Chuili, José
Delgado, José M.
Díaz, Adria
Díaz, Delio
Díaz, Juan R.
Díaz, Octavio
Díaz, Rouselot, Carlos
Domenech, Armando
Dominicis, Jorge
Domínguez, Antonio
Domínguez, Iris
Domínguez, Orlando
Duany, Luis F.
Echemendía, José A.
Echevarría, Noemí
Elías, Elba
Erro, Pedro L.
Errotaberea, Isidro M.
Escalona, María A.
Escobar, Jorge E.

Espinosa, Rubén
Fariñas, Hilda
Fernández, Aurora
(Aurora Saenz)
Fernández, Blanca
(Blanca Maraboto)
Fernández, Carlos
Fernández, Carmen
(Carmen Valdés)
Fernández, Emilio
Fernández Loza, Miguel
Fernández, Lucas
Fernández, Ondina
Ferrer, Arnaldo
Fiallo, Carlos
Figueroa, Perfecto I.
Fiol, Joaquín M.
Fong, Oscar
Fonseca, Julio C.
Fonseca, Luis H.
Fonseca, Olimpo A.
Fornaris, Nora S.
Forns, Alfredo J.
Forns, Alfredo R.
Forns, Rosendo Jr.
Fors, Mario
Francia, Félix
Fuentes, Isabel
(Isabel González)
Fuentes Marta
(Marta Pérez Norat)
Funcia, Claudio
Fundora, Rita
(Rita Castro)
Fusté, Arturo
Fuster Sosa, Emilio
Gabino, José
Gallardo, Héctor
Ganges Mier, Fco.
García, Angel
García, Armando P.
García, Bertha
García, Esteban
García, Primitivo
García, Raúl
García, Silvio
García, Victor M.
García Villamil, O.
Giangursio, Herminia
(Herminia Pérez Ruíz)
Goenaga, Pilar
Gomara, Nilo
Gómez Maribona, H.
Gómez, Lylia
González, Ana M.
González, Emilia
(Emilia Planas)
González, E.M.
González Ferregur, C.
González, Gerardo P.
González, José M.
González Montiel, Merc.
González Parés, Alberto
González, Ramón L.
Gordon, Ramón de
Grave de Peralta, René
Grimal, Angel
Gutiérrez, Telio
Henríquez Lauranzón, Ena Rosa
Henríquez Lauranzón, Rodolfo
Hernández Amador, Elena
Hernández, Antonio F.
Hernández, Ethel
(Ethel Patallo)
Hernández, Gregorio E.
Hernández, Rubén A.
Herrera, Gladys
(Gladys Díaz)
Herrera, Alberto
Herrera, Gilberto
Hevia, María Isabel
Horta, José
Iglesias, Obdulio
Infante, Angel
Isern, Graciela
(Graciela Hdz Mena)
Izquierdo, Hortensia
Jimenez Alvarez, María
Jones, Gloria
(Bonitto Taylor, G)
Labrador, Ernesto
Lamar, Mario J.
Lambert, Josefina
Lastra, Iraida
Lastra, Jesús
Lastra, Teresa
Lauzardo, Esther
Lefrán, Berta
(Berta Aquino)
Lefrán, Gabriel A.
León, Alberto
Leiva, Caridad
(Caridad Rodríguez M)
Leiva, Rolando

Leyva, Adalberto
Lipsman, Albert
Lles, Emiliano
Lles, Haydée
(Haydée Valero)
Llorente, Marcelo
López, Osvaldo
López, Dolores
(Dolores, Hernández)
López Oña, Eugenio
(dos libros)
Lorenzo, Yomaha
Ludeña, Rachel
(Ludeña Raquel)
Lugones, César A.
Luján, Olga
(Olga Rodríguez)
Machado, Emilio
Macías, Leandro J.
Madan, Rafael Jr.
Marcos Igón, José
Martínez, Dominica
(Dominica Alonso V.)
Martínez, Juan
Martínez, Julio C.
Martínez López, Mario
Martínez López, Amanda
(Amanda Rossell)
Martínez, Marta V.
Martínez Roig, Mario
Martínez Serrera, Ricardo
Mas, Aquiles
Mas, Luis P.
Mas, Ramón
Mena, César A.
Mena, Raúl F.
Mena, Raúl R.
Mencía, Ambrosio
Menció, Douglas
Menció, Douglas
Mendez Polo, Roberto
Mestre, Jorge C. Jr.
Mestre Jorge C. Sr.†
Miranda, Ovidio
Moller, Rodolfo
Montejo, Pastor
Montero, Antonio G.
Morales, Marta
(Yolanda Lamoglia)
Moreno, Raúl
Morfi Iglesias, Oscar
Mosquera, Hilda
(Rdgz. Aguilera, Hilda)
Morris, Francisca
(Valle Marin, F.)
Morris, Harold
Mozes, Manuel
Munero, Carmen
Munero, Francisco
Muñíz, Raúl J.
Nadal de Sordo, Teresa
Navarro, Alfredo
Nespral, Thais
(Thais de los Santos)
Nobo, Fernando
Novoa, Joaquín
Ochoa, Emilio
Otazo, Sergio
Oti, Enrique
Oviedo, Giraldina
(Giraldina Hernández)
Padrón, Sergio H.
Páez, Estela
Palacios, Miguel
Palacios, Estrella
(Estrella Sartiel)
Palancar, José A. Jr.
Palancar, José A. Sr.
Palomeque, Malvida
(Malvida Linares)
Parayuelos, Héctor
Paseiro, Ocilia
Pelaez, Pedro
Perdomo, Roberto Jr.
Perdomo, Roberto Sr.
Perea, Levi
Perea, Carmen
(Carmen Rosa Ríus)
Pérez Graciella
(Graciella Aucar)
Pérez, Humberto
Pérez Bode, René
Pérez Dámera, Justo
Pérez Febles, Joaquín
Pérez, José R.
Pérez Mullet, Florentina
Pérez Muñoz, Orlando
Pérez, Nelda
Pérez, Risco, María
(María P. Ibañez)
Perrote, Cándido
Pestana, Pedro
Poveda, Pedro J.
Prado, María
(María Vivó)
Prieto, Vicente J.

Puentes, Lorenzo
Puentes, Eliette
(Eliette Enríquez)
Puig, Sotero
Pujals, Humberto A.
Quevedo, Héctor
Quintana, Joaquín
Rabasa, Antonio
Rabasa, María Teresa
Rada, Alipio
Ramírez, Jorge
Ramón, Daniel
Ramos, Adalberto J.
Rayneri, Rafael
Recio, Anibal
Resillez, Frank Jr.
Reyes, José Abelardo
Reyes Arnaldi, Ernesto
Ricardo, Elva
Rigau, Florencio
Río, Berta del
Río (León), Humberto
Ríos Casadeval, F.
Ríos, Juan R.
Riverón, Gerardo
Roca, José A.
Rdgz Céspedes, Adolfo
Rdgz de la Nuez, Adolfo
Rdgz Sardiñas, Adolfo
Rdgz de la Rosa, Fdrico.
Rodriguez Johnny
Rdgz, Juan Ernesto
Rdgz La Fuente Rob.
Rodríguez, Lidia
Rodríguez, Marcos
Rodríguez, María H.
Rodríguez, Miguel
Rdgz Pajón, Miguel
Rdgz, Porfirio
Rodríguez, R.C.
Rodríguez, Rafael A.
Rodríguez, Zoe
(Zoe Carmouse)
Rogés, Ramón
Roldán, Zoila
(Zoila Tablada)
Ruíz Montalvo, Rubén
Sabatés, César L.
Saenz, Holanda
(Holanda García)
Sánchez Fdz Cossio, Aydee
Sánchez Fdz Cossio, Carlos
Sánchez Figueras, A.
Sánchez, María Dolores
(María Moya)
Sánchez García, Dalia
Sánchez Pérez, Alberto
Santeiro, Raquel
(Raquel Machado)
Santamarina, Luis G.
Santiago, Nury
(Nury Jimenez)
Sardá, José F.
Silva, Berta L.
(Berta Laurencio)
Silvar, José
Silvestre, Manuel
Simonet, Beatriz
(Beatriz Barquín)
Socarráz, Otón
Sosa, Raúl I.
Soto, Gabriel
Soto, Ricardo M.
Sotto, Enrique
Sotto, Luis F. Jr.
Sotto, Luis Sr.
Suárez Rubí, Roberto
Surí, Alba
Tamayo, Dioné
Tiangonce, María
(María Reyes Aroca)
Terry, Alfredo
(2 libros)
Tió, Evelio
Torralbas, Mario
Torres, Ada E.
Torres Coloma, José M.
Torres, Marina
Torres Solís, Manuel
Torriente, Rafael
Urquiola, Angela
(Angela M. Pérez)
Urquiola, Manuel
Valdés Fauly, Guillermo
Valle Mir, Felipe
Varona, Juan O.
Vargas, Tulio R.
Vega Caballero, Catalina
Vega, Roberto B. SR.
Velasco, Luis de
Velasco, Rubén de
Victores, Norma
(Norma Pérez)
Vidal Fdz, Benito

Vieta Cabrera, Miguel
Vigo, Nereida
(Nereida Dajer)
Vila, Alfredo
Weiss, Juan
Yanes, Nicolás
Valdés, Ireneo
Zamora, Georgina
Zanoletti, Lilia
Zayaz Bazan, Antonio
Zequeira, Juana
(Juana González)
Zúniga, Manuel
Gispert, Ignacio

Pero seríamos injustos, y no estaría expresada por completo nuestra gratitud si no expusiéramos el nombre de los que, sin haberlo nosotros solicitado, desearon contribuir con cantidades adicionales, con el fín, según dicen sus cartas, de "compensar la omisión de los que no pudieron o no quisieron contribuir". A ellos, que espontáneamente desearon pagar por otros que no podían o no querían hacerlo, vaya aquí no sólo mi reconocimiento, sino el de toda la clase dental cubana exiliada. Así también se forja nuestra historia.

En primer lugar es justo que expongamos nuestra gratitud a los graduados de 1955 que, por medio de su Presidente el Dr. César L. Sabatés, donaron para la publicación del primer volumen el sobrante de lo recaudado durante la celebración de sus bodas de plata, 25 años de graduados; la mayor aportación hecha, aún incluídas las firmas comerciales.

Después a todos los que contribuyeron con cantidades adicionales, sin que como es natural se mencione aquí el importe de las mismas, pero sí el nombre de todos. Vaya aquí sus nombres:

César L. Sabatés
Osvaldo López
Federico Rdgz Rosa
Gregorio Hernández
Jorge C. Mestre Jr.
Humberto A. Pujals
Raúl R. Mena
Ramón Rodriguez
Juan E. Rodríguez
Jorge Escobar
Juan R. Ríos
Nelda Pérez
José M. Delgado
Aquiles Mas
Joaquín Fiol
Raúl F. Mena
Antonio Dominguez
Felipe del Valle

Nuestra gratitud también a dos casas de efectos dentales de Miami, que generosamente contribuyeron a que esta obra fuera una realidad. Nos referimos a la J. and S, Dental Supply Co, Inc y a la

Dental Ex—Inc, a las que rendimos también tributo de reconocimiento.

Por último, nuestra gratitud a un grupo de compañeros que espontáneamente se convirtieron en colaboradores y propagandistas del libro, comunicándose con personas o fuentes conocedoras o interesadas, buscando datos, enviando fotografías, y en fín, sintiendo al unísono con nosotros el vehemente anhelo de ver publicado este primer volumen. Son ellos:

Abreu, Manuel. . . . . N.Y.
Alonso, Juan M . . . . .Miami
Alonso Lemus, Ernesto . . . . .Hialeah
Alum, Rolando . . . . N.J.
Cabada, Heriberto . . . . .Miami
Carrasco, Francisco . . . . .Miami
Céspedes, Fernando. .Miami
Cobelo, Armando . . . . .Miami
Criner, Carlos . . . . Chicago
Cuellar, Humberto. . . . . .Miami
Febles, Ofelia . . . . .Miami
Fdz Loza, Miguel. . . . . Chicago
Fors, Mario . . . . P.Rico
Gabino, José . . . . .N.Y.
Labrador, Ernesto . . . . .Miami
Martinez Roig, Mario. . . . . .Alabama
Mas,Aquiles. . . . . .Hialeah
Mas, Luis P. California
Mestre, Jorge C.Jr . . . . .Miami
Munero, Carmen . . . . P.Rico
Munero, Francisco. . . . . .Washington
Pujals, Humberto A. . . . . .Washington
Ríos, Juan R . . . . .Miami
Rodgz, Juan Ernesto .Miami
Rodgz Lafuente, Roberto . . . . .Miami
Sabatés, César L . . . . .Miami
Suárez, Manuel . . . . .Miami
Vieta Cabrera, Miguel . . . . .Miami
Vila, Luis. . . . . .Miami
Vivó, María . . . . Tampa

Igualmente deseo dejar testimonio de gratitud al Dr. Carlos Figueredo y Ruíz de Villa, hermano del Dr. Ernesto Figueredo y Ruíz de Villa, dentista del curso de 1929, fallecido en Cuba, quien fuera mi dentista y amigo personal, por la desinteresada ayuda que me ha dado, en nombre de su hermano.

DR. CESAR A. MENA SERRA

Ex-Presidente del Colegio Estomatológico de Cuba. Ex-Profesor Titular de la Facultad de Odontología en la Universidad de la Habana. Ex-Secretario del Retiro Odontológico en Cuba. Miembro Fundador de la Sociedad Cubana de Historia de la Medicina. Miembro de la American Academy of the History of Dentistry.

Prólogo

DR.FOCION FEBRES CORDERO

Profesor en la Escuela de Dentistería de la Universidad de los Andes (Venezuela) (1932—33). Profesor en la Escuela de Odontología de la Universidad Central de Venezuela, desde 1933 hasta la fecha. Decano de la Facultad de Odontología de la U.C.V. (1946—51). Fundador y primer Presidente del Colegio de Odontólogos de Venezuela. Fundador y Director de la Revista Venezuela Odontológica (1934—39). Presidente de la Sociedad Venezolana de Historia de la Medicina.

A MI ESPOSA

Que estoicamente soportó en Cuba, durante veinte años, mi dedicación a la labor clasista y la búsqueda de datos para la confección de "La Odontología en Cuba Colonial"; y más tarde, en el exilio, durante otros veinte años, ha sido testigo de mi defensa de la clase dental y de las nuevas pesquisas y recolección de documentos y hechos históricos para ampliar este bosquejo.

A ella, que ha sufrido junto a mí, la ingratitud de algunos, y nunca me ha visto renegar de la clase profesional, de la que me enorgullezco en pertenecer, vaya la dedicación de esta obra, en prueba de amor y cariño y como humilde pago por tanta abnegación.

PROLOGO

Si algo enaltece la conducta de un pueblo, de una sociedad o de un gremio, es el estudio y divulgación de su historia, mediante la cual revela los rasgos culturales que lo identifican y distinguen de otros grupos sociales igualmente orientados a sus respectivos fines. Esta identidad histórica se nutre de los valores espirituales, éticos, intelectuales, científicos y culturales comunes o predominantes en una determinada sociedad, que le comunican lenguaje propio a las manifestaciones de su desarrollo institucional.

En el caso específico de la Odontología, ella no habría alcanzado la importancia profesional y social que hoy ostenta, de no haber contado con el aporte de los historiadores dedicados a señalar los acontecimientos que han jalonado el largo camino transitado desde su aparición como actividad humana diferenciada hasta el presente. En este hecho radica —así como en los méritos intrínsecos de la obra— la valiosa contribución que nos ofrece el doctor César A. Mena al progreso y enaltecimiento de la Odontología, no sólo cubana sino por extensión de América Latina, sobre la cual se reflejan los alcances del presente estudio historiográfico.

Dentro del marco universal de la historia profesional que nace para la medicina occidental en los fértiles valles de la antigua Mesopotamia y del legendario Egipto, la historia que este libro relata comienza el 27 de octubre de 1492 cuando Cristóbal Colón descubrió "la tierra más fermosa que ojos humanos vieran", hasta el 10 de diciembre de 1898 en que se firmó el Tratado de Paris que concedió a los Estados Unidos de Norte América el gobierno provisional de Cuba, en virtud de su intervención en la última etapa de la Guerra de Independencia que sostuvieron con sin igual denuedo los patriotas cubanos bajo la inspiración del apóstol Martí y con el esfuerzo combativo de Máximo Gómez, Antonio Maceo, Calixto García y Narciso López, entre otros paladines que lucharon por la independencia de su amada patria.

A diferencia de otras colonias españolas en América —imposibilitadas de todo intercambio comercial y cultural que no proviniera de la metrópoli— la situación geográfica de Cuba y los cambios producidos en la escena mundial por el enfrentamiento de los imperios coloniales en conflicto, favorecieron la influencia cultural inglesa, francesa y norteamericana, principalmente, que impulsaron rápida y eficázmente la evolución del país. A ello se debió el alto nivel de progreso alcanzado por las ciencias y las artes en Cuba, como lo demuestran distintas actividades que enriquecieron el acervo histórico de la época.

En lo que a Medicina se refiere, los primeros signos de una incipiente organización se aprecian en la creación el 9 de setiembre de 1634 del Protomedicato, del cual se nombró titular a Don Francisco Muñoz de Rojas, quien lo desempeñó hasta su muerte en 1649. Luego de su provisional asiento en la Nueva España, la institución se restablece en La Habana en 1695 hasta el 9 de noviembre de 1826 que se acordó suprimirlo y sus atribuciones se encomendaron a la Junta Superior de Medicina y Cirugía y a la de Farmacia, creadas en 1833.

Los estudios de Medicina se iniciaron en Cuba el 12 de enero de 1726 dictados por Don Francisco González del Alamo en el Convento de San Juan de Letrán, que dos años más tarde (5 de enero de 1728) quedaron formalmente establecidos con la inauguración en la misma sede de la Real y Pontificia Universidad de San Gerónimo de La Habana, creada por Breve de Inocencio XIII el 12 de setiembre de 1721 y con la posterior aprobación de Su Majestad Felipe V.

Dichos estudios adolecieron por más de un siglo de un galenismo paralizante que ya habían superado otras instituciones europeas y también de América, hasta la reforma del 19 de noviembre de 1842 que suprimió la condición de Pontificia y pasó a llamarse Universidad Real y Literaria, cobrando así un poderoso impulso progresista, de marcada influencia francesa, que se mantuvo hasta el final de la dominación española, cuando la institución ya había alcanzado un merecido prestigio internacional. Un año más tarde (4 noviembre 1899) el Gobierno Provisorio de los Estados Unidos pone en vigor un nuevo plan de estudios, de breve duración, en la que desde entonces se llamará Universidad de La Habana, hasta el 30 de junio de 1900 que se aplicaron las reformas educacionales propuestas por el eminente filósofo y ensayista Enrique José Varona, mediante las cuales se inició una nueva y trascendental etapa de superación y progreso para aquella ilustre institución.

Durante la Epoca Colonial, el oficio de "sacar dientes y muelas" a que entonces se limitaba esta actividad desempeñada por "barberos" y "flebotomianos" (o flebotomistas) cuando no por charlatanes inescrupulosos, se trató de organizar mediante Pragmática de los Reyes Católicos de fecha 9 de abril de 1500 en la que se prohibía "tener tienda" en dicho oficio "sin ser examinado previamente por maestros Barberos Mayores", disposición que debían aplicar los CAbildos o Ayuntamientos de la ciudad. Juan Gómez fue el primero en ser autorizado por el CAbildo de La Habana el 26 de setiembre de 1552 para ejercer en esta villa el oficio de barbero cirujano; atribución municipal que Felipe II encomendó al Protomedicato a partir del 12 de febrero de 1579. En uno y otro caso sin efectivos resultados de mejoramiento profesional, como lo demuestra el atraso y confusión reinantes durante los siglos XVI, XVII y gran parte del XVIII.

En 1728 la obra de Pierre Fauchard (*Le Chirurgien Dentiste*) inicia la gradual desaparición de una etapa de confusión y de ignorancia y sienta las bases de la moderna Odontología; el desacreditado oficio de barberos y charlatanes recupera su primigenia condición profesional, mediante la cual se comienza la organización docente y gremial que hoy la identifican como una profesión médica al cuidado de la salud bucal. Sin embargo, los efectos de tal cambio tardarán más de un siglo en producir sus frutos, así en Europa como en América.

Desde principios del siglo XIX aumenta el número de profesionales extranjeros, entre ellos dentistas, que ejercen en La Habana, y de la Isla los cubanos viajan a seguir estudios en Europa y los Estados Unidos. Este intercambio profesional se acentúa a favor de la odontología cubana, gracias a cuatro acontecimientos importantes sobre los cuales se fundamenta el extraordinario desarrollo y progreso de la profesión en los Estados Unidos, como fueron: la fundación (3 diciembre 1834) de la primera asociación dental (*The Society of Surgeon Dentists of the City and State of New York*); la publicación (1 junio 1839) de la primera revista profesional (*American Journal of Dental Science*); la fundación (1840) de la primera Escuela Dental (*Baltimore College of Dental Surgery*); y la promulgación por el Estado de Alabama (1841) de la primera ley de ejercicio de la odontología. Tales iniciativas, llevadas a cabo por primera vez en el mundo, proporcionaron un gradual y progresivo impulso a la profesión en los países vecinos, principalmente en Cuba, Méjico, Guatemala y Puerto Rico.

Sin embargo, la legislación sobre ejercicio del arte dentario —que entonces practicaban legalmente flebotomianos, ministrantes dentistas y cirujanos dentistas— si bien no exclusivamente dirigida a estos profesionales, fue anterior en Cuba a la de Estados Unidos, pues para la fecha (9 de febrero 1830) regian las disposiciones de la Junta Superior de Medicina y Cirugía que sustituyó al Protomedicato.

No obstante las pesadas estructuras académicas, políticas y administrativas propias del régimen colonial existente, el sostenido progreso de la odontología cubana la conduce inexorablemente a su consolidación y enaltecimiento, gracias a varios sucesos de concurrente significación e importancia, como fueron: la Real Orden de 22 de setiembre de 1863 por la cual se establece la enseñanza dental en la Universidad de La Habana y aparece por primera vez en Cuba de manera oficial la denominación de *Dentista*; la publicación (abril de 1868) de la *Revista Médico Quirúrgica y Dentística* del Dr. Erastus Wilson, la primera revista dental en castellano en el mundo; la fundación el 10 de enero de 1879 de la *Academia de Cirujia Dental* del Dr. Juan Villaraza, el primer instituto privado de enseñanza de la profesión; la instalación el 11 de marzo de 1879 de la *Sociedad Odontológica de La Habana*, la primera de su índole en un país hispano, organizada y dirigida por los doctores Francisco P. Rodríguez y Francisco Justiniani; y la creación el 24 de febrero de 1880 de la carrera de *cirujano dentista*, mediante la cual se consolidaba la naturaleza académica y social propias de una respetable profesión universitaria.

La fundación de nuevos institutos de enseñanza (la *Academia Central de Dentistas*, 12 de enero 1879; el *Real Colegio de Cirugia Dental de La Habana*, 24 de febrero 1880; *El Progreso*, 16 enero 1882; y el *Colegio Dental de La Habana*, adquirido por el Dr. Ignacio Rojas el 1º de noviembre de 1885; la creación de otras corporaciones profesionales (la *Asociación Libre de Cirujanos Dentistas*, en 1886; la sociedad de alumnos llamada *Academia Dental*, el 5 de abril de 1894; y la *Sociedad Dental de La Habana*, el 13 de diciembre de 1899); la publicación de nuevas revistas dentales (los famosos *Anales de la Sociedad Odontológica de La Habana*, julio de 1879; *El Progreso Dental*, mayo de 1880; *La Crónica Dental*, junio de 1886; la *Revista Dental*, en 1891; *La Dentística*, mayo de 1894; y *La Escuela Médico-Dental*, en octubre de 1895); la aparición (en 1887 del t.I y en 1895 del t.II) de un texto de enseñanza —*El Cirujano Dentista*, del Dr. Ignacio Rojas— adaptado a las características educativas de la época, que también sirvió de texto en varios paises de América Latina; y, principalmente, la notable labor profesional, científica, docente e intelectual cumplida por Federico Poey, Pedro Calvo, Ignacio Rojas, Francisco P. Rodríguez y Oscar Amoedo, entre los más brillantes profesionales de entonces, quienes aportaron su esfuerzo, ilustración y talento, para elevar la odontología cubana al nivel de excelencia que llegó a alcanzar dentro y fuera del país.

Acerca de tan importante período profesional, el autor de esta obra ha logrado reunir y exponer con sencillez de lenguaje y estricto apego a la verdad, los hechos más significativos que constituyen la matriz histórica de la Odontología en Cuba y su vinculación con el contexto social, cultural y político de aquel período. Ello ha sido posible gracias a los conocimientos y patriotismo de quien fuera Profesor de la Escuela de Odontología de la Universidad de La Habana, Presidente del Colegio Estomatológico Nacional y miembro de la Sociedad Cubana de

Historia de la Medicina, para no mencionar sino algunas de las múltiples actividades desarrolladas por este distinguido colega e historiador en permanente servicio a los más elevados intereses de la profesión y de la patria.

Esta obra seguramente adolece de errores y lagunas imputables a la dificultad de consultar las escasas fuentes disponibles, lo cual solamente podrían advertir los historiadores cubanos interesados en el tema; por ello, mi intervención se limita a estas deslucidas páginas de presentación y de caluroso estímulo a la difícil y meritoria labor que colegas ilustrados como el doctor Mena, rinden en favor del progreso y enaltecimiento de la Odontología. Y para ello no hay mejor camino que el estudio y divulgación de su historia.

Caracas: 12 de abril 1981

FOCION FEBRES—CORDERO

CAPITULO I

Orígenes de la Odontología. Mesopotamia, Egipto. Período Transicional. Herrero-Cerrajero. Charlatán Callejero.

La Odontología es tan antigua como la humanidad, y si indagamos en el pasado histórico, podríamos observar como algunas mandíbulas paleolíticas muestran signos de enfermedades dentarias, siendo posible que cuando el hombre de Neatherlands sufrió dolores de muelas, tuvo necesidad que el mismo, o alguno de sus semejantes "le arrancaran" el diente o muela que lo producía, método que aun se sigue en algunas tribus primitivas.[1]

Sin embargo los orígenes de la profesión, no solo odontológica, sino médica, de la cual fue aquella una rama en sus principios, no surge como tal profesión, hasta miles de años más tarde, y para narrar este comienzo, nada más apropiado que entresacar ciertos datos del trabajo de ingreso como Académico de Número de la Sociedad de Historia de la Medicina de Venezuela, del Profesor Foción Febres Cordero,[2] quien en forma exhaustiva y magistral nos habla de dichos orígenes.

Sería absurdo por parte nuestra, tratar de modificar dicho trabajo, pero dada la gran extensión del mismo, nos atrevemos a tomar algunos datos, y referir al que esté interesado en hurgar en nuestro pasado, la lectura del libro del ilustre profesor venezolano.

Expresa Febres Cordero magistralmente que:

> "son los caudales del legendario Nilo, y las tormentosas corrientes del Eufrates y el Tigris, las aguas bautismales que consagran el nacimiento de la Medicina occidental hacia el cuarto milenio A.C. y con ella de la Odontología, considerada en sus orígenes como especialidad de aquélla."

MESOPOTAMIA

Fue en "ese escenario geográfico e histórico, donde nació la civilización occidental, de la cual formamos parte", y si bien es cierto que fue con un "concepto sobrenatural y misterioroso", "en ello se fundamentó la doctrina médica de los primeros tiempos, unas veces empírica, y otras mágica y sacerdotal", pero no es menos cierto que estos fueron los primeros pasos para la formación del concepto de enfermedad y enfermo, de enfermedad y de quien debía curarla. Para ese fin existió en la Mesopotamia, en aquellos tiempos

> "una constelación de divinidades médicas, algunas de las cuales era necesario invocar para curar determinadas enfermedades". De estas divinidades, "la más importante era Ea, deidad de las aguas y en especial del agua milagrosa empleada para purificar a las personas y a las cosas, y GULA, diosa de la salud".

Estuvo el ejercicio profesional en Babilonia, al principio, sólo en mano de los sacerdotes, "quienes dominaban la enseñanza y la práctica de la profesión médica", pero gradualmente se fueron incorporando personas laicas.

Es bueno hacer notar, como dice Febres Cordero, las disposiciones que se encontraban en el Código de aquellos tiempos, en la parte que interesa a nuestra profesión, para darnos cuenta del valor monetario en que entonces se estimaban los dientes. Decía el código:

> "si el hombre rompiere un diente a otro hombre de su misma categoría, se le romperá el diente a él. Si él ha roto el diente de un hombre inferior, él deberá pagar un tercio de una mina de plata" (la mina pesaba 453 gramos).

> "La Odontología Mesopotámica conoció de los mismos procesos dentarios y periodónticos que hoy padecemos, si bien confundidos en una sola manifestación patológica: El Dolor de Muelas. La primer referencia conocida de este trastorno lo encontramos en las tablillas grabadas, con la oración y fórmula para destruir el Gusano Dentario, corporificación del demonio malo (TIAMENT) que corroe y destruye los dientes".

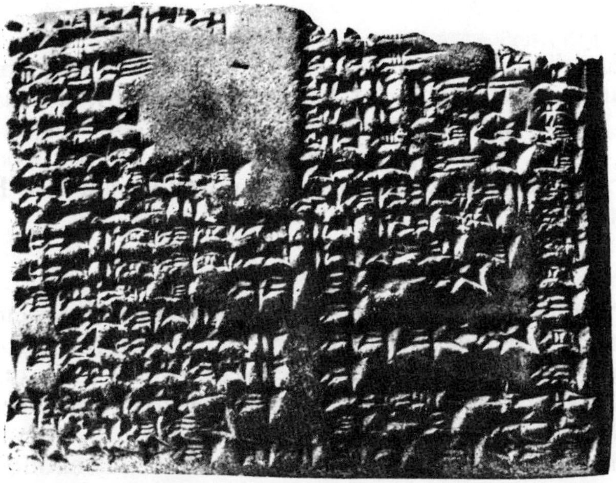

1. Tablilla de arcilla cocida de Babilonia que contiene la oración para destruir el "gusano" que se suponía causaba la caries dentarias. (Tomado de Febres Cordero en los Orígenes de la Odontología).

"Esta leyenda del gusano causal de la caries evoluciona como verdad científica a lo largo de los siglos, repetida y confirmada por distinguidos médicos y escritores".

Tan es así que Burningham[6] reproduce unos dibujos a plumilla tomados de la Obra Chirurgia, de Roggero de Frugardo, publicada en el año 1100 a 1200 después de Cristo, que muestra el tratamiento del gusano dental.

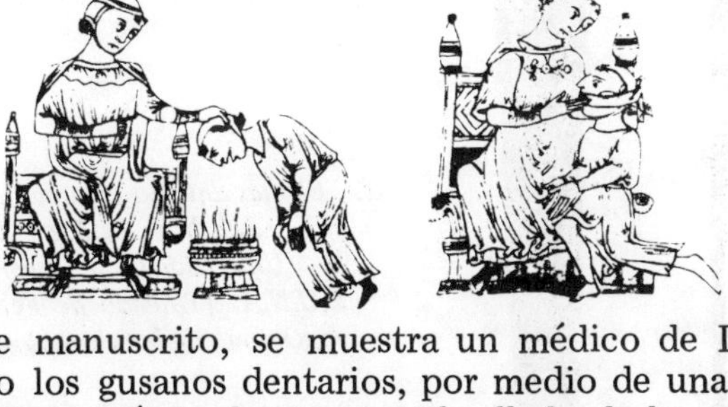

2.

En este manuscrito, se muestra un médico de Lombardía, fumigando los gusanos dentarios, por medio de una especie de vaporizador, y más tarde muestra el sellado de la cavidad bucal por medio de una banda o apósito, con el fin de que la fumigación siguiera haciendo sus efectos durante un tiempo más largo, y que no se evaporaran los medicamentos que habían sido introducidos en dicha cavidad, mostrando así la susodicha creencia, que se mantuvo firme, hasta que Pierre Fauchard, en 1728, "la discute y ridiculiza, al mismo tiempo que ofrece una explicación más racional a tal proceso".

Existían diferentes variedades de profesionales de la medicina, y entre ellas estaba "el barbero" (Gallabu), auxiliar del Cirujano, que aplicaba ventosas, marcaba con fuego a los esclavos, y que, según opinión de Contenau[3] se "ocupaba de la extracción de los dientes" aunque como muy bien dice Febres Cordero:

> "No hay fundamento alguno para esta suposición de Contenau, ya que parece ser una actitud preconcebida, por la situación creada muchos siglos más tarde durante la Edad Media, pues no existe razón para creer que hayan sido los barberos y no los cirujanos, como sería más lógico pensarlo, quienes practicaban la exodoncia".

En aquellos tiempos era considerada "de gran importancia la Higiene Bucal, al menos entre las clases privilegiadas, para lo cual usaban escarbadientes de oro o plata, y la fricción de los dientes y encias con el dedo envuelto en un pedazo de tela".

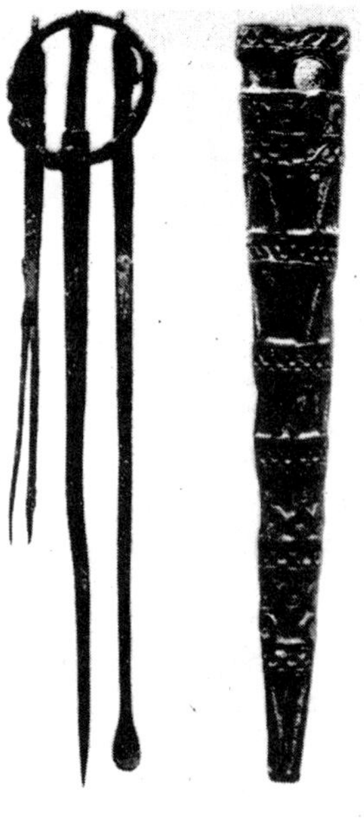

3. El más antiguo escarbadientes conocido hasta hoy. Está en el Museo de la Universidad de Pennsylvannia E.U.N.A. (Tomado de Febres Cordero, Orgines de la Odontología).

"Tenían gran variedad de medicamentos, todos ellos ineficaces, para el tratamiento de las afecciones bucales, obtenidos de plantas medicinales, substancias minerales, y partes de animales. De las diversas fórmulas descritas por Thompson[4] las de más frecuente uso eran el alumbre, vinagre, aceite, raíces de girasol, ranas, gomas, cervezas, varias plantas desconocidas, que eran aplicadas directamente al diente. Para dientes flojos y cariados se recomendaba el masaje de las encias hasta hacerlas sangrar. Cuando los dientes se ponían amarillos (?) prescribían colutorios con miel, aceite, cerveza de Kurunnu, o bien los frotaban con trementina de pino, o simplemente con el dedo envuelto en un pedazo de tela".

Sin embargo la noticia más significativa y trascendente de aquel período es el concepto que tenían al final del 800 A.C. de la infección focal pues en una tablilla de la época

"un médico-odontólogo asirio aconseja a su REY Y SEÑOR, la extracción de los dientes al hijo del soberano, por considerar que son la causa de la enfermedad".

Dice así, parte del documento, libremente traducido:

"La inflamación con la cual su cabeza, sus manos (brazos), pies (piernas), están inflamados, es debida a sus dientes. Sus dientes deben ser extraidos; por ellos es que él está inflamado; él reducirá (la inflamación) a través de sus canales internos (?). Entonces él sanará".

"Es motivo de asombro el pronóstico racionalista de quien se atrevió a establecer en aquellos tiempos una relación causal entre el diente enfermo y un trastorno general del paciente. A la vez que recomienda la exodoncia como la terapéutica apropiada".

Debemos resaltar aquí, junto con Febres Cordero esta "lección que nos dio un colega asirio que practicó su arte y su inteligencia 700 años antes de Cristo, al recordarnos que la Medicina y la Odontología, nunca debieron separarse, lo cual ha sido robustecido con el devenir del tiempo en la moderna odontología, de la cual se ha desviado indebidamente su verdadero carácter", como si la boca no fuera una parte tan importante o más, del organismo humano, como lo es el ojo, la garganta, la nariz o el oído.

Por otra parte la prueba más evidente de que estos sacerdotes tenían a su cargo la prevención y tratamiento de la boca, podemos corroborarlo en una de las conocidas cartas del famoso Arad-Nana, al Rey Asharddon (680-699 A.C.). Dice así la carta:

> "En relación con el estado del diente sobre el cual me escribió el Rey, lo he tratado debidamente, y está mucho mejor".[5]

EGIPTO

Pero no fue solo en la Mesopotamia donde se desarrolló una civilización que habría de influir en la odontología de nuestros tiempos. "En las márgenes del Nilo, los egipcios desarrollaron hacia el cuarto milenio A.C. la más prolongada y homogenea civilización conocida en la historia".

> "La Medicina egipcia alcanzó una etapa que puede considerarse de transición entre la concepción demoniaca de los mesopotámicos y la interpretación racional y científica que nace de la escuela hipocrática, que contribuye a formar. El pensamiento médico se caracterizó por una mezcla de ideas mágicas y religiosas aplicadas a aquellas enfermedades de origen y naturaleza desconocidos, con observaciones racionales de contenido científico, cuando las dolencias obedecían a causas naturales evidentes. Esta suerte de conciliación entre las fuerzas naturales y sobrenaturales que regulan los estados de salud y enfermedad, parece ser la clase de la concepción patogénica de los antiguos egipcios".

Nos dejaron ellos la más antigua representación de un dentista, la que aquí reproducimos, y que fue encontrada en una antigua tabla que data de 3000 A.C., encontrada en una tumba de Sakkara.

> "Lo más importante del pensamiento médico egipcio se trasmite a la medicina hipocrática, principalmente sus contribuciones a la Higiene que alcanzó una verdadera proyección social; la Farmacoterapia, enriquecida con numerosas drogas de comprobada eficacia; la cirugía, científicamente expuesta; la patología orientada hacia la formación de cuadros nosográficos, y la Técnica Clínica, racional y metodizada. Además gran parte de la medicina popular europea y americana proviene del antiguo Egipto".

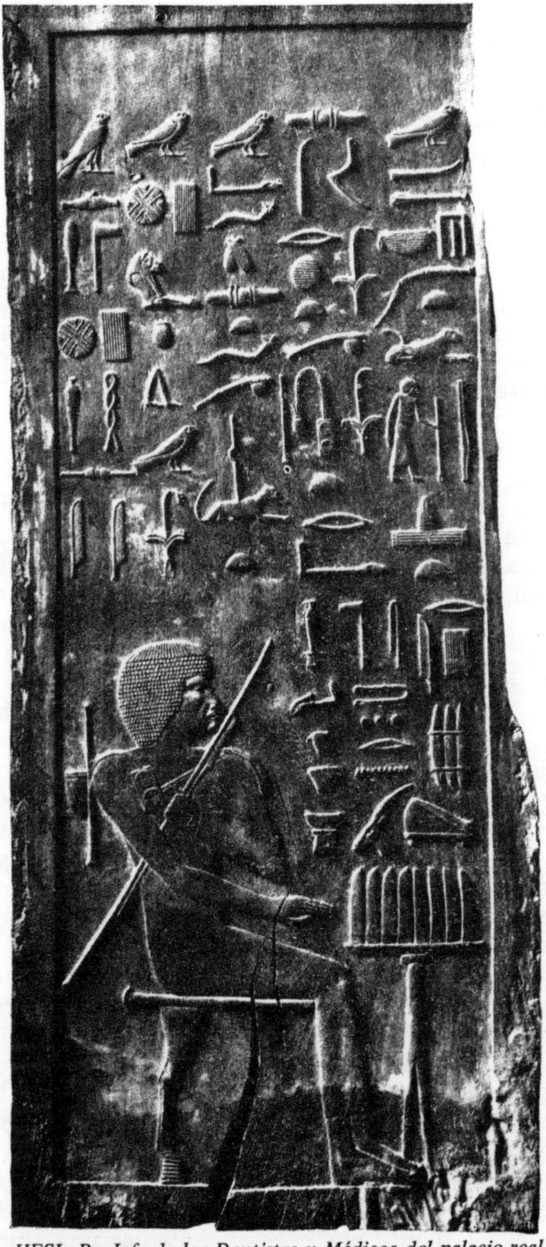

4. HESI–Re Jefe de los Dentistas y Médicos del palacio real de la época de Zoser. (Tomado de Febres Cordero, Orígenes de la Odontología).

> "La Odontología fue una especialidad de la Medicina tanto en la doctrina como en la práctica. Entre los profesionales que la ejercieron merece citarse a HESI-RE, Jefe de los Dentistas y Médicos del palacio real de la época de Zoser (1780—2720 A.C.) por ser el más antiguo dentista conocido".

Debemos destacar, sin embargo, que aunque los egipcios sufrían de las mismas afecciones dentarias que hoy padecemos, el tratamiento estaba limitado a la farmacoterapia, pues no existía ninguna clase de odontología operatoria, ni de prótesis. No practicaban la exodoncia, en cambio, hay pruebas de excelente cirugía oral, pero ésta debemos considerarla más bien como manifestación de un avanzado criterio quirúrgico, que como recurso sistemático de tratamiento.

Bajo esta influencia mesopotámica y egipcia hubo de mantenerse el ejercicio de la medicina y la odontología, que era una rama de aquélla, con más o menos variantes, hasta prácticamente la caída del Imperio Romano, en que viene un período transicional, período que se mantuvo hasta el final de la edad media. En este período transicional hubo de permanecer la medicina y la odontología en gran parte debido a las restricciones religiosas para cortar carnes humanas y también porque el "físico" o "médico" dejó a un lado algunas de sus obligaciones y labores, por considerarlas denigrantes a su misión de velar por la salud de sus semejantes.

Es durante esta época que surge el "herrero cerrajero" como uno de los primitivos odontólogos por aquello del uso de las tenazas y de la fuerza muscular para extraer dientes y muelas y aunque su duración fue aparentemente corta, fue él quien se ocupó de estos menesteres en gran parte de la edad media, hasta darle paso al "charlatán callejero" o "sacamuelas".

En estos tiempos antiguos se usaban forceps con un mango largo, como el que representamos aquí, en una reproducción de Santa Apolonia, patrona de los dentistas católicos. El "odontogra" romano de Salzburg tiene 36 cms. de largo y el "Rhizagra" encontrado en las ruinas de Pompeya, así como el forceps de Guillemeau del siglo XVI, y la mayoría de los forceps antiguos tenían de 25 a 35 cms. de largo. Hoy día todos tienen menos de 19 cms. de longitud. La extrema longitud de los forceps de los primeros tiempos parece ser que fue debida a la creencia que para extraer el diente era necesario ejercer una tracción a lo largo del eje del diente, en lugar de procurar la dislocación del mismo.[7]

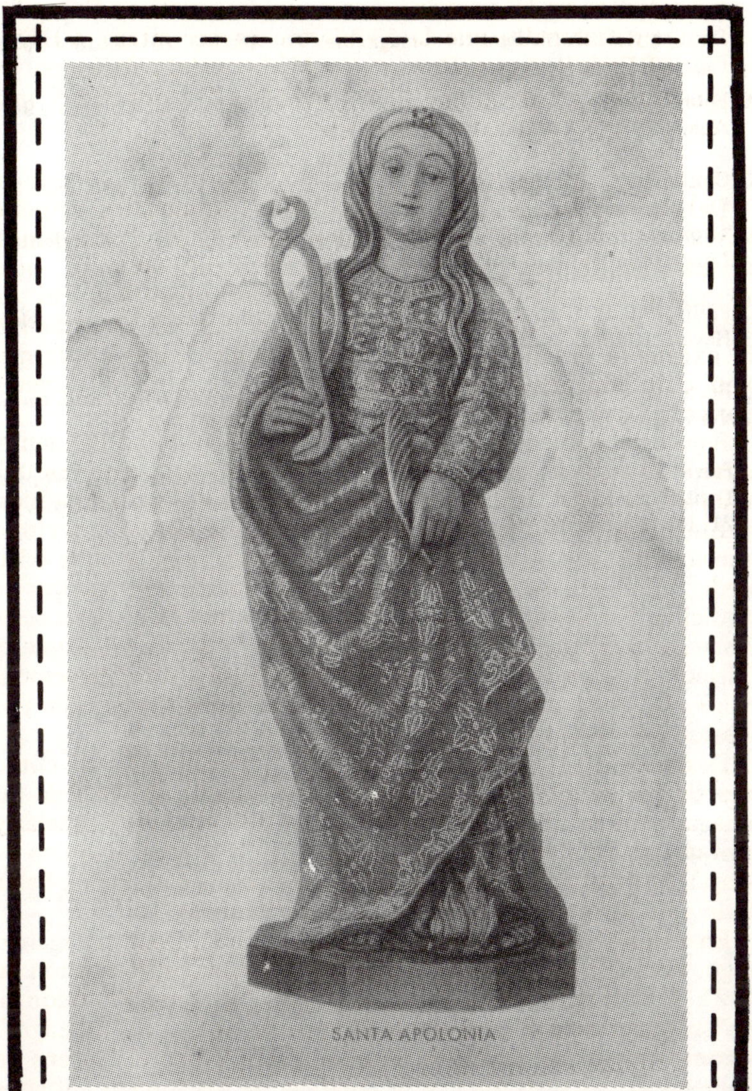

5. *Santa Apolonia (Archivos Dr. César A. Mena)*

BIBLIOGRAFIA

1. Dentistry. M.D. Medical Newsmagazine. Vol. 18. No. 10. Octubre 1974, Pág. 97.

2. Febres Cordero, Foción. Orígenes de la Odontología. Caracas 1966. Apartado 188, Caracas, Venezuela.

3. Contenau G. La Medicina en Assyrie et Babilonie. París, 1938. Page 32.

4. Thompson, R. Campbell. "The devils and evil Spirits of Babylonia". Luzzac and Co. London, 1903. Vol. II, Page 160.

5. Pfeiffer, R.H. State Letters of Asyria, American Oriental Society, New Haven, 1935, Pags. 203 y 291.

6. Burningham, Randy L. The Evolution of the Dental Office. Bulletin of the History of Dentistry. Vol. 28, No. 1. April 1980, Pag. 21.

7. Paiva Boleo José. Ancient Documents Depicting the First Women Dentist and Saint Apollonia. Bulletin of the History of Dentistry. Vol. 21, No. 1. June 1973, Pag. 12.

CAPITULO II

Descubrimiento de América. Que encontró Colón en el Nuevo Continente, en lo que a Odontología se refiere. Que encontró en Cuba. A que altura estaba en Europa y España el ejercicio profesional. El Maestro Queixaler. El Barbero. El Flebotomiano, Pragmática de Segovia de 9 de abril de 1500. Origen de la Bacía del Barbero. Organismos encargados de aplicar las órdenes reales.

Cuando Cristóbal Colón, el Gran Navegante, sale de Puertos de Palos de Moguer, en busca de una nueva ruta hacia la India, no tenía en mente que es lo que había en las tierras que él descubrió para la corona de los Reyes Católicos: Fernándo e Isabel.

Ni en su primer viaje de 1492, ni en los otros tres, estuvo en contacto con ninguna de las grandes civilizaciones que existían en el Nuevo Mundo, como fueron la Maya, la Azteca, y la Inca, para solo mencionar las tres más importantes.

¿QUE ENCONTRO EN CUBA Y QUE HABIA EN AMERICA?

Cuba carecía de una cultura tan desarrollada como la del Continente. No podemos hablar de trabajos odontológicos realizados por los primitivos habitantes de la isla, lo que sí podemos decir de los Mayas de Centro América, los Aztecas de México, los Caribes de Venezuela, los Jíbaros del Ecuador, los Guaraníes del Paraguay y otras civilizaciones precolombinas. Además, los indios de Cuba no pertenecían a una sola civilización, como erróneamente ha sido divulgado, sino a dos civilizaciones, indo-cubanas, la siboney y la taina.

> "Según los hallazgos arqueológicos[1], puede sostenerse que la civilización o cultura siboney, la más primitiva y rudimentaria, se extendió por toda la isla, de Oriente a Occidente; y la taina, desde Oriente hasta Morón (Provincia de Camagüey), aunque se han encontrado algunas piezas características de esta última cultura más al occidente cubano".

Se resumiría el desarrollo histórico de Cuba y las otras Antillas, si suponemos la existencia de tres invasiones sucesivas: *siboney*, la primera; *taina*, la segunda venida de Sur América y que no pasó del Oriente de Cuba y las Bahamas y que logró su esplendor en Puerto Rico; y la *caribe*, la tercera, que conquistó las Antillas Menores, y que al llegar Colón a América amenazaba conquistar también las Antillas Mayores, los caribes no llegaron a constituir núcleos de población en Cuba.

Por las noticias que nos dan los cronistas de Indias, y por los descubrimientos arqueológicos, no es posible reconstruir, exactamente, nada en relación con las costumbres odontológicas de aquellos primitivos habitantes de Cuba. Solo podemos decir que siboneyes y tainos eran espiritualistas, estando la dirección religiosa a cargo del *behique* quien era sacerdote, hechicero, adivino y médico.

Según cálculo aproximado, al comenzar la conquista de Cuba (1511—1512) la población indígena ascendía a unos 300,000 habitantes, distribuidos en numerosos poblados, regidos por el CACIQUE, en forma patriarcal, pero la crueldad desenfrenada de Diego Velázquez, Pánfilo de Narváez y sus hombres, redujo en menos de cuarenta años, o sea hacia 1550, en que comienzan las primeras Actas Capitulares del Cabildo habanero, el número de aborígenes a no más de 4,000.

Pocos rastros quedaron de esa civilización para poder hacer un estudio como hubieron de realizar en el Continente hombres como Samuel Fastlicht en México y Foción Febres Cordero en Venezuela. Poco conoció Colón del teñido intencional de los dientes, costumbre observada en México, Brasil, Argentina, Ecuador y Venezuela[2]; la exodoncia intencional, y el tallado ornamental de los dientes, frecuentemente observado en la parte continental[2], págs. 17—21.

> "Si bien es cierto que la mayoría de las veces esta costumbre eran solo con fines de adorno, y no con objeto terapéutico, rebasa su estudio el "interés folklórico" de identificación de determinados grupos étnicos para constituir un signo inequívoco de madurez cultural asociada a la identificación integral del hombre americano".

Aunque fuera con fines ornamentales, las obturaciones encontradas en los "mayas" están ausentes en los aborígenes de Cuba. Los trabajos descritos magistralmente por Fastlich[3], así como el uso de pegamentos especiales en la fijación de las incrustaciones[4], revelan "una destreza de ingenio en sus ejecutantes de difícil paralelo con grupos primitivos de igual grado de cultura y similares recursos".

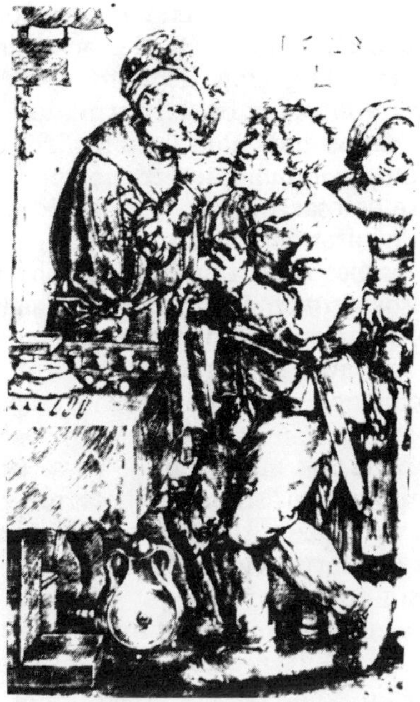

6. Charlatán Callejero de la época.

QUE HABIA EN ESPAÑA Y EN EUROPA CUANDO SALIO COLON PARA LAS INDIAS

Ya en España comenzaba a desaparecer el *charlatán callejero*, que estuvo presente en Europa por largo tiempo, y aquí presentamos uno de aquellos charlatanes que iban viajando de localidad en localidad, haciendo de las suyas, pero también resolviendo problemas que era necesario que alguien resolviera.

Tan estaba desapareciendo que desde mediados del siglo XIV era necesario en Cataluña[5] obtener cierto permiso, precedido de un examen profesional, para poder extraer dientes y muelas. El que lo obtenía era llamado MESTRE QUEIXALER o MAESTROS MUELEROS. Estos maestros se extendieron por las tierras de Aragón y Cataluña.

Documentos existentes en el Archivo de la Corona, demuestran que Pedro III el "Ceremonioso", tuvo su maestro muelero en la persona de Mestre Bartoneu, y que también dio autorización para ejercer dicho arte a un vecino de Barcelona llamado Pedtrus Poncii, después de haber sido examinado en Valencia[6].

Sin embargo, el "mestre queixaler" no parece haberse difundido por España, aunque el arte de sacar dientes y muelas fue convirtiéndose en obligación de ciertos individuos como eran los barberos y flebotomianos, en forma tal, que a fines del siglo XV eran las personas indicadas para realizar dichas labores, lo que fue originado, como hemos dicho, por la dejadez del "físico" de ocuparse de esas labores, por considerarlas denigrantes a sus funciones de curar enfermos.

En 1308, ya los barberos de Londres, se habían agrupado en un *gremio de barberos cirujanos*, y durante los siglos XIII y XIV se habían tomado algunas medidas para poner término a los charlatanes y rateros que ejercían dicho arte; aunque estas medidas no significan que dicho charlatán desapareciera de las distintas poblaciones.

Carlos V fue uno de los que ordenó, no se podía ejercer el arte de sacar dientes y muelas sin la certificación correspondiente, aunque como muy bien dice Lerman[7], no prohibió al curandero el ejercer en ciertas ciudades.

Parece ser que esta costumbre de que los barberos fueran los ocupados de atender estos menesteres hubo de ser originada en los conocimientos que tenía el mismo de sangrar el cuerpo humano, costumbre que se hizo derecho con el tiempo, y cuando la conquista de América ya se hace fuerza de ley, y es con ligeras variantes, lo que ha de prevalecer en las distintas colonias sojuzgadas por la Madre Patria, en el Nuevo Continente.

Finalizaba el siglo XV (1500) cuando los gobernantes españoles, preocupados algo más de la salud de sus súbditos, y de que éstos no fueran engañados por individuos incompetentes, en la extracción de sus dientes y muelas, *dictan en Segovia una pragmática que exigía a los barberos un examen previo de capacitación profesional para poder sacar dientes y muelas. Esta pragmática dictada por los Reyes Católicos el 9 de abril de 1500, tiene que haber surtido sus efectos en las colonias recién descubiertas por el Gran Almirante en 1492, y hubo de mantenerse vigente por muchos años.*

Para esclarecer nuestro origen la reproducimos, tomándola de la Historia de la Odontología en Guatemala, del Profesor Cáceres[8]:

"EXAMEN DE LOS BARBEROS Y PENA DE LOS QUE SIN ESTE REQUISITO PUSIERAN TIENDA PARA SANGRAR Y HACER LAS DEMAS OPERACIONES QUE SE EXPRESAN.

MANDAMOS: que los barberos y examinadores mayores, de aquí en adelante no consientan ni den lugar, que ningún barbero, ni otra persona alguna pueda tener tienda para sajar, ni sangrar, ni echar sanguijuelas, o ventosas, NI SACAR DIENTES NI MUELAS, sin ser examinado previamente por dichos maestros Barberos Mayores, personalmente, so pena que cualquiera que usare de las cosas susodichas o de cualqüiera de ellas sin ser examinado, como dicho es, sea inháil perpetuamente para usar el dicho oficio, y mas, pague dos mil maravedíes de pena para la nuestra cámara; y mil maravedíes para los nuestros barberos mayores; y por el mismo hecho haya perdido y pierda la tienda que así tuviere puesta; pero que cualquiera que quisiera, puede afeytar de navaja o de tixera, sin ser examinado, y sin su licencia; pero mandamos que NO PUEDA USAR, NI USE EL ARTE FLOBOTOMIA, NI SANGRAR NI SAJAR DIENTE NI MUELA, SIN SER EXAMINADO, como dicho es, so la dicha pena; y así mismo que puedan poner ni pongan los dichos nuestros Barberos Mayores por ellos, Alcalde en parte alguna, ni dar poder para cosa de lo susodicho, salvo que ellos por sus personas, y cada uno de por sí lo puedan hacer, como dicho es, y puedan pedir y demandar las cartas de examen que los dichos barberos tuvieren, para las ver, y examinar, con tanto que no lleven, ni puedan llevar derechos algunos por las ver, so pena que las paguen con las setenas; y que cuando algún barbero errase en su oficio seyendo examinado o no, puedan haber información dellos y denunciarlos a las nuestras Justicias donde lo tal acaeciera, para que lo castiguen; y de las dichas penas pecuniarias en que incurrieren, de a los dichos nuestros barberos mayores, la mitad. Y así mismo mandamos, que los dichos nuestros barberos mayores puedan llamar y emplazar dentro de las cinco leguas de nuestra Corte, y no fuera dellas, a los dichos oficiales y barberos y oficiales, con tanto que no lo hagan por teniente, salvo por ellos mismos, so las penas susodichas".

Como podemos observar por la lectura de este famoso Mandato o Pragmática de los Reyes Católicos, promulgado en 1500, a partir de esa fecha fue necesario realizar un examen de capacitación para que el BARBERO PUDIERA SACAR DIENTES Y MUELAS, separando el ejercicio de este arte del de pelar y afeitar, que podía seguir ejerciéndose sin examen previo y sin tener licencia.

En Cuba fue, al aplicarse, el primer decreto que persiguió el intrusismo profesional, y el primero que puso pena a los infractores de dicha medida, y aunque parezca inverosimil, muchos puntos de contacto con la ley 11, llamada ley Verdeja, que se promulgó en pleno siglo XX para perseguir al intrusismo profesional. Este mandato aclaraba las personas facultadas para imponer el castigo y las penas correspondientes, las nuestras Justicias, que no eran otras que los Cabildos o Ayuntamientos de aquellos primeros tiempos.

Para comprobar que fue el barbero cirujano no solo en Cuba, sino en los otros países de América, el que sacó dientes y muelas, con ligeras variantes como es natural, solo tenemos que recordar que esta pragmática está tomada del libro de Cáceres de Guatemala y además reproducir lo que dice Manuel García[9] en la Historia de la Odontología en el Ecuador, para ratificar así que no fue solo en Centro América sino también en Sur América la costumbre establecida en las demás repúblicas hermanas.

> Dice García que "Con Colón vinieron barberos a la conquista, al menos es de suponer, y aunque las crónicas españolas no nos hablan de estos artesanos indispensables en la vida social, ya que por mucho que las imágenes de los conquistadores, grandes y pequeños, las contemplamos ahora, provistos de lenguas barbas, es lógico que haya habido quien se encargase de atender a que ellas no alcanzaren dimensiones extraordinarias. El barbero, que durante siglos fue simplemente recortador de barba y seguramente también de pelos, YA EN EL SIGLO XVI, y MAS TODAVIA EN LOS DOS SIGUIENTES, amplió sus actividades, y éstas adquirieron aspectos de distinción, desde que, reclamo de la moda, comenzó a fabricar y cuidar de las pelucas, cuyo uso se extendió considerablemente en estos tiempos".
>
> "Más no habían de quedar limitadas a estas funciones las del barbero, pues el imperio del prejuicio contra las ocupaciones manuales, pujante en la hijohidalga España, y quintaesenciado en América, por el hecho de haber sido sojuzgada una raza, para servir, por la ley de la naturaleza, según decía Aristóteles, en las ocupaciones

plebeyas, indigna de los hombres más plebeyos, de la raza vencedora; decimos que el imperio del prejuicio contra todo lo que no fuera mandar, guerrear y catequizar, colocó en plano subalterno el arte de curar y todo lo relacionado con él. El "físico" como se llamaba entonces al médico, era un señor inferior, que apenas ocupaba la categoría intermedia entre el Barbero Sacamuelas y el albeitar que sangraba a los enfermos. Además, el mismo físico probablemente para desviar el criterio de pequeñez con que se le juzgaba, en esos siglos pretéritos, se limitaba a recetar, y por punto general, se abstenía de sajar abscesos, ejecutar sangrías y de otros procedimientos de marcada manualidad".
"Esta misma característica del arte dental, incipiente, explica que el tratamiento inicial de la dentadura haya sido considerado como ocupación de obreros; y la primera intervención, juzgada por el vulgo como simple, y sin consecuencias, y en la que la gente profana solo puede apreciar el poder del músculo, es decir la extracción de dientes y muelas, fue, en los primeros años *solicitada a los herreros*, por las circunstancias de que estos artesanos tenían la costumbre de manejar tenazas y alicates. Después y a medida que se organizaban las poblaciones coloniales, se sintió en mayor grado la necesidad de que fueran personas que entendiesen de la aplicación de los más conocidos remedios de más uso en esos tiempos; como era la preparación y utilización de cataplasmas, ejecución de sangrías, empleo de sumos de hierbas para calmar los dolores de muelas y otros, como eran sajaduras de abscesos, curación de dislocaciones y quebraduras de huesos, etc."

"El barbero, que ya iba siendo peluquero, y como tal, persona en contacto frecuente con el público, si sabía manejar las tijeras y navajas, para el arreglo piloso, se pensó no estaría lejos de poder hacer sangrías y de aquí surgió, el peluquero que era, también el sangrador, a quien llamaban también albeitar cuando aplicaba este recurso a los animales, siendo el antecesor de los Veterinarios; y era nombrado plomotomista o flebotomiano en su calidad de abridor de venas, cuando no sabía, o no era posible hacer uso de sanguijuelas. A poco el barbero y sangrador amplió su esfera de acción al restituir a su lugar los huesos dislocados, con lo que adquirió el título popular de algebrista, que ahora suele decirse "fregador", porque el método principal empleado para dislocaciones y fracturas, por los curanderos es

> la fricción. Junto con todo esto el BARBERO SOLIA SER DENTISTA', *no solo para el efecto de extraer piezas dentarias, sino para aplicar remedios que fijasen las movedizas y que atenuasen o extinguiesen los dolores causados por el mal estado de ellas*, y, también para ejercer lo que hoy se llama cirugía menor, operando en fluxiones, quistes externos, con lo cual el sangrador y dentista añadió a sus ejecutorias el de cirujano, y es así como se hacen llamar BARBEROS Y CIRUJANOS FLEBOTOMIANOS".

Si analizamos los distintos autores que en América Latina, se han ocupado del particular, podemos afirmar que en todas las regiones[8, 10, 11, 12] de América Hispana, fue este barbero cirujano la persona indicada, en los comienzos, para el cuidado de la boca de sus semejantes, aplicando hoy un emoliente, mañana aliviando un dolor y más tarde extrayendo el diente o la muela afectada.

Los barberos aprendían el oficio de la flebotomía trabajando con los que la practicaban aunque también habían los que poseían osadía, e intervenían en la boca de los desafortunados que se ponían en sus manos, llegando a rebajar los dientes y hasta a colocar en sus cavidades cariosas pastas hechas de plantas o zumos de borrajas. Para las extracciones empleaban alicates, previo descarnamiento de las encías con las tijeras.

ORIGEN DE LA BACIA O RODILLO DEL BARBERO

Para manifestar los distintos oficios que podía desempeñar el barbero o flebotomiano era costumbre colocar en la puerta de su tienda una bacía de distintos colores, representando cada uno determinada especialidad o autorización para ejercer. En relación con este particular[13, 14, 15] se señala:

> "Que a fines del siglo XVI la bacía servía de enseñanza profesional a los barberos, que debiendo según los estatutos que a los barberos franceses dio Luis XIV, ser blanca a diferencia de la de los cirujanos que era amarilla, de latón sin estañadura, como las que usan todavía los barberos españoles".

Más tarde todas las bacías estaban decoradas con figuras, adornos y composiciones, estando trazadas a claro oscuro con tinta azul y otras con verde amarillo, con fondo blanco.

En los países de Europa al autorizar a los barberos para ejercer cirugía y medicina elementales, se les permitía colocar una franja roja en esta bacía o rodillo, que colocaban en la puerta de las barberías y se iban alternando los colores, que representaban las distintas especialidades del que ejercía en dicho lugar. Los colores que alternaban eran además de los mencionados, rojo y amarillo, el negro y el blanco.

Hoy todavía se colocan en las barberías dichos cilindros o rodillos, usando colores que distan de ser los empleados antiguamente, pero que representan al menos, un recuerdo de los distintos oficios del barbero cirujano de los siglos XV, XVI y hasta parte del XVII.

ORGANISMOS ENCARGADOS DE APLICAR LAS ORDENES REALES

Fueron los cabildos o ayuntamientos no solo los encargados de aplicar dichas órdenes, sino a la vez los que estaban facultados para capacitar a los que se dedicaban a este arte de curar. Encargados pues de velar por la salud de sus conciudadanos, su labor fue enorme en los primeros años; pues además de representar lo que en verdad era el sentir del pueblo[16, 17], y conocer las necesidades colectivas de los mismos, tuvieron la obligación de defender los derechos y proclamar las libertades de la localidad, y cuando más tarde cayó en desgracia en España, porque el poder Real, le usurpó sus funciones, resurgió en Cuba y en toda América como manifestación ejemplar de solidaridad institucional. Es por ello que tuvieron que velar, también, por la salud de sus vecinos en cumplimiento de leyes y órdenes o mandatos de la Corona, y a veces por iniciativa propia. Entre estas funciones estuvo la de capacitar a los Barberos Cirujanos, en el ejercicio de sus artes. Fue también el primer organismo que velando por la salud de la comunidad, combatió el ejercicio ilegal de la profesión, sancionando la contravención de las disposiciones emanadas de los organismos competentes.

Una de las leyes y disposiciones emanadas de organismos de la Madre Patria, fue no sólo la Pragmática de Segovia de 1500, sino otra promulgada en 1538, que disponía que NINGUNA PERSONA AUNQUE FUERA GRADUADA PUDIERA EJERCER EN LAS INDIAS DE MEDICO Y CIRUJANO SIN LLEVAR LICENCIA DEL CONSEJO PARA ELLO. Y esta ley hubo de tener sus efectos en Cuba como hemos de ver más adelante.

BIBLIOGRAFIA

1 Roig de Leuchsenring. E. "Los Primitivos Pobladores de Cuba". Cuba en la Mano, 1940. Pag. 569. Reimpresa Por Mnemisyne Publishing Co. Inc., Miami, Fla.
2 Febres Cordero, Focion. "Ciertas Prácticas Odontológicas de los Aborígenes del Nuevo Mundo", Apartado 1888. Caracas, Venezuela. Teñido Dentario . Pag. 14—16.
3 Fastlich, Samuel y Romero. Javier. "El Arte de las Mutilaciones Dentarias". Enc. Mex. Art. Mexico (1951), No. 14, Pag. 13.
4 Fastlich, Samuel. "Contribución al Estudio del Pegamento en las Incrustaciones". Homenaje a Don Alfonso Caso. Inst. Nac. Antrop. e Historia. México, 1951. Pág. 153.
5 Arques Miarnau. Historia Anecdótica de la Odontología, a través del Arte y de la Literatura. Salvat. Barcelona, 1945
6 Mena Serra. César A. "La Odontología en Cuba Colonial", Editorial Gráficas Universo, Habana, 1955. Página 4.
7 Lerman Salvador. Historia de la Odontología y Su Ejercicio Legal. B. Aires, Rep. Argentina, 1942.
8 Cáceres Eduardo. "Historia de la Odontología en Guatemala". Tip Nac. Guatemala 1938.
9 García Manuel. "Historia de la Odontología en Ecuador". (Perdida en Cuba la Bibliografía). Tomado de César A. Mena(6).
10 Carmona Ismael. Bosquejo Histórico sobre el origen de la Profesión Dental en Chile. (Perdida en Cuba la Bibliografía). Tomado de César A. Mena (6).
11 Delgado Alvaro. Historia de la Odontología en Colombia, Universitas 1951.
12 Veray, Francisco. Del Ayer de Nuestra Profesión. Puerto Rico 1953.
13 Diccionario Enciclopédico Hispano Americano.
14 The New International Encyclopedia.
15 The Century Dictionary.
16 El Municipio en Cuba y América, publicado por la Cátedra de las Instituciones Locales.
17 El Nuevo Mundo, publicado por la Cátedra de las Instituciones Locales, Univ. Habana 1949.

CAPITULO III

SIGLO XVI. Cabildos o Ayuntamientos de Cuba. Primer Barbero que visita a Cuba. Ambrosio Paré. Primer barbero autorizado para extraer dientes y muelas en Cuba. Fundación de San Agustín en la Florida. La Habana al finalizar el siglo XVI. Otros Cabildos en que aprobaron el ejercicio de barberos cirujanos. Datos sobre el siglo XVI.

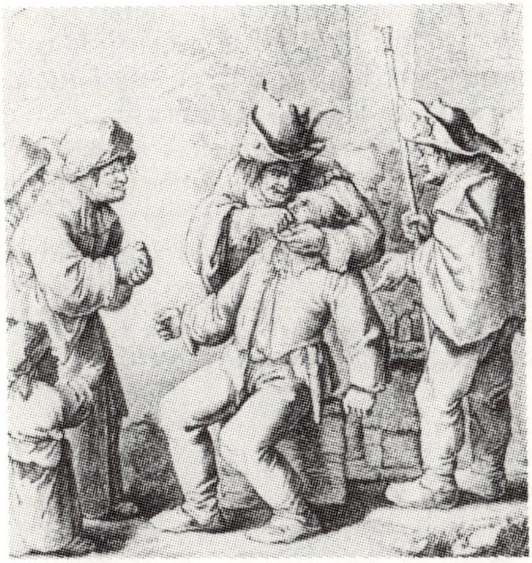

7. Otro Charlatán Callejero de la época.

Hemos dicho en el capítulo anterior que fueron los ayuntamientos o cabildos, los capacitados para autorizar a ejercer a los primeros barberos cirujanos y a los flebotomianos. Cuba desarrolló sus ayuntamientos cuando Diego Velázquez ordenó la colonización de la Isla y el primer Cabildo que se fundó es el de Nuestra Señora de la Asunción de Baracoa, en 1511, que fue la primera Capital de la isla. Le siguieron Bayamo, Trinidad,Sancti Spiritus, y Puerto Príncipe. Más tarde les siguieron Santiago de Cuba, la segunda Capital de la Isla y por último San Cristóbal de la Habana, en 1515 (que llegó después a tercera y última capital).

El primer español que según noticias precisas visitó la región india de La Habana, fue Sebastián de Ocampo, al realizar en 1508, el bosquejo de la Isla de Cuba, por órdenes del Gobernador de la Española, Nicolás Ovando, cumpliendo disposiciones reales al efecto. Llamó a este puerto de "Carenas", debido a que en él dio carena a sus barcos, utilizando el betún de una fuente o minero que allí encontró. Desde esta visita de Ocampo no vuelven a hablar los cronistas de Indias, de la Habana hasta después que Velázquez inicia hacia fines de 1510 y principios de 1511 la conquista y colonización de Cuba. Fueron Narváez y el Padre Las Casas quienes en 1515 con un grupo reducido de españoles, los que después de Ocampo recorrieron la provincia india de la Habana. Fue fundada la villa primero en la Costa Sur y aunque desconocemos el sitio y fecha en que fue fundada en este lugar, (para algunos el 25 de julio de 1515) es más tarde trasladada a la costa Norte, aproximadamente en el mismo lugar que hoy se encuentra, traslado que se efectuó aproximadamente en 1519, encontrándose perfectamente establecida ahí en 1521.

Pocos documentos quedan de esa época, pues debido a los ataques de corsarios y piratas, sufrió la Habana la pérdida total o parcial de los Libros de Actas existentes. Sufrió el ataque de los corsarios franceses en 1537, 1538 y 1543; por este motivo es difícil encontrar documentos que nos hablen de los primeros barberos cirujanos antes de esas fechas. No decimos que no existieran, pero solo buscando en los Archivos de Indias, es posible encontrar documentos que nos hablen de los individuos que sentaron su tienda en esta época en la ciudad que pronto habría de convertirse en el órgano central de la isla y en lugar donde se reunirían todas las flotas españolas en un futuro.

PRIMER BARBERO QUE VISITA CUBA

En cambio podemos aseverar que Cuba en 1519 había sido visitada por un barbero, tanto es así que José A. Martínez Fortún y Foyo[1] en el tomo I de su Cronología Médica Cubana, hace constar que Fernández Castillo en la Cronología Médica Mexicana, publicada el 31 de diciembre de 1945, menciona que en la expedición que en 1519 salió de Cuba para México, a cargo de Hernán Cortés, "iban soldados ignorantes que hacían de médicos, como Juan el Catalán, que santiguaba y embalsamaba heridas y descalabraduras. MURCIA, *barbero y boticario* y Botello, migromántico y astrólogo que curaba las heridas con trapos sucios y grasas".

Difícil, casi imposible encontrar en la Historia de América, un barbero anterior a Murcia, que salió de Santiago de Cuba el 18 de noviembre de 1518 rumbo al puerto de Macaca[6] y de ahí fue a Trinidad, La Habana y por último al Cabo San Antonio la parte más occidental de Cuba, de donde partió rumbo a Yucatán el 18 de febrero de 1519.

Fue visitada Cuba pues en 1518 por un barbero y no sabemos donde lo enroló Hernán Cortés, si en Santiago, en Trinidad o en La Habana, pero no cabe duda que ya en 1518 había sentado sus pies en la Isla, un barbero.

AMBROSIO PARE

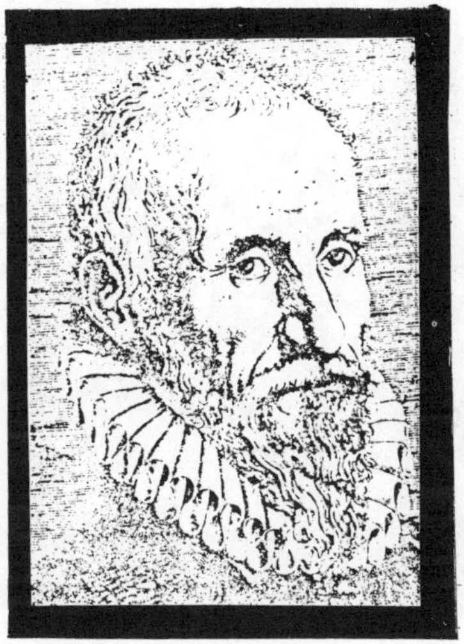

8.

Antes de seguir adelante con los barberos que encontramos en Cuba, y las leyes que regían el ejercicio de éstos, diremos que a este siglo pertenece Ambrosio Paré, (1510—1590) quien nacido en Francia, escribió extensamente sobre odontología durante la última parte del renacimiento.

El fue uno de los barberos cirujanos de la época, y habiendo practicado como aprendiz en el Hotel Dieu de París, fue uno de los primeros en darle prestigio a la profesión, haciendo inventos tales como un obturador para el tratamiento de la abertura palatina.

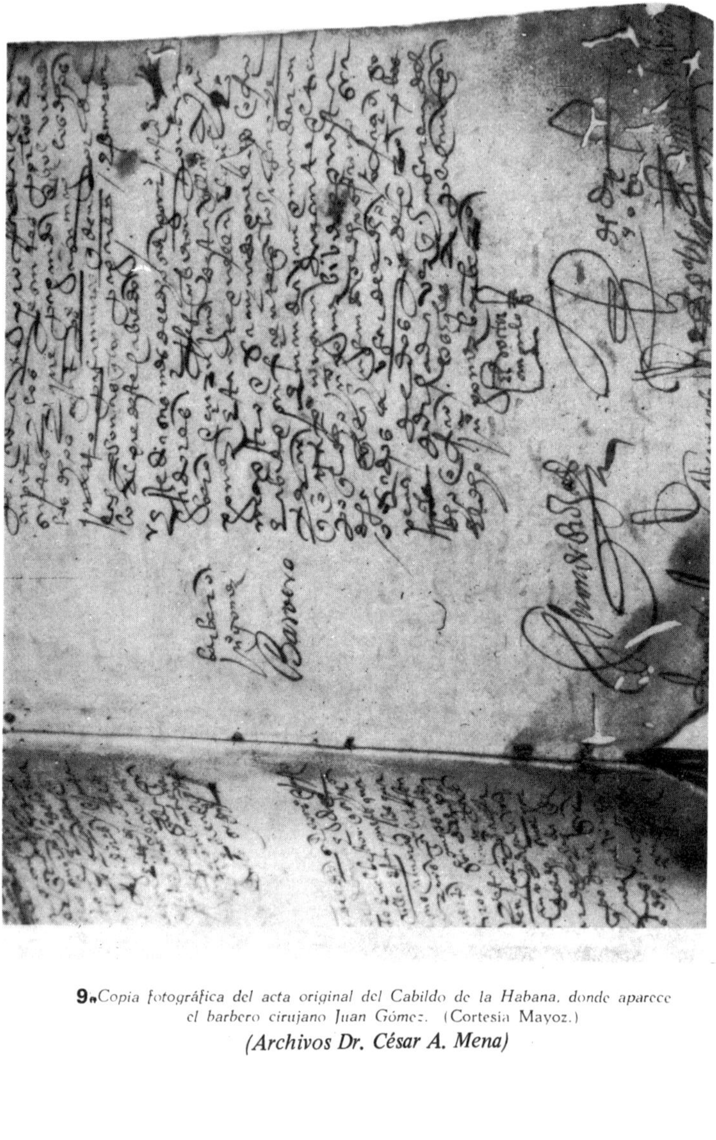

9. Copia fotográfica del acta original del Cabildo de la Habana, donde aparece el barbero cirujano Juan Gómez. (Cortesía Mayoz.)

(Archivos Dr. César A. Mena)

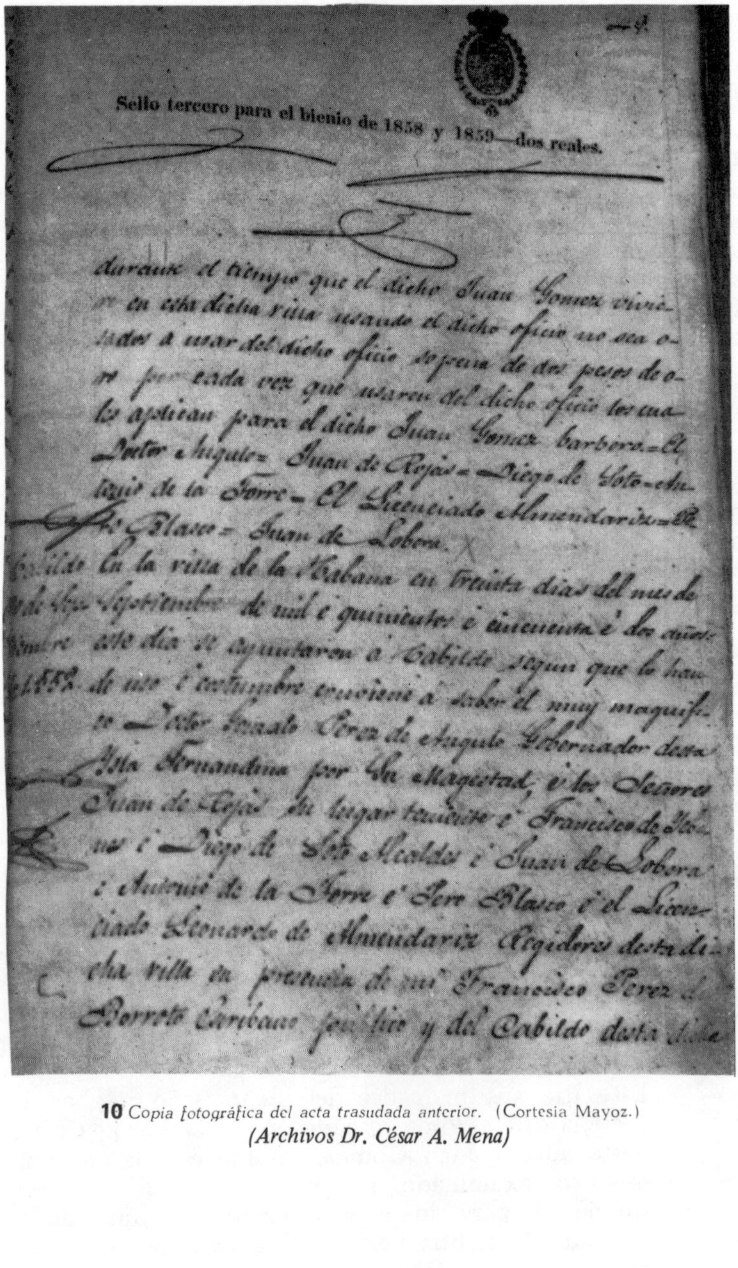
Sello tercero para el bienio de 1858 y 1859—dos reales.

durante el tiempo que el dicho Juan Gomez vivie-
re en esta dicha villa usando el dicho oficio no sea o-
sados a usar del dicho oficio so pena de dos pesos de o-
ro por cada vez que usaren del dicho oficio los cua-
les aplican para el dicho Juan Gomez barbero.= El
Doctor Angulo= Juan de Rojas= Diego de Soto= An-
tonio de la Torre= El Licenciado Almendariz= Pe-
ro Blasco= Juan de Lobera

…bildo … Sep… …mbre …1552

En la villa de la Habana en treinta dias del mes de
Septiembre de mil e quinientos e cincuenta e dos años
este dia se ayuntaron a Cabildo segun que lo han
de uso e costumbre conviene a saber el muy magnifi-
co Doctor Gonzalo Perez de Angulo Gobernador desta
Ysla Fernandina por Su Magestad, e los Señores
Juan de Rojas su lugar teniente e Francisco de [illegible]
e Diego de Soto Alcaldes e Juan de Lobera
e Antonio de la Torre e Pero Blasco e el Licen-
ciado Leonardo de Almendariz Regidores desta di-
cha villa en presencia de mi Francisco Perez de
Borroto Escribano publico y del Cabildo desta villa

10 Copia fotográfica del acta trasudada anterior. (Cortesia Mayoz.)
(Archivos Dr. César A. Mena)

PRIMER BARBERO AUTORIZADO PARA EXTRAER DIENTES Y MUELAS EN CUBA

Fue tal la importancia que había adquirido la población de La Habana, que dado el aumento gradual de sus habitantes, en 26 de Agosto de 1552, el Cabildo, en una de sus frecuentes reuniones, tuvo que tomar un acuerdo que nos interesa sobremanera, para descorrer el origen de nuestra profesión, no solo en nuestra Isla, sino en el resto de América Latina, ya que fue ésta la primera persona autorizada documentalmente para extraer dientes y muelas en el Nuevo Mundo. Ese día, posiblemente en cumplimiento de la Pragmática de Segovia de 1500, que vimos anteriormente, o debido al mandato Real de 1538, tomaron el acuerdo de que con conocimiento que "*se encontraba en la Habana, el Cirujano o Barbero Graduado, Juan Gómez* debía éste ejercer su profesión mientras estuviera aquí, prohibiéndosele a cualquier otro que lo hiciere, so pena de las multas que tales infractores cometieran. Y ya sabemos cuales eran las obligaciones del barbero examinado de aquella época, que no eran otras, entre las distintas que sacar dientes y muelas.

Tomemos de las Actas Capitulares del Ayuntamiento de La Habana[2] dicho acuerdo de referencia:

> "En la Villa de San Cristóbal de la Habana, desta Isla Fernandina del mar Oceano, a veinte e seis días del mes de Agosto se ayuntaron a cabildo, conviene a saber, el mumagnifico Señor Doctor Gonzalo Pérez de Angulo, Gobernador desta dicha isla, por su magestad, e los señores Juan de Rojas, su lugar teniente, a Juan de Lobera, e Antonio de la Torre, e Pedro Blasco, e el Licenciado Almendariz, Regidores; e justamente con ellos estuvieron en el dicho Cabildo los señores Diego de Soto, e Francisco de Yebenes, alcaldes por su Magestad de esta villa, para atender e platicar en lo que mas conviene al servicio de su Magestad e bien e pro desta dicha villa e se acordó lo siguiente:
> Este día sus mercedes del dicho Señor Gobernador Justicia e Regidores, rescibieron por barbero e Cirujano desta villa a Juan Gómez, estante en ella, el cual es maestro examinado en el dicho oficio e habil e suficiente para lo usar y egercer; y mandaban e mandaron que otra persona ninguna durante el tiempo que dicho Juan Gómez viviera en esta villa usando el

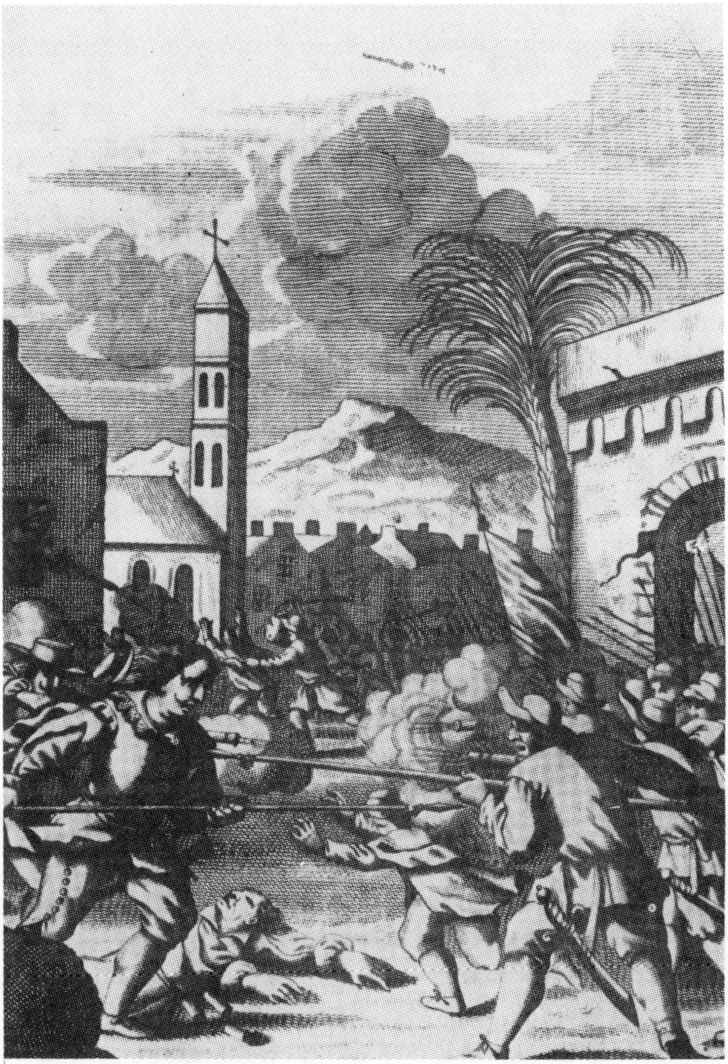

11. Ataque de los piratas a una villa de la época

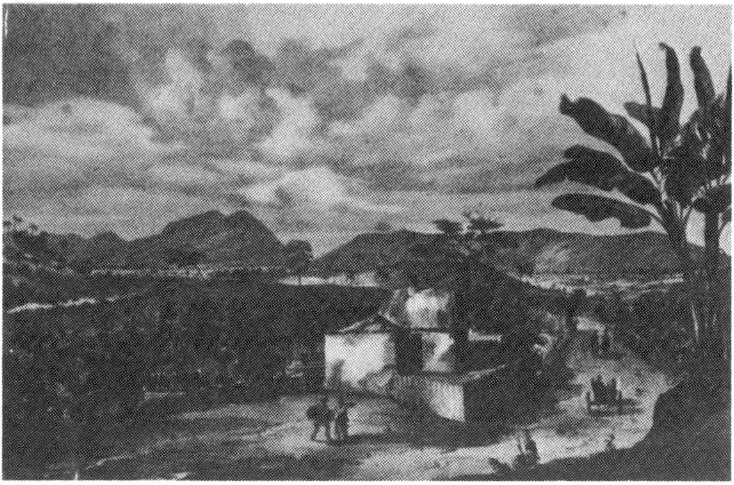

12. Aspecto de un caserío de la época.

dicho oficio no sea osados a usar de dicho oficio, so pena de dos pesos oro por cada vez que usaren del dicho oficio los cuales aplican para el dicho Juan Gómez barbero. El Doctor Angulo, Juan de Rojas, Diego de Soto, Antonio de la Torre, el Licenciado Almendariz, Pedro Blasco, Juan de Lobera". (Véase copias fotográficas adjuntas).

Contaron pues desde el 26 de septiembre de 1552, los vecinos de la Villa de La Habana, con un barbero cirujano, graduado, y aunque no tenemos noticias del tiempo que hubo de mantenerse Juan Gómez con la exclusiva del ejercicio de su profesión, podemos suponer que con el aumento de la población, y ante la mayor demanda de los mismos, tuvo que compartir sus funciones con otros barberos cirujanos.

FUNDACION DE SAN AGUSTIN EN LA FLORIDA

En 1565, Felipe II nombra a uno de sus mejores capitanes, el asturiano Pedro Menéndez de Avilés para que conquiste la Florida. Este organizó un contingente de dos mil hombres, y partió rumbo a la Florida, fundando inmediatamente la ciudad más antigua de los E.U.N.A., la ciudad de San Agustín, de origen netamente español, lo que da por consecuencia que la primera ciudad de esta gran nación fue fundada por los españoles. Esto le dio un gran movimiento al puerto de La Habana, ya que se convirtió en punto obligado donde se reunían todas las flotas, tanto de Centro como de Sur América y ahora del Norte de la Florida.

LA HABANA AL FINALIZAR EL SIGLO XVI

Pero los ataques de corsarios, filibusteros y piratas, durante el último tercio del siglo pusieron un freno en el adelanto que había tenido La Habana anteriormente; lo que trajo por consecuencia que al finalizar el siglo tenía la villa alrededor de 800 familias, siendo la mayoría de las viviendas bohíos, aunque ya comenzaban a cubrirse algunas con adobe;

> "de noche no se podía andar por las calles, apenas si de trecho en trecho salía de las casas, alguna claridad producida por las velas de cebo con que se alumbraban al caer el día".

"Para los Gobernadores el resto del país, la tierra adentro, apenas existía. . . Todos pensaban solo en fortificar La Habana. Sin embargo (página 123),[5] dos grandes obras de valor hay que apuntar a la administración pública de la época. La primera la construcción del primer acueducto de La Habana, y la segunda el establecimiento de las ordenanzas municipales (página 112).[5]

OTROS CABILDOS.

26 de febrero de 1569. Otro Barbero

Buscando en las Actas del propio Cabildo de La Habana, para indagar quién sustituyó a Juan Gómez, encontramos otra acta de fecha 26 de febrero de 1569 que dice que enterado el Cabildo que acaba de llegar a Cuba, un ciudadano de apellido Gamarra, graduado en la Universidad de Alcalá de Henares, quien ostentaba los títulos de Médico Cirujano y Farmacéutico, dispuso que dicho señor quedaba obligado a residir en la Villa de La Habana, y a poner una botica en el término de un año.

ADEMAS QUEDABA OBLIGADO A SERVIR DE BARBERO, YA QUE PERCIBIRIA POR ELLO UNA PAGA ANUAL.

¿Había fallecido Juan Gómez? ¿Había trasladado su domicilio? Desconocemos qué le pasó a éste, ya que el barbero Gamarra estaba facultado como hemos visto a ejercer las funciones de barbero, por recibir una paga para ello.

Veamos este nuevo acuerdo de 26 de febrero de 1569:

"Actas Capitulares del Ayuntamiento de la Habana. Tomo Primero, Página 109[2]:

"En la villa de San Cristóbal de la Habana, desta isla de Cuba, (noten que ya no es la isla Fernandina del Mar Oceano) de las Indias del Mar Oceano, e veinte e seis dias del mes de Febrero de mil e quinientos e sesenta e nueve años, habiendo tratado el Sor Gobernador y Justicia e regimiento desta Villa, la gran necesidad que esta villa tiene, de botica y médico e cirujano, ansi para los vecinos como muchas personas que a ella concurren en flotas y fuera dellas, y porque el Licenciado Gamarra, que al presente está en esta villa, es graduado de Alcalá de Henares, de todas tres ciencias, y concurren en él todas las cualidades que se requieren se ha obligado como se obliga de hacer su asiento en esta villa y poner botica y servir los dichos oficios por si y por sus oficiales suficientes atentos que este cabildo le dan, ofrecen al dicho Licenciado cierta paga en cada año como consta por la lista que pasa ante mi el escribano y queda en mi poder de los que cada uno da y le ha de pagar por la cual nos la dicha Justicia y Regimiento se obligaron de la hacer cumplir y guardar con mas todas las personas que para adelante en ella se pusieren el cual dicho Licenciado se obliga y obligo que las dichas tales personas que asi ellos como sus mugeres e hijos y a todos los de su casa los curará y hará sangrar procurando e dándoles en todo el mejor remedio que entendiera para su salud y hanle de ser pagadas las medicinas que en esto gastare y como sobre dicho es, tendrá dentro de un breve tiempo que será un poco más o menos, pondrá su botica y en el entretanto curará las enfermedades que se ofrecieren a los sobre dichos con las medicinas y mas remedios que hubiere en la dicha tierra, y los mas vecinos que quisieren curar que no le hubieren señalado ningún partido y los más yentes y vinientes le pagarán lo que con tales se consertare y no se pueden curar con otra persona sino con el porque durante el tiempo que él quisiere residir en esta villa a servir el dicho oficio no puede servirlo por dinero ni sin él ninguna otra persona, licenciado, médico, cirujano boticario, BARBERO, sino fuera con su licencia y especial consentimiento so pena de pagar con el doble la persona que ansi se curare con otros, e el que hiciere tal cura lo pague también lo que hubiere recibido con el cuatro tanto y si durante el tiempo que hubiere de hacer alguna ausencia ha de ser con licencia de la Justicia y regimiento de esta dicha villa, y por que se cumplirá todo lo que he dicho es, lo firmó dicho licenciado Gamarra de su nombre y los dichos señores Gobernador Justicia y Regimiento.— Pedro Menéndez, Diego de Rivera, Diego de Soto, El Licenciado Gamarra. Paso ante mi Francisco Pérez de Borroto, escribano público y cabildo"[6].

¿Quiénes siguieron a Gómez y a Gamarra? Martínez Fortún refiere que posteriormente existieron otros dos barberos, cirujano uno, Antonio Jumbo y el otro López Hernández, y aunque no precisa la fecha exacta de su estancia en la Villa de La Habana, lo cierto es que compartieron la labor con los anteriores, lo cual nos luce muy probable, o los sustituyeron en el ejercicio de "sacar dientes y muelas".[1]

En las Actas Capitulares del Ayuntamiento de La Habana[2] en la que corresponde al 2 de mayo de 1571 aparece mencionado, aunque en forma indirecta, otro barbero de la época. En dicho día:

> "Pidió petición Juan Díaz Aldeano vezino desta Villa, en que dise que a tres años que viuve en ella con su mujer e familia, usando de su oficio de SIRUJANO E BARBERO, e que tiene necesidad se le haga merced de dos solares para hacer casa vivienda".

Según este señor, sería anterior a Gamarra, ya que si pide petición en 1571, y dice hace tres años que está usando su oficio debe haber comenzado a ejercer en 1568, y Gamarra en 1569, lo cual no parece probable, por el acuerdo del Cabildo respecto a Gamarra, donde le daban la exclusiva.

Arrate[3] al referirse a la tropa existente en la plaza de La Habana, en 1590, menciona como fue ésta aumentada en dicho año hasta 300 soldados, y al enumerar los cargos que éstos ocupaban en la milicia, y el sueldo que devengaban, refiere que existía un BARBERO, con la paga de ocho ducados mensuales, o sea 96 ducados anuales. Desconocemos si este barbero era cirujano o no.

Finaliza el siglo XVI con poca cantidad, no solo de barberos cirujanos, sino lo que es más, de médicos que se dedicaran a atender a sus semejantes, pudiendo aseverar como así lo hacen la mayoría de los historiadores, que abundaban los intrusos, que hacían extracciones. Sin embargo se nota cierto interés por un mejor estudio de la profesión, tan es así que en otras partes del Viejo Mundo, se destacan algunos en el arte de sacar dientes y muelas, aunque con lento progreso.

Martínez Leyva, según Martínez Sánchez[4] publica en las postrimerías del siglo, una obra titulada "Arte de Sacar Dientes y Muelas", y el padre Jesuita A. López de Hinojosa, publicaba en Méjico una "Suma y Recopilación de Chirurgia", en la que aparece un capítulo dedicado a las afecciones bucales.

El Doctor Foción Febres Cordero, distinguido historiador, a quien mucho debe la Odontología Mundial, menciona, entre otros, un libro sobre *Medicina Dental:* "Zene Artzney", de un autor desconocido, que fue el primer libro publicado en el Mundo sobre Odontología. Fue publicado en alemán en 1530, por M. Blum de Leipzig. (Ver Weinberger, B.W.: "An Introduction to the History of Dentistry". C. V. Mosby Co., St. Louis, U.S.A., 1948, v. I, p. 257.

Igualmente menciona un: "Coloquio breve y compendioso, sobre materia de la dentadura, y maravillosa obra de la boca. Con muchos remedios y avisos necesarios y la orden de curar y adreçar los dientes", de Francisco Martínez, publicado en Valladolid en 1557. Publicado por Denticlor, S.L. Barcelona, 1952. Es la primera de las obras en castellano que trata exclusivamente de Odontología.

En 1851 aparece "Recherche de la vraie Anatomie des Dents", por Urbain Hemard, Lyon, France (Ver Weinberger, p. 287).

BIBLIOGRAFIA

1 Martínez Fortún y Foyo, J.A. "Apuntes para la Historia de la Odontología Cubana". Primera Edición. Habana,1954.

2 Roig de Leuchering, Emilio. Actas Capitulares del Ayuntamiento de La Habana. Habana, Cuba.

3 Arrate, José Martín Félix. "Llave del Nuevo Mundo". Biblioteca Americana. Fondo de Cultura Económica. México, D.F. Pág. 62.

4 Martínez Sánchez, J. "Arte del Dentista". Barcelona, España, 1887.

5 Montoro Adrián G. "La Enciclopedia de Cuba", Tomo IV. Página 123.

6 Mena Serra, César A. "La Odontología en Cuba Colonial". Editorial Gráficas Universo. Habana, Cuba, 1955.

CAPITULO IV

SIGLO XVII. Protomedicatos y Protomédicos. Primer Protomédico de La Habana. Segundo Protomédico de La Habana. Avances en Europa y en Cuba.

COMIENZOS DEL SIGLO XVII

Al finalizar el siglo XVI comenzaron a aparecer algunos edificios de mampostería en la ciudad de La Habana, y aunque esto no significó que desaparecieran los bohíos, o las casas embadurnadas con adobe, ya era algo que mostraba la importancia que iba adquiriendo la ciudad, así vemos los Conventos de San Francisco y Santo Domingo, al igual que la Casa de la Aduana, primeros edificios de mampostería que se construyeron en La Habana al final del siglo XVI, además contaba con un Hospital, que ya era un nuevo adelanto[1].

Arques Miarnau[2] y Salvador Lerman[3] hacen resaltar a la vez como a medida que avanza el siglo XVII fue separándose progresivamente la dentistería de la medicina en general, en parte por dejadez del "físico"; y también como fueron surgiendo publicaciones referentes a nuestra especialidad. Entre las que más sobresalieron podemos mencionar la que en 1630 publicó J. J. Strobelberger en Leipzig,"De dentium podagra".

La de Schulter (1595—1645) sobre "Armamentarium Chirurgicum" donde describe forceps y abre bocas de distintos tipos.

En 1685 menciona Febres Cordero el primer libro publicado en inglés: "The Operator for the Teeth", por Charles Allen, York, 1685. (Weinberger, p. 287).

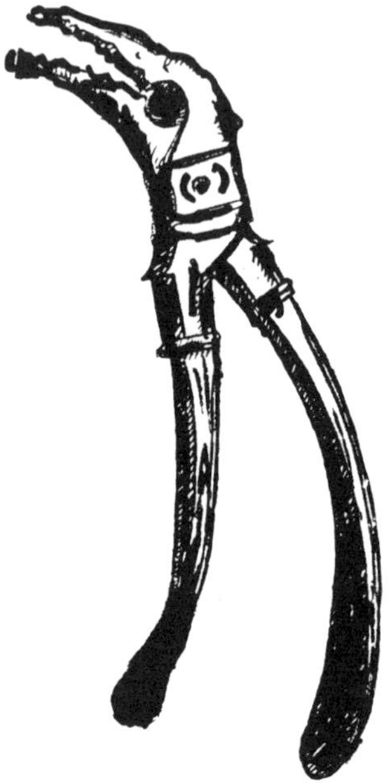

13. Pelícano que se empleaba para extraer dientes y muelas (Museo de la Ciudad de Cárdenas–Cuba. Archivos Dr. César A. Mena)

En este siglo el célebre cirujano Highmoro (1613—1664) describe el seno maxilar o antro de Highmoro; y en 1640 Parmona toma por primera vez impresiones con cera resblandecida. En 1679 el francés Martin publica su interesante "Disertation Sur Les Dents". Croisant inventa la llave dental que lleva su nombre.

Se comienzan estudios sobre las bacterias que producen la caries. Se propone el uso de dientes de hipopotamos para construir dientes artificiales, a la vez que Severino y otros idean nuevos procedimientos para tratar y curar los dientes.

No obstante esos adelantos, al lado del barbero—flebotomiano se seguía viendo al charlatán callejero abusando a su paso por distintas poblaciones, donde dejaban sus recuerdos, pero al mismo tiempo el barbero—flebotomiano comenzó a sentar tienda fija, llegando alguno a separar el oficio de barbero del de "sacamuelas" o "flebotomiano", colocando su tienda en distintas partes del lugar donde trabajaban; generalmente era la delantera para el cirujano flebotomiano y al fondo ponía su barbería, y aunque a veces era el mismo individuo el que se ocupaba de ambos menesteres, no siempre era ello lo corriente.

En este siglo por último, se distinguen los "protobarberos de los Reyes" publicando trabajos en relación con la profesión, exponen como reducir las luxaciones de la mandíbula, y dan nuevos impulsos al arte de sacar dientes y muelas, y aunque no se adelantó con la celeridad necesaria, al menos se nota cierto mejoramiento en la actitud de los gobernantes que dieron su apoyo por medio de leyes y decretos, para que hubieran hombres especializados en velar por la salud bucal de sus semejantes.

PROTOMEDICATOS Y PROTOMEDICOS. HABANA, TERCERA CAPITAL DE CUBA EN 1592

Finalizaba el siglo XVI (1592) cuando gracias a la situación privilegiada que tenía la Villa de La Habana, y por motivos de su intenso tráfico marítimo, así como por los progresos alcanzados en la misma[1] por medio de una REAL CEDULA de 20 de diciembre, dada por Felipe II, se le concedió a esta ciudad la gracia de ser la Capital de la Isla, logrando en esa forma que el siglo XVII comenzara con mayor movimiento en la ciudad, por tener que residir en ella los gobernantes y la mayor parte de las oficinas de la época.

Es por estos tiempos que con el fin de combatir el empirismo profesional, el Gobierno español crea los PROTOMEDICATOS. Hasta ese entonces eran los Cabildos los capacitados para autorizar a los que debían ejercer, a la vez que para dar órdenes respecto a la salud de sus vecinos, pero el Gobierno con el fin de que existiese en América una entidad encargada solamente, en todo lo referente a este particular fue que creó los PROTOMEDICATOS, a los que les fueron recomendadas todas las investigaciones relacionadas con la ciencia y facultándolos para dar certificados de ejercicio en distintas especialidades.

PROTOMEDICO, como dice Santovenia[4] fueron llamados los primeros médicos de los Reyes, a la vez que PROTOBARBEROS sus primeros BARBEROS.

Mas tarde fueron los protomédicos, jueces supremos en las causas relativas al ejercicio y ciencia de curar, dándole facultades como hemos visto para examinar y capacitar en el ejercicio de la medicina y todas sus ramas. En esta forma surgieron los PROTOMEDICATOS, que fueron varios en América, y que eran creados por distintos decretos reales, según las necesidades de las localidades y aunque podían dar licencia a todo el que pretendiera hacer curaciones, no podían oponerse a que curasen, quienes exhibiesen título de persona o jurado competente.

PRIMER PROTOMEDICO DE LA HABANA

No contó La Habana, al principio, con Protomédico, a pesar de ser la Capital de la Isla desde 1592, sino que tenían los aspirantes a ejercer en Cuba, que concurrir para legalizar su situación a la Nueva España. (Este nombre de Nueva España se lo dio Juan de Grijalva a México, en 1518, al pisar por vez primera tierra del Continente, frente a la Isla de Cozumel, y asombrarse de encontrar grandes cruces de piedras, objetos evidentes de adoración, lo cual le recordó a su patria, por lo que llamó a aquel país NUEVA ESPAÑA, nombre que después se extendió a un territorio mucho más considerable.[5]

Repetimos que al querer trabajar en Cuba de médicos, parteras, algebristas, boticarios o barberos cirujanos, tenían que ir a obtener su permiso al Protomedicato de Nueva España, pero el Cabildo de La Habana, enterado en el siglo XVII, que en Cuba residía un médico español, graduado en Sevilla, y queriendo eliminar el molesto y enojoso trámite de tener que trasladarse a Nueva España, para legalizar su situación los que en la isla quisieran ejercer algunas de las ramas de las ciencias médicas, solicitaron de la Corona, que otorgase a ese médico, FRANCISCO MUÑOZ DE ROJAS, facultades para examinar y autorizar el ejercicio de aquéllos que fueron considerados aptos en sus respectivas profesiones.

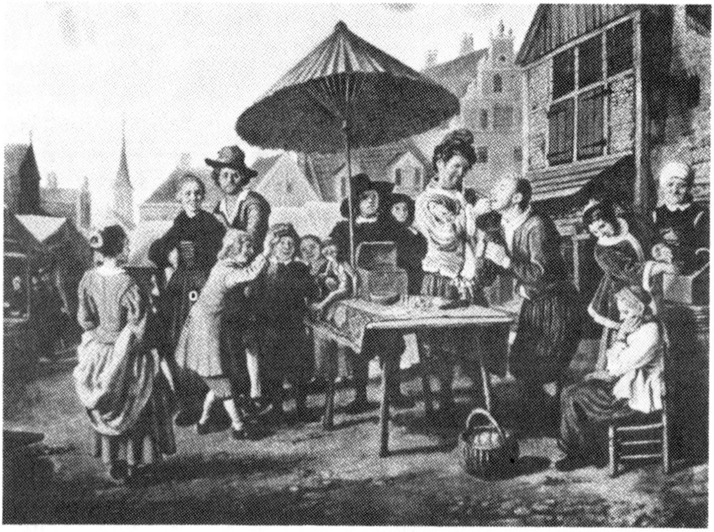

14. Charlatán Callejero de la época.

Sin embargo, debemos hacer constar, que en una de las Actas Capitulares del Cabildo de La Habana, en la del 5 de enero de 1622, se hace constar que ese día: "se nombra a Gabriel de Salas para que examine a los barberos y dé cuenta del que puede o no usar para que se ordene lo que se convenga".

No cabe duda pues existió en Cuba, antes de que se fundara el Protomdicato en 1634, un "protobarbero", ya que tenía las funciones de examinar y capacitar a otros barberos. Que llegó a cumplir su cometido es fácil comprobarlo con la lectura del Acta de 19 de marzo del propio año de 1622 en que se da cuenta de la capacitación de tres barberos, ya que dice que "En este Cabildo se leyó una petición de Diego Hidalgo, barbero, con las diligencias que con él hizo Gabriel de Salas, cerca de su habilidad y suficiencia y pidió licencia para usar el oficio, tener tienda, recibir aprendices y oficiales, y se proveyó que se admita y se le dé licencia para usar el ofico, tener tienda, recibir oficiales y aprendices".

"Leyóse otra petición de Francisco Ayón, con los mismos recaudos solicitando la misma licencia y que se le admita y se le dé licencia con los mismos recaudos la propia licencia y se proveyó que se admita para usar el oficio, tener tienda y recibir oficiales y aprendices".

"Se leyó otra petición de Francisco Robledo, barbero, en que pide se le de licencia para tener tienda, usar el oficio, recibir oficiales y aprendices".

El 9 de septiembre de 1634, presenta Muñoz de Rojas, sus credenciales ante el Cabildo de La Habana, autorizado ya por la Corona. Contó desde ese momento la isla de Cuba con un Protomédico. Dichas prerrogativas hubo de mantenerlas Muñoz de Rojas hasta su muerte[6], en que la isla volvió a quedar de nuevo a merced de "intrusos" que siguieron haciendo de las suyas.

En 1643, no sabemos si autorizado por Gabriel de Salas o si por Muñoz de Rojas el día 23 de octubre aparece otro barbero de nombre Juan González, ya que "hace petición de un solar".

Otros barberos que aparecen en las Actas Capitulares del CAbildo de La Habana son Juan de la Oliva, y Juan de Villanueba (con b en el original), en 3 de marzo de 1667 y Lorenzo Ponce Ponce y Antonio Pérez en diciembre de 1667.

De éstos, podemos aseverar que Juan de Villanueva (ahora con v) se mantuvo ejerciendo hasta cinco años después, ya que en agosto 1 de 1672 aparece en otra acta capitular como barbero (con V).

Sin embargo a fines del siglo, un hecho insólito que describiremos en el próximo capítulo vino a dar de nuevo protomédico a La Habana. En 1695 llegó a la capital un señor nombrado Don Francisco Teneza Rubira, que NO ERA MEDICO, sino Dr. en Derecho Civil, pero que había sido contratado como médico de la flota, en que venía, "por su afición a curar", "afición" que hubo de robustecer en su travesía de Cádiz a La Habana[6].

Santovenia al describir el Protomedicato de La Habana[4] expresa con lujos de detalles todo lo relacionado con este particular y hemos tomado de él, aquellos puntos de interés a nuestra profesión para conocimiento de nuestros entepasados. Al llegar Teneza a La Habana, hubo de enfermarse, viéndose imposibilitado de seguir viaje en la flota que lo había traido. Una vez curado estableció contactos con el Gobierno de La Habana, para que aprovechando las circunstancias que no existía protomédico en la ciudad, se realizaren gestiones encaminadas a este fin. Corría entonces el año 1699.

Ese hecho casual, habría de marcar nuevos pasos de avance en la legalización de las distintas ramas de curar en la Isla de Cuba.

Como es natural Teneza hizo elogios de su persona[4], de sus aciertos en curar, y de sus títulos y trabajos literarios, y a pesar de no ser médico, ni cirujano, como hemos podido comprobar, logró que en Cuba hubiese de nuevo un protomédico, y que a él lo designaran para ese REAL TRIBUNAL DEL PROTOMEDICATO, lo cual aunque absurdo, habría de beneficiar a la Isla. Como médico de una flota había desembarcado Francisco Teneza en el puerto de La Habana. Solo lo había sido durante un viaje iniciado en Cádiz; pero ya esto era bastante en un hombre propenso a la audacia, como lo hubo de demostrar tomando plaza de curador de cuerpos, sin tener los títulos adecuados. El Doctorado para él, era secundario serlo en Derecho que en Medicina, si sabía manejar intereses y pasiones para labrar fama y bienestar. Lo que otros sacaban en preminencias de los servicios médicos en las flotas, constituía una buena razón para que él, tratase de obtener para sí, análogos o parecidos adelantos.

El conocía seguramente la trayectoria ascendente que por lo común recorría un médico naval, pero fuese como fuese, su pasado científico, en La Habana se dedicó desde su llegada a la curación de cuerpos, y formó a lo largo de varios años el expediente necesario para llegar algo más lejos.

Hubo de remitir sus antecedentes de haber ejercido desde 1695 hasta 1708 el ministerio médico con asiduidad y a satisfacción de los particulares y autoridades de la Isla, demostrando su erudición, celo, desinterés, puntual asistencia a los enfermos, sus aciertos, etc., por todo lo cual el Cabildo Secular, el Gobernador, El Obispo, el Teniente General, los Tribunales, las Comunidades y todos los principales de La Habana hubieron de recomendárselo al Rey en 1708.

Pretendían las exposiciones hechas al monarca español, además de exponer los méritos de Teneza, obtener que se crease en Cuba, con residencia en la Capital, el Real Tribunal del Protomedicato. El Ayuntamiento como es natural destacó la conveniencia de evitar el desorden y las perniciosas consecuencias provenientes del hecho de que en La Habana curasen como médicos y cirujanos personas que transitaban por este puerto, desprovistas de su correspondiente autorización (olvidándose por completo que el que ellos recomendaban estaba desprovisto no solo de los documentos sino lo que es más, aún de la capacidad). Pero fueron estas las gestiones que hubo de realizarse al final del siglo XVII y comienzos del XVIII para que Teneza obtuviera el 9 de julio de 1709 el título de PROTOMEDICO DE LA HABANA,con jurisdicción y prerrogativas semejantes a las concedidas a sus iguales en las Indias.

La táctica y estrategia de Teneza no había fallado, el médico que vino con la flota de Cádiz ya era Protomédico Real, y aunque fue con personal aprovechamiento fue favorecida nuestra Isla con este tipo de fundación.

OTROS AVANCES EN EUROPA

Al finalizar el siglo, también en 1699, se creaba en Francia una subdivisión de los cirujanos, los cirujanos dentistas, que no eran médicos, ni barberos. Fue creada con el fin de impedir el ejercicio profesional a los charlatanes, y aunque en España, y por tanto en sus colonias, no se dieron rápidamente a instaurar esta nueva división, por desconocimiento de la misma, o por ignorancia de lo que significaba la medida, lo cierto es que con el devenir de los años habría de influir en el desarrollo de la profesión dental en Cuba como veremos en el próximo capítulo, que contó con Cirujanos Dentistas antes que en España, por venir a legalizar sus títulos, profesionales extranjeros.

AVANCES EN CUBA

En el siglo XVII España reconoce la importancia geográfica de Cuba[1] y se da a fortificar al puerto de La Habana y a la propia ciudad. Erige fortalezas tales como El Morro, La Fuerza, La Punta, y podemos notar como en contraste, mientras el poderío español se debilita, la importancia de La Habana aumenta. En este siglo los ingleses fundan Virginia y nacen las 13 colonias que han de dar origen al poderoso vecino de Norte América. Aparecen conquistas de ingleses, franceses y holandeses, quitadas al gobierno español, tales como Guayana, San Cristóbal, Barbados, Jamaica, La Isla Tortuga, etc., convirtiéndose Cuba en una colonia española rodeada de colonias inglesas, francesas y holandesas, durante este siglo.

Se calcula que la población de la isla al final del siglo era de 50 mil habitantes, de los que la mitad eran negros y mulatos. Los indios eran ya una fracción insignificante. A la vez es en este siglo cuando comienzan a aparecer las distinciones entre criollos y españoles, ya que éstos comienzan a calificar a la población blanca, nacida en la isla, con el concepto de "gente indómita", "sin inclinación ni respeto a las autoridades emanadas del Rey", estableciendo una diferencia que con el tiempo habría de tener signos de rebeldía, no con carácter independentista al principio, pero que fueron aumentando paulatinamente como hemos de ver durante el siglo XVIII y XIX.

BIGLIOGRAFIA

1 Montoro, Adrián G. "La Enciclopedia de Cuba". Enciclopedia y Clásicos Cubanos. San Juan, Puerto Rico; Madrid, España. 1974. Tomo IV, pág. 130 y otras.

2 Arques, Miarnau. "Historia Anecdótica de la Odontología". Barcelona, España, 1945.

3 Lerman, Salvador. "Historia de la Odontología y su Ejercicio Legal". Buenos Aires, Rep. Argentina, 1942.

4 Santovenia, Emeterio. "El Protomedicato de La Habana". Habana, Cuba,1952.

5 Prescott, William H. "Historia de la Conquista de México". Cía. General de Ediciones, S.A., México, 1964.

6 Mena Serra, César A. "La Odontología en Cuba Colonial". Editorial Gráficas Universo. La Habana, Cuba, 1955, Pág. 20.

CAPITULO V

SIGLO XVIII. Evolución del Protomedicato. Insurrección de los Vegueros. Fundación de la Universidad de La Habana. Evolución del Protomedicato. Pierre Fauchard. Padre de la Moderna Odontología. Otros adelantos en Europa. Avances en Cuba. Otros hechos respecto al Protomedicato.

EVOLUCION DEL PROTOMEDICATO

Con las gestiones realizadas al finalizar el siglo XVII, y obtenido su permiso el 9 de julio de 1709, ingnoramos las causas que movieron a Teneza a no presentar sus títulos en el Ayuntamiento hasta el 13 de abril de 1711. El permiso estaba firmado por el Rey Felipe V, y en él se hacía constar el alcance de las funciones asignadas al nuevo funcionario REAL, destacándose que se creaba dicho cargo por excesos cometidos por médicos, cirujanos, flebotomianos y barberos-cirujanos, y otros de la misma facultad, y que por consejos expuestos al monarca era necesario dotar a la plaza de Protomédico con facultades para ejercer a cabalidad sus funciones.

Como quiera que el Real Protomedicato de La Habana, tenía que adaptarse para su gobierno a las leyes vigentes en Indias, fue aplicable a Cuba todo lo concerniente y legislado desde el Emperador Carlos V, hasta el Rey Carlos II. De entre esas leyes recogemos, por su interés a nuestra profesión, la del 12 de febrero de 1579, de Felipe II, en el Pardo, que ordenó a los protomédicos que no dieran licencia en Indias a ningún médico, cirujano, boticario, barbero, algebrista, ni a los demás que ejercían facultades de Medicina y Cirugía *si no comparecían* ante ellos para ser examinados, y eran encontrados hábiles y suficientes para usar y ejercer.

Felipe también dispuso que los protomédicos residieran en la ciudad donde hubiese Audiencia y Cancillería, y que su jurisdicción se limitaría a la tal ciudad y cinco leguas alrededor, aunque podrían examinar y dar licencia a personas de las respectivas provincias, que voluntariamente acudiesen a los lugares de las residencias de los protomédicos generales.

La Real Cédula, creadora del Protomedicato de La Habana, fue explícita como dice Santovenia[1] en cuanto a la jurisdicción del Tribunal, por razón de la materia que lo equiparó a sus iguales existentes en las Indias; pero fue omisa en cuanto a la competencia fuera de la ciudad de La Habana, y del territorio de ella dependiente, y tan es así, que en Santiago de Cuba, no fueron observadas las normas dictadas por la Corona, para mantener y robustecer la autoridad del Real Tribunal existente en la Capital de la Isla.

A pesar de esta serie de modificaciones introducidas durante esos dos siglos (XVI y XVII), para ejercer las distintas profesiones del arte de curar, seguía existiendo en España una gran confusión entre médicos y no médicos, que opinaban sobre enfermedades y viendo enfermos, individuos sin una preparación ni medianamente pasable, todo lo cual tenía que reflejarse necesariamente en las Indias, y Cuba no podía ser una excepción.

La Corona al darle atribuciones al Protomedicato de La Habana puntualizó que los que tuvieran título o aprobaciones de tribunales hispanos, de la clase del que se creaba, no podrían ser impedidos, ni molestados, en forma alguna para el ejercicio de su profesión, y es fácil comprender, que en estas circunstancias vino a poder ejercerse por distintos métodos, como era por la obtención del título universitario, por la aprobación del examen del Protomedicato y por la concesión proveniente del Rey.

INSURRECCION DE LOS VEGUEROS EN CUBA

Aunque parezca que no existe relación entre la insurrección de los Vegueros en Cuba, con el ejercicio de la profesión odontológica, queremos destacar este episodio, como otras insurrecciones y sublevaciones que fueron minando a las autoridades españolas para que cada vez que se presentaba una fueron siendo más fuertes en la represión de la misma hasta llegar a la Conspiración de la Escalera en el siglo XIX que costó la vida a más de un dentista cubano. Además, ello refleja el ambiente que existía en Cuba en esa época.

En 1723 se produjo el amotinamiento de los Vegueros llegando a contar entre 800 a 900 hombres armados, que se sintieron fuertes para destruir cosechas de tabaco; pero informado el Capitán General, Guazo Calderón, redobló la guarnición de los Castillos de La Habana y dispuso la salida de "200 hombres escogidos" para someter a los amotinados. Hubo ocho muertos y 11 prisioneros, que el general ordenó fueran ejecutados al siguiente día. Nada tuvo que ver la insurrección de los vegueros con un movimiento precursor de las insurrecciones revolucionarias e independientes posteriores. Su movimiento fue simplemente económico, sin contenido político, pero produjo un choque de intereses insulares, y la política comercial de la metrópoli, que permanecía a la zaga del desarrollo económico de la época.

FUNDACION DE LA UNIVERSIDAD DE LA HABANA

Debemos antes de describir la fundación de la Universidad de La Habana, explicar que la existencia de ésta, no privó al Protomedicato de la potestad con que lo dotaron las leyes de Indias y la voluntad de Felipe V.

Hagamos una breve descripción de la fundación de la Universidad de La Habana, por la influencia que ella habría de tener en la capacitación de los dentistas en la segunda parte del siglo XIX y más tarde por ser la cuna de donde surgieron todos los colegas del siglo XIX hasta 1960.

Nada más apropiado para ello que tomar los datos del Dr. Jorge Beato Núñez, médico e historiador, de la misma promoción que el autor de estas líneas[2], autor de varios ensayos históricos como "Cuba en 1830" y otros que hablan de su dedicación a la materia.

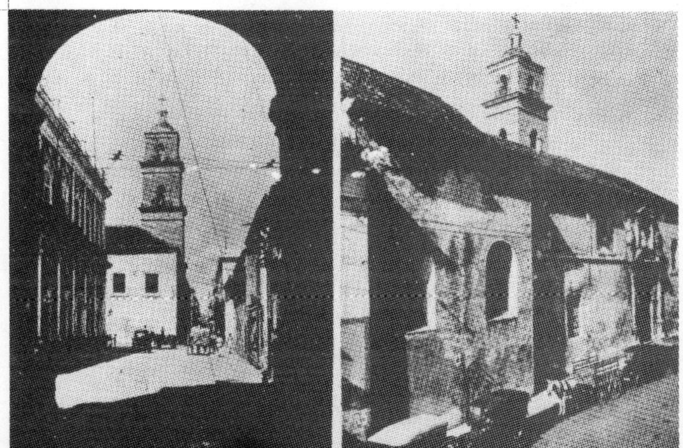

15. Vistas de la Antigua Universidad de la Habana. (Cortesía del Dr. Jorge Beato Nuñez).

Dice Beato que:

> "El 5 de Enero de 1728, en su convento de San Juan de Letrán, los R.R.P.P. de la orden de Predicadores (Padres Dominicos) fundan la Real y Pontificia Universidad de San Gerónimo de la Habana".
>
> "La institución se inaugura bajo el signo de la polémica. Los Dominicos han luchado durante casi 50 años para poder crear un Centro de Estudios a imagen y semejanza del regenteado por la Orden en la capital de la vecina Isla de Santo Domingo, y cuando lo consiguen a través de un Breve de su Santidad, Inocencio XIII, y del Pase o Aprobación Real de Su Majestad Felipe V, Rey de las Españas; una disputa con el Obispo de La Habana, casi da al traste con sus aspiraciones y esperanzas. El muy tozudo, aunque bien intencionado asturiano, Fray Gerónimo Valdéz, Obispo de Cuba, Jamaica y la Florida, quiere fundar la Universidad cerca de su palacio episcopal, en la parte sur de la ciudad, pero los religiosos la quieren en su Convento de San Juan de Letrán, cerca de la Parroquia Mayor, en un sitio conspicuo y distinguido. La crisis se produce tres días antes de la apertura de la Universidad; el Obispo colérico, ordena la suspensión de las actividades pre-inaugurales, pero los frailes, seguros de sus derechos, contando con el apoyo del Capitán General, y con las simpatías del Cabildo Secular, y de la población habanera, llevan adelante sus propósitos. Junto a los poderes primitivos de la colonia, el Rey y la Iglesia, surge el poder espiritual de la enseñanza".
>
> "Las clases comienzan, se crean cátedras, se nombran profesores, pero las energías iniciales se duermen durante largos años en el soponcio de la Escolástica. Ello no obsta para que en la lista de graduados ya comiencen a aparecer la larga teoría de nombres: Tomás Romay, Félix Varela, José Antonio Saco, Francisco de Arango y Parreño, que son orgullo de la Historia Grande de Cuba".
>
> "Con la actuación de estos insignes patricios, y con la llegada a nuestras playas de las nuevas ideas independentistas, una fresca brisa renovadora se va colando insensiblemente en los claustros de la vieja Universidad".

No contó la Universidad de La Habana, nada en relación con la profesión dental, pero fue dándole prestigio cultural a Cuba y un gran desarrollo en la evolución docente, aunque siguió el Protomedicato con la potestad conque lo dotaron las Leyes de Indias y la voluntad de Felipe V.

EVOLUCION DEL PROTOMEDICATO

Los miembros del Protomedicato siguieron siendo examinadores de Médicos, Cirujanos, Flebotomianos, Oculistas, Parteras, Boticarios, Barberos-Cirujanos, etc., y tenían los aspirantes que someterse a una serie de pruebas como eran la de fijar su filiación católica, apostólica y romana; la de mostrar sus estudios universitarios y su conducta; para más tarde ser sometidos a un examen teórico y práctico sobre la materia correspondiente, teniendo, una vez pasado el examen que jurar defender el misterio de la Purísima Concepción de la Virgen María.

El Real Tribunal del Protomedicato de La Habana, nació y estuvo muchos años bajo la influencia de Teneza y su suerte corrió, aunque hubo de verse aumentado a principios del segundo cuarto del siglo XVII, con la presencia de Luis de Fontayne (1727), francés de nacimiento, y nombrado segundo de Teneza, a instancias del Gobernador D. Dionisio Martínez de la Vega[3] pero ya en 1739 dado el aumento de asuntos a tratar estaba compuesto de tres protomédicos y un fiscal.

PIERRE FAUCHARD..

Padre de la Moderna Odontología

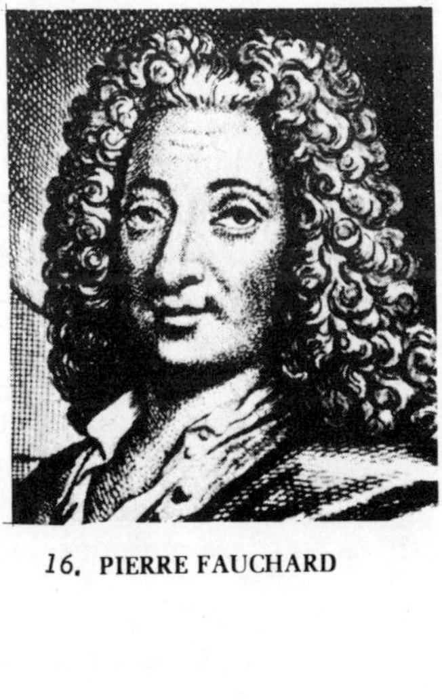

16. PIERRE FAUCHARD

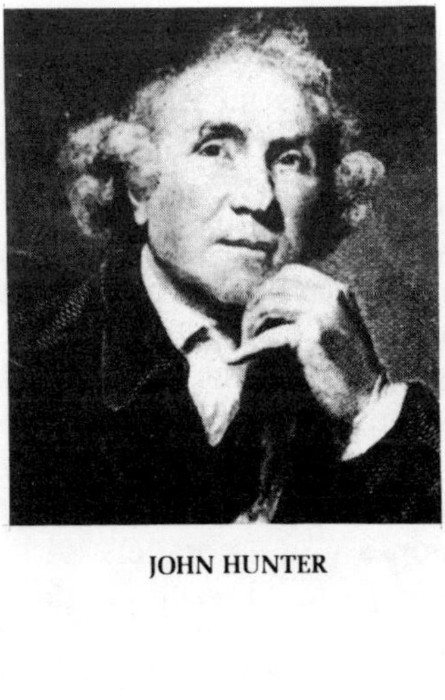

JOHN HUNTER

Dejemos a un lado por unos momentos el desarrollo y evolución del protomedicato, sobre el que volveremos a hablar más tarde, y hagamos un nuevo paréntesis para reseñar el estado de la odontología en otros países y como hubo de progresar en Cuba.

No existe mucha diferencia entre la dentistería del siglo XVII, con la del comienzo del siglo XVIII, pero es en este siglo que surge Pierre Fauchard (1618—1761) que coloca en lugar destacadísimo la profesión dental, razones estas por las que es considerado, con justicia, EL PADRE DE LA MODERNA ODONTOLOGIA.

Fue Pierre Fauchard quien marcó un hito en nuestro antepasado histórico al escribir el libro "LE CHIRURGIEN DENTISTE" (El Cirujano Dentista), que fue publicado en Francia en 1728, es decir, el mismo año de la fundación de la Universidad de La Habana. Este libro puso a la profesión en un plano más científico que el que había existido hasta entonces, instando el mismo a una mejor educación de los dentistas.

Combatió la idea prevalenciente hasta entonces que era "el gusano" el que producía la caries dental, explicando a la vez variadísimos instrumentos para uso dental. Da explicaciones sobre dentaduras artificiales, y dientes de espiga, llegando a estudiar en una posterior edición de 1746 por vez primera la piorrea alveolar. Trató sobre la ortodoncia y sobre métodos quirúrgicos, y dio fórmulas de polvos dentifrícos.

Se lamentó de la falacia de los charlatanes e impostores de aquel tiempo, recriminando a los más célebres cirujanos por el abandono en que tenían el arte dental, y consideró que esa negligencia era la causa que gente sin teoría ni experiencia se adueñaran de la profesión, practicándola al azar, sin principios, ni métodos apropiados.

Como podemos observar de las propias palabras de Fauchard, los charlatanes de feria y los dentistas callejeros seguían abundando en todas las comarcas, y cuando mas, lo que hacían era ejercer en las boticas, lo que era frecuente y casi permitido, a pesar de las denuncias que existían. Cuba no tuvo una evolución ajena, pues en ella se reflejaba lo que en otros países sucedía; es más, es probable que estuviera algunos años atrasada en relación con Europa, que todavía marcaba el paso en lo que a nuestra profesión, incipiente, se refiere. La falta de comunicaciones y la ignorancia de los adelantos en otras regiones, era, en gran parte, el resultado de ello.

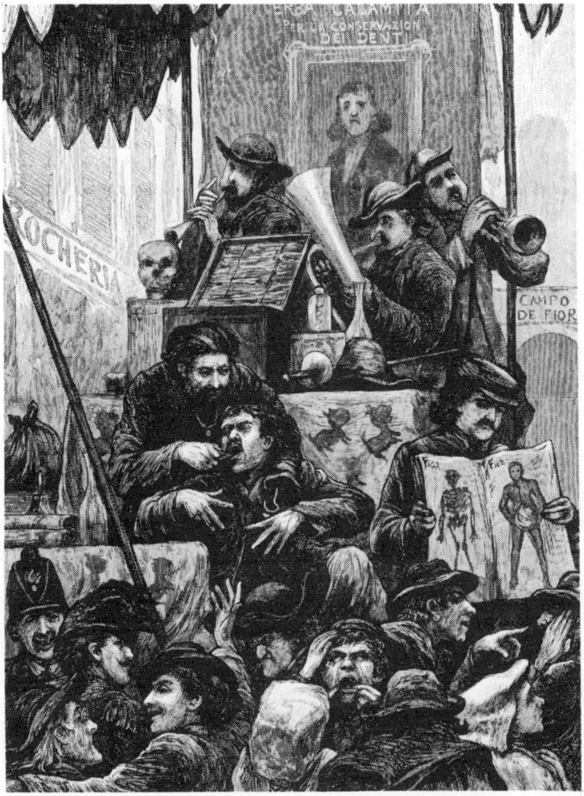

17. Otro típico charlatán callejero.

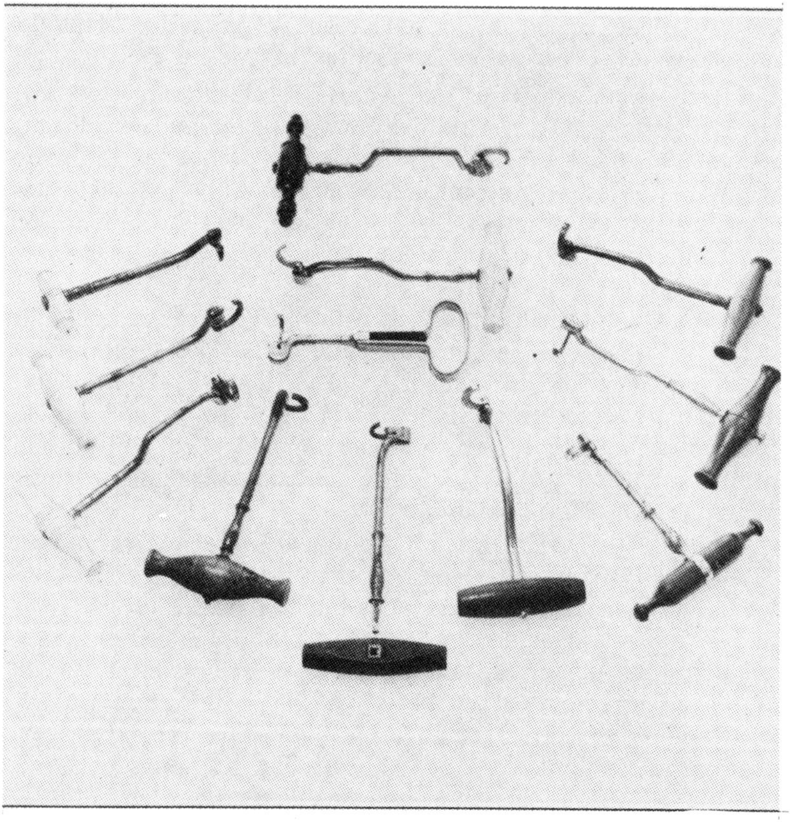

18. Colección de llaves, para extraer dientes y molares, con mangos de marfil, madera, ebano y hueso. Los rectos son los primeros tipos (1760). Algunos fueron hechos con mango removible para facilitar su transporte o para ser utilizados como elevadores. Cortesía del "Historical Museum de Hartford, Medical and Dental Society, Hartford, Conn. Tomado del Catálogo del Museo, pág. 39.

OTROS ADELANTOS EN EUROPA

En Inglaterra John Hunter (1728—93) recomienda el aislamiento de la pulpa del material de obturación y en 1771 publica el mismo autor la "Historia Natural de los Dientes Humanos" (Natural History of the Human Teeth) y en 1778 un "Tratado práctico sobre las enfermedades de los dientes" (Arqués Miarnau tiene el error de redacción de llamarlo "Tratado práctico sobre el desgaste de los dientes".

A estos hombres tiene que estarle agradecida la profesión dental del siglo XX, por todo lo que nos dejaron, por ello no podemos olvidar a Louis, Campani, Dubois, Duchatey, Bourdet, Lecluse, Cardette, Ruspini, Heister, Serra, y Abadié, que contribuyeron al progreso de la profesión, bien inventando los dientes de porcelana u otras adquisiciones que no es el caso de reseñar ahora.

En España sobresale Francisco Antonio Peláez, que en 1795 escribe un tratado de las enfermedades de la boca y expone las partes en que está dividido el arte del dentista, describiendo instrumentos de la época, así como la fisiología y patología de los dientes, y aunque como es natural, este libro no hubo de influir en Cuba hasta el siglo XIX debemos mencionarlo aquí, por ser el siglo en que fue publicado.

Arques Miarnau[4] destaca la publicación en 1721 de un tratado de 4 volúmenes, escrito por Jacobo Mangeti,• quien dedica un capítulo a las afecciones bucales, estimando Miarnau que ello no era más que el reflejo del rumbo que comenzaba a tomar la odontología. En esta obra se describen instrumentos de uso en las afecciones de la boca y se reproducen láminas que contienen forceps, limas, extractores, depresores, etc.[8].

También se publican dos libros de diferentes autores, Castrillo y Abadié, los que menciona Pérez de Arroyo en su obra que describiremos en el próximo capítulo, pues al ser publicada en 1799 es prácticamente del siglo XIX.

AVANCES EN CUBA DURANTE EL SIGLO XVIII

Cuba también fue próspera en lo que avance general se refiere, y la dentistería hubo de sentir pronto sus beneficios. No solo la fundación de la Universidad de La Habana en 1728, sino la fundación de la Casa de Beneficencia en 1711, que era casa también de Maternidad es otro hecho importante del siglo.

• *Bibliotheca Chirúrgica*

El correo interior fue establecido en 1756, siendo la correspondencia conducida "por un jinete que salía de La Habana todos los días primero a las doce de la noche, llegando a Santiago de Cuba el catorce, o antes, si el tiempo era bueno, y descansando allí dos días volvió el 16 para estar en La Habana el 29.

El jinete o "corredor", era llamado por este motivo correos, y cambiaba de caballos en ciertas haciendas del camino, y entregaba la correspondencia a los tenientes de correos mayores, que las repartían en sus localidades.

Otras causas que mejoraron la cultura en Cuba fue el contacto directo y reiterado con marinos y militares franceses, es decir, gente educada en el país donde la vida intelectual era más fecunda y el trato social más cultivado en esa época. Este progreso se manifestó en cierto refinamiento del gusto en la selección del ajuar y el arreglo personal, así como en las obras en prosa y en verso que produjeron algunos escritores nacidos en el país. Un signo de adelanto fue la fundación del Seminario San Basilio el Magno, fundado en la ciudad de Santiago de Cuba en 1721.

Otro hecho acaecido en el siglo XVIII fue la toma de La Habana por los ingleses, en 1762, que hizo ver a los cubanos, las ventajas del intercambio comercial y la afluencia de otra cultura, la inglesa, que se reflejó en Cuba.

BARBERO CIRUJANO EN MATANZAS

Es en 1773 cuando encontramos el primer bárbero-cirujano fuera de La Habana, no negamos la existencia de alguno anterior en Santiago de Cuba, Puerto Príncipe, Trinidad o Sancti Spiritus, donde debe haberlo habido, pero hasta ahora el primero que sabemos ejerció fuera de La Habana lo fue Rafael de Sotolongo, en Matanzas, en 1773[9], al hacer éste la denuncia de "que clausuraran la barbería del indio yucateco Félix López, toda vez que éste ejercía, sin título, el oficio de sangrador, alegando que al no tener el indio la pericia necesaria podían sobrevenir perjuicios al público". Matanzas había sido fundada en 1693.

En 1774 contaba la isla con 171,610 habitantes (censo de la época del Marqués de la Torre) y de éstos residían en La Habana unos 75,000, lo cual significaba que aproximadamente la mitad de la población residía en la Capital. Pero en 1792 contaba Cuba, según Coroleu con 272,140 habitantes en toda la isla, lo que destaca un aumento de más de 100 mil habitantes en un lapso de sólo 18 años, originado ello en que algunos gobernantes se dieron a la tarea de cumplir con la misión que les había sido impuesta.

El cambio de La Habana a los ingleses, por la extensa península de la Florida, y los territorios situados al este y al oeste del Río Mississippi, destacan la importancia que había adquirido la capital de Cuba, pero ello trajo por consecuencia que muchos residentes en dichas regiones se trasladaran a Cuba en busca de garantía y seguridad a sus intereses. La introducción también del Correo por Carlos III entre la Metrópoli y sus provincias, aunque esto fuera sólo cada tres meses, el tráfico introducido por gobernantes como Las Casas y Vives, dieron lugar a nuevos adelantos en la Isla.

La cesión a Francia, por España, de Haití, en 1795, por la paz de Basilea, dio lugar a que unas 12,000 familias emigraran a la parte oriental de la isla, y con ellas, gran parte de la industria azucarera, que se benefició también por la destrucción que había sufrido La Española, llegando por la mayor escasez de azúcar, a adquirir ésta un precio más elevado y llegando los dueños de ingenios a tener verdaderas minas de oro.

El traslado de la industria del café, y el gozo de algunos años de tranquilidad dado por gobernantes que se aprovecharon para hacer mejoras materiales y organizar la administración pública bajo más sólidas y fructíferas bases, trajeron por consecuencia que los rendimientos de la Isla fueran sobre bases sólidas y de mejor provecho.

Y siguieron sucediéndose los hechos que habrían de beneficiar a Cuba. En 1767 se ordenó expulsar de todas las colonias españolas a los religiosos de la Compañía de Jesús. La expulsión causó gran malestar en Cuba por lo mucho que se les respetaba y quería, y porque en el momento de su expulsión poseían bienes valuados en medio millón de pesos, que los habían acumulado en apenas 40 años desde la fecha de su establecimiento.

En 1776 se declaraba la Independencia de los Estados Unidos de Norte América y fue el momento que aprovecharon los españoles para la reconquista de la Florida, que habían cedido a Inglaterra hacía sólo 13 años, y para que se comprenda lo que ello significó basta solo mencionar que durante la guerra se estacionaron en el puerto de La Habana las escuadras francesas y españolas en cantidad tal, que más de 35 millones de pesos entraron en circulación sólo por la subsistencia del Ejército y la Marina. Aunque al venir la paz, aunque España quedó en posesión de la Florida, ello hubo de perjudicar a La Habana pues rápidamente al retirarse las escuadras y regresar a Europa, disminuyó el comercio, cesando a la vez el comercio autorizado con los norteamericanos, acabándose temporalmente la prosperidad que había existido hasta entonces.

Fue en fin la última década una de las más progresivas de la historia de Cuba, pues a los factores apuntados anteriormente hay que añadir la llegada de Don Luis de las Casas,* que supo tener de colaboradores a la "élite" ilustrada de Cuba como fueron Francisco Arango y Parreño, Tomás Romay y el Padre Agustín Caballero, para solo mencionar los tres más importantes.

La colonización de Cuba había sido lenta en los primeros dos y medio siglos de su existencia, llegando escasamente a diez los pueblos fundados con posterioridad a Velázquez, que merecieran el nombre de tales, pero debido a los motivos mencionados y a gobiernos como el de Carlos III en España y Las Casas en Cuba, se dio lugar a mejoras en La Habana,entre ellas mejoras higiénicas, ya que hasta entonces había sido muy descuidada e insalubre. Se fundó el Papel Periódico, en 24 de octubre de 1790, la Primera Biblioteca Pública, la Sociedad Económica de Amigos del País, las ciudades de Manzanillo, Guantánamo y Mariel y se dividió la isla en dos diócesis, Santiago de Cuba y La Habana.

Las Casas con su buen gobierno** logró mucho de estos adelantos, y sin ser un erudito, pero sí un sabio, sin muchas letras, pero con luces naturales, en menos de siete años que duró su gobierno obtuvo más mejoras y reformas en la Isla que en los tres siglos que habían transcurrido desde que Colón[7] arribó a Cuba. Dice Coroleu que Colón descubrió a Cuba, Velázquez la pobló y Las Casas la civilizó, poniéndola a nivel de la metrópoli.

Ya entrado el siglo XIX habría de estallar otra guerra, que habría de beneficiarnos, la guerra entre Haití y Francia en 1803, que hizo a los franceses emigrar a Cuba, dedicándose a la siembra del café, el algodón y el azúcar.

En esta forma Cuba comenzó a destacarse con luz propia, ajena a la península, a la que habría de sobrepujar en poco tiempo en lo que a Odontología se refiere.

* Julio de 1790

** (Julio 1970— Diciembre 1796)

OTROS HECHOS CON RESPECTO AL PROTOMEDICATO

Al extendernos en los adelantos de Cuba durante este siglo, y las causas que influyeron en estos progresos hemos dejado de mencionar que en 1755 una REAL EJECUTORIA, firmada en el Buen Retiro en España, declaraba que el Protomedicato de Cuba, quedaba totalmente independiente del de México, con jurisdicción propia y autorizándolo a usar el distintivo que le correspondía[5].

En esta forma se reafirmaba en su carácter de Tribunal del Estado y a él se le reservó el derecho y la potestad de autorizar el ejercicio de las ramas médicas, a pesar de la fundación de la Universidad de La Habana, que en sus comienzos tuvo sólo funciones académicas.

En 1784 es la primera vez que tenemos noticias que aparezca en Cuba una palabra o nombre relacionado con los dientes, y los que se dedicaban a tratarlos, pues hasta entonces sólo se hablaba de barberos-cirujanos, flebotomianos y otros títulos pero nada en relación con los dientes. Es en ese año de 1784 cuando al repasar la Cronología Médica de Martínez Fortún[6] encontramos la palabra DENTISTADORES por vez primera. Dice Martínez Fortún que ese año al tomar razón en Remedios del título de Cirujano a D. Antonio Maxe, aparece que el Real Protomedicato, en Cuba, estaba facultado para ser jueces examinadores de Médicos, Cirujanos, Boticarios, Barberos Cirujanos, Oculistas, DENTISTADORES y todo lo que comprende la facultad de Medicina y Cirugía.

Para terminar diremos que es a fines del siglo XVIII cuando surge la primera revolución social en Cuba al haber un conato de levantamiento de esclavos en haciendas de La Habana, Puerto Príncipe y Trinidad, pero aunque no llegó a producirse al ser preso su principal agente, un negro libre, llamado Nicolás Morales (en 1795) fue otra causa que hizo que los españoles vieran levantamiento de negros en cualquier protesta. Esta tuvo su centro en Bayamo, y aunque no era de carácter racista, pues muchos blancos la apoyaron, tuvo varios individuos de color en la conspiración que fue creando y añadiendo nuevos problemas para las autoridades españolas.

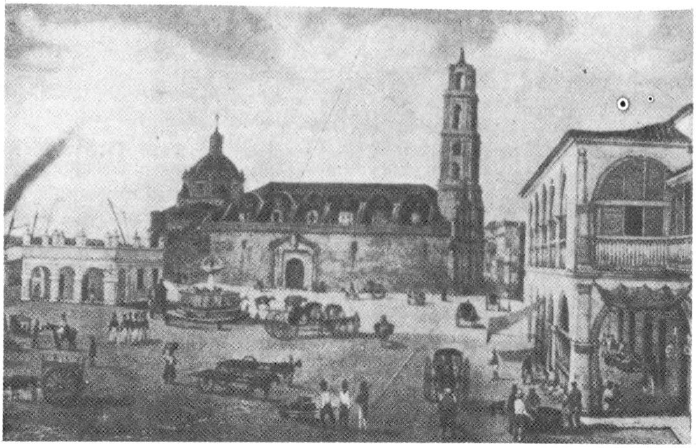

19. Plaza de San Francisco en La Habana.

BIBLIOGRAFIA

1 Santovenia, Emeterio. "El Protomedicato de La Habana". Habana, 1952.

2 Beato Núñez, Jorge. "Visión e Imágen de la Universidad de La Habana". Memorias de Médicos Graduados en 1940. Bodas de Rubí. Miami, 1980. Editorial Vista Color.

3 Arrate, José Martín Félix. "Llave del Nuevo Mundo". Biblioteca Americana. México, 1949.

4 Miarnau, Arques. "Historia Anecdótica de la Odontología". Barcelona, 1945.

5 Martínez Fortún y Foyo, J.A. "Apuntes para la Historia de la Odontología", La Habana, 1955.

6 Martínez Fortún y Foyo, J.A. "Cronología Médica Cubana". Fascículo 1—5. La Habana, 1947—54.

7 Coroleu, J. "América". Barcelona, 1895.

8 Mena Serra, César A. "La Odontología en Cuba Colonial". Habana, 1955. Gráficas Universo.

9 "La Enciclopedia de Cuba". Enciclopedia y Clásicos Cubanos. Tomo VII, Pág. 665. San Juan y Madrid.

CAPITULO VI

Comienzos del Siglo XIX. Tratado de la Boca de Pérez de Arroyo 1799. Conspiración de Silveira e Infante, su influencia en la odontología en Cuba. Comienzos de la Prensa en Cuba. El Papel Periódico, su influencia en la confección de la Historia de la Odontología en Cuba. Primer dentista que ejerció en Cuba, José Orsi, 1811. Regulaciones especiales del Protomedicato de La Habana. Real Cédula de Cádiz de 1812. Otros anuncios de la época, Bernardo Frexe 1815. Levy Spear Parmly, Dentista controversial que ejerció en Cuba en 1816. Primer dentista que se anuncia saldrá fuera de La Habana. Juan M. Guerra. Reglamento de la Policía para ejercer la profesión en La Habana. Otras conspiraciones independentistas que habrían de influir años más tarde en el encarcelamiento y fusilamiento de varios dentistas. Primera Mujer dentista. Uso del Gas Protoxido de Azoe en 1823 en Cuba. Primer dentista que pone paladares artificiales en Cuba. Progresos Generales de Cuba. Desaparición del Protomedicato.

El comienzo del siglo XIX marcó un adelanto notable en la Odontología en España, pero más aun en la Isla de Cuba. En la península como consecuencia de la influencia en Europa, especialmente de Pierre Fauchard, y de la publicación de ciertos libros como los de Pérez Arroyo y de Peláez. En Cuba, por la propia influencia que venía desde la Madre Patria, pero más aun por su vecindad con los E.U.N.A., cuna de la moderna odontología, que ya se destacaba con luz propia en la práctica de esta disciplina. Por este motivo, a partir de esta fecha los adelantos en la profesión los describiremos en capítulos que abarcan más corto período de tiempo, no como hasta ahora que eran de siglo en siglo.

El Cirujano español, Francisco Antonio Peláez (1764—1818) había publicado en Madrid en 1795 un "Tratado de las enfermedades de la boca, sobre todas las partes del Arte del Dentista" (Ver Arqués Miarnau, p. 214).

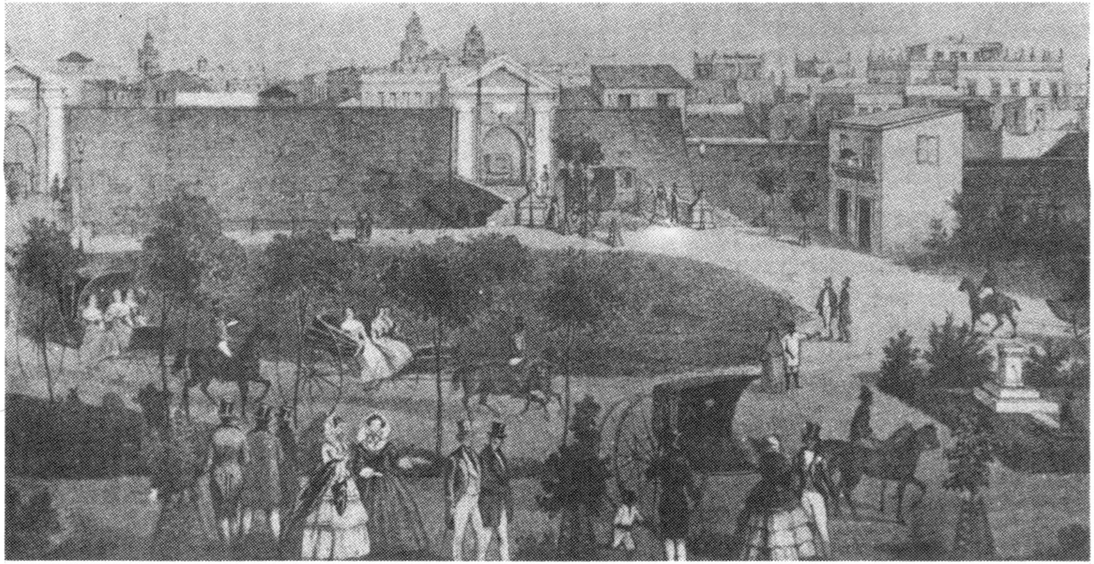

20. Vistas de las Murallas de La Habana y parte de la ciudad. (Archivos del Dr. César A. Mena).

TRATADO DE LA BOCA
DE FELIX PEREZ DE ARROYO, 1799.

Dijimos al terminar el siglo XVIII que en 1799 se publicaba una tratado de Odontología por el Dr. Pérez de Arroyo, pero que lo describiríamos en este capítulo, pues prácticamente comenzó a surtir sus efectos en este siglo XIX.

Una copia de ese libro existía en el Museo de la Escuela de Odontología de la Universidad de La Habana, cuando abandonamos a Cuba en 1960, por haberse apoderado el comunismo de nuestra amada patria. El libro había sido donado por el Dr. José A. Martínez Fortún y Foyo, y en él se muestra a las claras el estado de la cirugía dental de la época. La descripción del referido ejemplar la hace el propio Martínez Fortún[1]:

> "A principios del siglo XIX, los dentistas de habla hispana se guiaban por un libro pequeño, de 237 páginas, ilustrado, que publicó en Madrid, Don Félix Pérez de Arroyo, cirujano dentista de los hospitales de esa Corte, titulado "Tratado de las Operaciones que deben practicarse en la Dentadura para Conservarla en Buen Estado". Dicho libro contiene una recopilación de los mejores autores y está adornado con láminas que manifiestan la diferencia, forma y figura de los instrumentos necesarios para dichas operaciones. Fue impreso en Madrid, por Franganillo, en la calle de Baños, en el año de 1799. En la introducción del libro se señala que el célebre dentista Fauchard, describió 130 enfermedades de la boca. Cita a Urbano Harbarck y a B. Martin; el primero, cirujano del Cardenal Jorge de Armagnac, quien escribió una Anatomía Dental; y el segundo, fue boticario y dio a la luz una Disertación sobre los Dientes. Dice que en España existía mucho abandono en este sentido y que se había escrito muy poco sobre los dientes, a pesar de haber habido algunos facultativos con más condiciones y suficiencia que el propio autor. Hace constar igualmente que sólo conoce los libros antes citados de Castrillo y Abadié".

> "El librito se dedica más a la parte operatoria, pero trae también algún tratamiento médico, y fórmulas. En la primera página aparece el retrato de Pérez de Arroyo, como un hombre mas bien joven, delgado, poco corpulento, sin barba ni bigote, cubierto por un traje oscuro, largo, cerrado con grandes botones".

"Contiene la obrita, que tengo en mis manos y que pertenece al Dr. Juan B. Dod (Cirujano dentista de la Calle 23 No. 504 en el Vedado —más tarde hubo de cederla el propio Dod, por mediación de Martínez Fortún, al Museo de la Escuela—; contiene repito: Nueve capítulos. El *primero* se titula "De lo que se practica en los Dientes"; el *segundo* "Del apretamiento de los dientes o abertura de las mandíbulas"; *tercero* "De la utilidad de los dientes y como se han de conservar". El *cuarto* "Modo de remediar las caries de los dientes". Se refiere el *quinto* al "Modo de emplomar los dientes". Detalla el *sexto:* "La limpieza de los dientes". El *séptimo* se ocupa "Del modo de limar los dientes cuando están largos". Trata el *octavo* "De la extracción de los dientes, colmillos y muelas", y por último el capítulo *noveno* describe los "Instrumentos", los que llama: descarnador, pujador, davior o gatillo, pincota o dontuza, risangran o tira raíz, polican simple, polican compuesto, media caña y llave inglesa. Señala además estos otros: elevatori, speculum oris, cauterios, atacadores de varias formas, perforativos o perforantes, escoplo, azadonzuelo y buril para quitar "tobas" de los dientes, limas, tenazas, corta uñas, etc. Las láminas que se encuentran al final de la obra muestran todos estos instrumentos: toscos, grandes y asustadizos al paciente".

"En la parte médica, y para la limpieza de los dientes, utiliza: coral, sangre de drago, polvo de ajo, o de cangrejo, mirra y alumbre, combinados; goma laca, clavo de especia, sándalo, hueso de tibia, y otras drogas de la época. Contra el dolor de las piezas de la dentadura: cocimiento de beleño y leche, aceites, emplaste de tecamaca, caraña, aceite de almastica, laudano y otros mejunges".

Hasta aquí la descripción del libro de Pérez de Arroyo, pero podemos agregar que durante los primeros años del siglo XIX, la medicina adelantó poco en España. En cambio en Cuba, nuevos gobernantes, con ideas más liberales; y debido al aumento de la población, y la presencia de dentistas extranjeros, así como el incremento de las fuentes de ingreso como el azúcar y el café, hicieron que la isla se convirtiera rápidamente en una plaza codiciada en todos los aspectos; y la profesión dental tuvo necesariamente que avanzar de acuerdo con los acontecimientos.

En 1804 Tomás Romay introduce la vacuna en Cuba, dejando de ser ésta un azote periódico de la isla y viéndose mejoradas las condiciones sanitarias, aunque seguía ésta en unas condiciones deplorables.

CONSPIRACION DE SILVEIRA E INFANTE

En 1809 y 1810 ya se están preparando dos revoluciones separatistas en Cuba, y es jefe de la primera un hombre acaudalado, D. Román de la Luz Silveira, quien tenía grandes simpatías en La Habana. En esta fracasada revolución, se dio a la luz la primera constitución que se tenga noticias, tuviera Cuba. Fue redactada por el Doctor Joaquín Infante, abogado que estaba entre los conspiradores, y aunque algunos pudieron huir otros llegaron a sufrir prisión de hasta 10 años.

La segunda revolución fue parecida a la de los Haitianos, y para darle fuerzas, tuvo de jefe un negro libre, habanero, carpintero tallador, llamado José Antonio Aponte. Esta estalló a principios de 1812, en varios sitios de Puerto Príncipe y Oriente, y fue secundada en La Habana y Jaruco, pero fracasó por su pobre organización. Aponte y sus colaboradores fueron ahorcados. Entre los blancos cundió la idea de que cualquier movimiento hallaría a los negros dispuestos a hacerse dueños del país.

Y si relatamos estas conspiraciones, igual que otras que hemos reseñado, y algunas que mencionaremos más adelante es para que se comprenda lo que habría de suceder en 1844, en la Conspiración de la Escalera, donde fueron complicados, injustamente junto al Poeta Plácido, varios dentistas, pues las autoridades españolas quisieron ver una conspiración donde no la había.

COMIENZOS DE LA PRENSA EN CUBA. PAPEL PERIODICO. PRIMER DENTISTA QUE APARECE EJERCIENDO EN CUBA. JOSE ORSI, EN 1811

Difícil es establecer quién fue el primer dentista, que como tal, sentó su tienda en la Isla, principalmente por la falta de documentos, pero es a partir de principios del siglo XIX que comienzan a anunciarse los dentistas en la prensa diaria, y es esa prensa diaria, la que nos ha de ayudar a reconstruir nuestro pasado.

Fundado el Papel Periódico en 1790, si se quiere en forma raquítica, llegó con penas y fatigas al 1805 en forma trimestral. Poco o nada de interés para nuestra profesión hemos podido tomar de los pocos números que a nuestras manos han llegado, pero ya cuando este periódico convierte en diaria su publicación, en 1810, inmediatamente nos ha de servir para reconstruir datos de interés a nuestra profesión. Con el nombre de Diario de La Habana fueron publicados los primeros números, pero pronto el gobierno se dio cuenta que no podía dejar en las manos de elementos ajenos al mismo el control de la naciente prensa, y convierte el Diario en Gaceta de La Habana[6]. En esa prensa diaria, sea con el nombre de Diario de La Habana, la Gaceta de La Habana o el Noticioso y Lucero, veremos publicados desde 1811 una serie de anuncios que nos sirven para darnos una idea de lo que era la profesión dental en Cuba a comienzos del siglo XIX.

Es decir, que los primeros dentistas o barberos los encontramos en las Actas Capitulares del Ayuntamiento de La Habana, más tarde en ciertos documentos históricos, como la Junta Superior Gubernativa de Medicina y Cirugía, y otras. Destaquemos ahora los que se anunciaron en la prensa diaria, y sin mencionarlos a todos pongamos algunos que nos hablan de la evolución de la profesión en la Isla de Cuba.

El primero de quien tenemos noticias, se anunciara en la Prensa diaria, lo encontramos en el Diario de La Habana, del 10 de agosto de 1811, y lo es JOSE ORSI, que se anunciaba dentro de una sección que tenía por título NOTICIAS SUELTAS, en la siguiente forma:

> "D. José Orsi, acreditado dentista examinado en Madrid, y autorizado por el Gobierno para ejercer en esta ciudad su profesión, que limpia la dentadura prolixamente, sin valerse de espíritu ni otros medios activos, y que destruyen el esmalte, que, aprieta, cauteriza, emploma y repone los dientes, según manifestó en diario de 31 de julio* se ofrece de nuevo al servicio del público en la casa número 14 de la Calle Sol".

Es decir, que desde el 31 de julio de 1811, podemos aseverar existía ya un dentista examinado** ejerciendo en la ciudad de La Habana.

* No hemos podido encontrar ni en el Archivo Nacional ni en la Biblioteca Nacional, ningún número de 31 de julio.

**Si fue examinado lo tiene que haber sido por el Protomedicato.

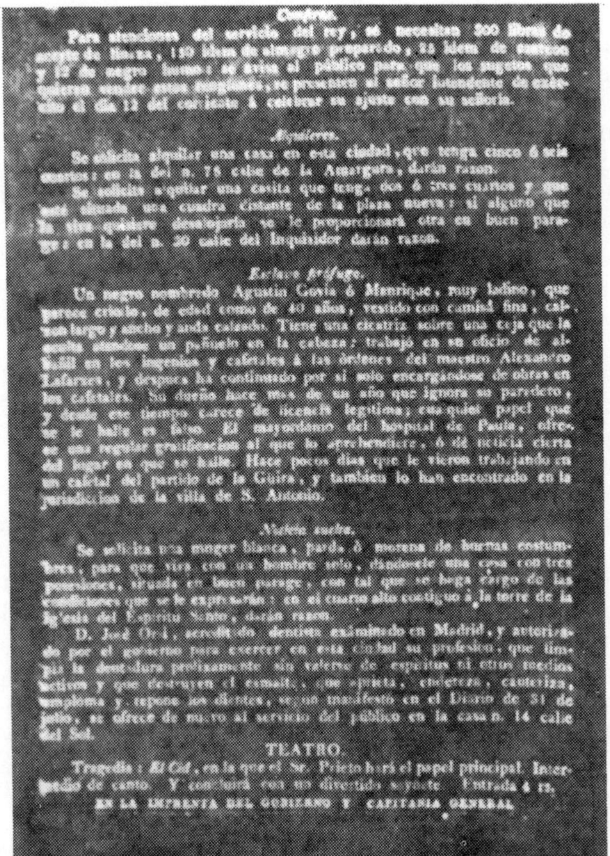

Compras.

Para [illegible] del servicio del rey, se necesitan 900 libras de [illegible], 150 [illegible] de vinagre preparado, 22 idem de [illegible] y 12 de [illegible]: se avisa al público para que los sugetos que quieran [illegible], se presenten al señor Intendente de [illegible] el día 12 del corriente á celebrar su ajuste con su señoría.

Alquileres.

Se solicita alquilar una casa en esta ciudad, que tenga cinco ó seis cuartos: en la del n. 78 calle de la Amargura, darán razon.

Se solicita alquilar una casita que tenga dos ó tres cuartos y que esté situada una cuadra distante de la plaza nueva: si alguno que la tiene quisiere desocuparla se le proporcionará otra en buen parage: en la del n. 20 calle del Inquisidor darán razon.

Esclavo prófugo.

Un negro nombrado Agustin Govin ó Manrique, muy ladino, que parece criollo, de edad como de 40 años, vestido con camisa fina, calzon largo y ancho y anda calzado. Tiene una cicatriz sobre una ceja que la [illegible] un pañuelo en la cabeza: trabajó en su oficio de albañil en los ingenios y cafetales á las órdenes del maestro Alexandro Lafarues, y despues ha continuado por sí solo encargandose de obras en los cafetales. Su dueño hace mas de un año que ignora su paradero, y desde ese tiempo carece de licencia legítima; cualquier papel que se le halle es falso. El mayordomo del hospital de Paula, ofrece una regular gratificacion al que lo aprehendiere, ó dé noticia cierta del lugar en que se halle. Hace pocos dias que le vieron trabajando en un cafetal del partido de la Güira, y tambien lo han encontrado en la jurisdiccion de la villa de S. Antonio.

[illegible] suelta.

Se solicita una muger blanca, parda ó morena de buenas costumbres, para que viva con un hombre solo, dándosele una casa con tres posesiones, situada en buen parage, con tal que se haga cargo de las condiciones que se le expresarán: en el cuarto alto contiguo á la torre de la Iglesia del Espíritu Santo, darán razon.

D. José Orsi, acreditado dentista examinado en Madrid, y autorizado por el gobierno para exercer en esta ciudad su profesion, que limpia la dentadura prolixamente sin valerse de espíritus ni otros medios activos y que destruyen el esmalte, que aprieta, endereza, cauteriza, emploma y repone los dientes, segun manifestó en el Diario de 31 de julio, se ofrece de nuevo al servicio del público en la casa n. 14 calle del Sol.

TEATRO.

Tragedia: *El Cid*, en la que el Sr. Prieto hará el papel principal. Intermedio de canto. Y concluirá con un divertido saynete. Entrada á 12.

EN LA IMPRENTA DEL GOBIERNO Y CAPITANIA GENERAL.

21 *Anuncio de José Orsi en Diario de la Habana. 10 Agosto 1811.*
(Cortesía Bibiloteca Nacional.)
(Archivos Dr. César A. Mena)

¿Fue Orsi el primero en ejercer en la ciudad de La Habana? Probablemente no. Es posible que al decursar de lôs años se encuentren en la península actas del Protomedicato que mencionen algunos de los dentistas que ellos capacitaron para el ejercicio de la profesión, pero hasta ahora es José Orsi el primero que como tal dentista sentó plaza en la Más Fermosa Isla que ojos humanos vieren, según dijera Cristóbal Colón al contemplarla.

Pero no fue solo en el Diario de La Habana, como hemos dicho, donde se publicaron estos reclamos, fue también en el Noticioso y Lucero y en el Faro donde encontramos otros, de los que habremos de destacar aquéllos que por algún motivo tienen interés para describir los orígenes de la profesión, ya que más tarde una campaña iniciada por distinguidos profesionales logró que fueran disminuyendo paulatinamente los anuncios en la prensa diaria.

REGULACIONES ESPECIALES DEL PROTOMEDICATO DE LA HABANA. REAL CEDULA DE CADIZ DE 1812

Antes de mencionar otro dentista de los que se anunciaron en la prensa, debemos intercalar una Real Cédula que con fecha 18 de noviembre de 1812, fue librada en Cádiz, para dejar sentados nuevos esfuerzos por el mejoramiento del ejercicio de todas las profesiones. Y a ese efecto recibió el Protomedicato un documento donde desde la península le preguntaban entre otras cosas: ¿Número de facultativos que habían examinado en los últimos años? ¿Cuáles eran médicos, cuáles cirujanos, cuáles farmacéuticos, flebotomianos, comadronas y comadres? ¿Qué derecho tenían que pagar los aspirantes? ¿Cómo se distribuían dichos ingresos? ¿Qué progresos se habían obtenido?

En fin, los gobernantes españoles mostraban más interés en su lejana "pero siempre fiel Isla de Cuba", especialmente en el ejercicio de las ciencias médicas.

No cabe duda que la profesión dental no estaba organizada no sólo en Cuba, sino en la Madre Patria, en otras partes de Europa y aun en los E.U.N.A., donde no había sido fundada aún la primera escuela dental del Mundo, y donde lo legislado hasta entonces sobre el ejercicio de la profesión, no tenía ventaja alguna sobre los reglamentos y decretos que existían en nuestra amada patria.

OTROS ANUNCIOS DE LA EPOCA. BERNARDO FREXE. 1815. PRIMERO QUE SE DEDICA A LA VENTA DE INSTRUMENTOS

En 1815, cuatro años después de Orsi, se anunciaba también en el Diario de La Habana, el día 6 de octubre, el dentista Bernardo Frexe. Decía el anuncio:

> "D. Bernardo Frexe, Cirujano Dentista, tiene el honor de avisar al público haber mudado su habitación de la calle de la Lamparilla a la de Amargura, haciendo esquina a la de Compostela, baxo, en el No. 23, contrapuesta a la de Mallorquín, ofreciendo sus talentos para el auxilio de las enfermedades de la boca: limpia los dientes del sarro o tártaro, que es el principio que se reconoce de la putrefacción y daño de las encías, remedia el defecto de la dentadura, y las enfermedades de esta clase las corta de raíz, emploma las muelas o las rellena de oro, pone dientes postizos, así naturales como artificiales, vende polvos de coral, opiatas, y elixir superiores para conservar sanas y limpias las encias, y por botellas espíritus de coclarias. También tiene algunas caxas de instrumentos de Cirugía, algalias de plata y forceps para parteros y algunos libros de cirugía, medicina, y química, en idioma francés, todos a precios equitativos".

Debemos destacar ciertas particularidades sobre este anuncio: Es el primero que menciona la palabra Cirujano Dentista, en Cuba, ya que el de Orsi decía sólo Dentista, y no es hasta muchos años después, en 1875, como hemos de ver más adelante, cuando en España se creaba la carrera de Cirujano Dentista, lo que no fue aplicado a Cuba hasta 1880, creándose una lucha entre dentistas y cirujanos dentistas sobre el status de cada uno. Contó Cuba pues desde principios del siglo XIX con cirujanos dentistas, dentistas, flebotomianos, ministrantes, etc., que se dedicaron a extraer dientes y muelas.

Otra característica de este anuncio es que este colega Frexe hace constar que *limpia los dientes del sarro o tártaro que es el principio que se reconoce de la putrefacción y daño de las encias*, adelantándose en algunos años al concepto del origen de la paradentosis. *Pone dientes postizos, naturales y artificiales.* Desconocemos cuáles eran los naturales. Por último, es el primero que vende libros e instrumental en La Habana.

LEVY SPEAR PARMLY. PRIMERO QUE SE DEDICA A LA ATENCION ESPECIAL DE LOS NIÑOS. DENTISTA CONTROVERSIAL DE LOS LUGARES Y EPOCAS EN QUE EJERCIO. ¿O ES QUE FUE MAS DE UNO?

En 1816 se anunciaba en el Diario de La Habana, este nuevo colega; decía el anuncio:

> "Levy Spear Parmly, cirujano dentista, se toma la libertad de informar a este respetable público que recibirá las órdenes que se le gusten confiar en su casa, calle de la Amargura No. 91. Considerando los innumerables males a que el género humano está expuesto por descuidar enteramente de la boca, precisa la limpieza de los dientes, la cual es causa que muchos vivan una vida penosa, él se lisonjea a dar por entero cumplimiento a las obligaciones de su profesión. La dentadura es la parte más sólida y fuerte de la máquina humana, y es tan importante no sólo en mascar comida y en la conservación, sino también en el mayor ornamento en el hombre, y así debe tener cada uno de por sí una obligación precisa de saber el modo de preservarla en todas las edades, naturalezas, climas, etc. Debemos lamentar grandemente, el que haya tan poca curiosidad respecto a los dentistas; particularmente cuando vemos tantos talentos empleados en objetos de mucho menos importancia. No hay duda que la naturaleza puede perfeccionar todo lo que podemos desear respecto a arreglar y preservar la dentadura. Cuando por medio de negligencia y descuido una parte de los dientes se ha perdido; y los demás están a toda prisa decayendo, puede servir de bastante satisfacción el saber que pueden curarse, y aquellos dientes caídos pueden suplirse por otros que no solamente sean útiles, sino que sirvan de adorno".
>
> "Levy Spear Parmly tiene la satisfacción de informar a este respetable público que por medio de sus operaciones pone los dientes, encias, y el aliento agradable y que dará direcciones para conservar los dientes blancos, y que al mismo tiempo compondrá la boca de los niños"..

Fue éste el primer dentista que expresara una atención especial al cuidado de la boca de los niños, lo que hace destacar que hace más de ciento sesenta años hubo un dentista en Cuba que hizo ver la importancia del cuidado de la boca en los primeros años de la vida. Pero este Levy Spear Parmly es objeto de cierta controversia. No nos cabe duda, a nosotros, que estaba en Cuba en 1816, por haber tenido el anuncio de él en nuestras manos, pero Milton B. Asbell, distinguido historiador de la profesión dental en los E.U.N.A. menciona[2] también que Levy Spear Parmly durante los años 1815, 1816, 1819, 1820 y 1821 ejerció en los E.U.N.A. y algunos de sus trabajos fueron publicados en Canadá, Filadelfia, Londres y New York. ¿Será que de 1816 a 1819 ejerció en Cuba y volvió a los E.U.N.A.? ¿Será otro Levy Spear Parmly? Repito que en 1816 estaba en Cuba en la calle Amargura 91 en La Habana.

Por otra parte Francisco Veray[3], historiador de la profesión en la hermana Antilla de Puerto Rico, menciona que Levy Spear Parmly fue uno de los primeros dentistas graduados honorarios del viejo y glorioso "Baltimore College of Dental Surgery" en 1842, y menciona como seguidamente de obtener dicho diploma se estableció en Matanzas, cien kilómetros al este de La Habana, Cuba, trasladándose más tarde para La Habana, creándose con ello mayor confusión respecto a este dentista. Primero por no haberlo encontrado nosotros como que incorporó sus estudios en Cuba después de 1840, segundo porque estaba en Cuba en 1816, o sea aproximadamente 25 años antes de haberse fundado el Colegio Dental de Baltimore. ¿O es que obtuvo un diploma de dicha Escuela después de ejercer durante muchos años?

Y agrega Veray en su mencionado artículo un párrafo que destaca el interés tomado por la juventud de Cuba en estudiar Cirugía Dental en los E.U.N.A., ya que no existían escuelas dentales en Cuba. Dice Veray:

> "que la nueva carrera desarrolló en Cuba tan gran entusiasmo y simpatía entre la gente estudiosa de la isla, que pronto gran número de jóvenes cubanos optaron por estudiar la profesión que hizo célebres a Harris y a Hayden, matriculándose en colegios americanos".

Otro dato que nos hace pensar que Levy Spear Parmly se fue de La Habana antes de 1819, en que vuelve a aparecer en los E.U.N.A., es que en 1818 en la misma dirección de él, aparece un dentista inglés o norteamericano llamado A. Hopton, y era una costumbre de la época que el dentista propietario de una consulta se la cediera a otro por haber abandonado la localidad.

PRIMER DENTISTA QUE SE ANUNCIA SALDRA FUERA DE LA HABANA

El 17 de diciembre de 1818 se anuncia en la Gaceta de La Habana, un dentista llamado Juan M. Guerra, en la siguiente forma:

> "natural de Sevilla, Cirujano Flebotomiano, hernista, compadrón y dentista, revalidado por el REAL TRIBUNAL DE PROTOMEDICATO solicita acomodarse en paraje del campo, pudiendo dar la razón en Habana 125".

Dos cosas interesantes es necesario resaltar en tan breve anuncio: Primero, que es uno de los pocos, que hace constar en su anuncio que ha sido revalidado por el Real Tribunal del Protomedicato de La Habana y el primero que tengamos noticias se brinda a ir a un paraje del campo. Lo que demuestra que era el Protomedicato el organismo capacitado para legalizar los estudios de los que nos precedieron y aunque desafortunadamente no hayan llegado a nuestras manos los archivos, anuncios como éste prueban lo que hemos dicho. Lo segundo es que estaba tomando importancia el interior de la isla, cuando hay alguno que muestra su deseo de ir a un lugar del campo. No decimos que fue el primero que mostrara ese interés, pues seguro alguno partió antes que él para otras ciudades de la isla. A través de este libro encontraremos algunos que ejercieron en Cienfuegos, Santiago, Remedios, Trinidad, por datos obtenidos generalmente del Dr. Martínez Fortún, quien se dedicó, sin ser dentista, a buscar antecedentes de nuestra profesión en forma abnegada y constante.

REGLAMENTO DE LA POLICIA PARA EJERCER LA PROFESION

Periódicamente la Policía de La Habana dictaba distintos reglamentos que eran publicados por la imprenta del Gobierno, y aquí reproducimos uno publicado en 1787, sobre la "LIMPIEZA Y DESEMBARAZO DE LAS CALLES Y PLAZAS DE LA CIUDAD DE LA HABANA", que reproducimos por no tener a mano el que se refería al ejercicio de las profesiones médicas en la ciudad de La Habana.

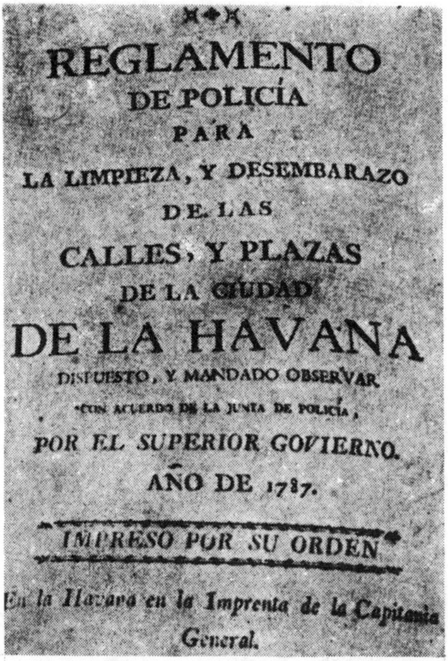
REGLAMENTO
DE POLICÍA
PARA
LA LIMPIEZA, Y DESEMBARAZO
DE LAS
CALLES, Y PLAZAS
DE LA CIUDAD
DE LA HAVANA
DISPUESTO, Y MANDADO OBSERVAR
CON ACUERDO DE LA JUNTA DE POLICÍA,
POR EL SUPERIOR GOVIERNO.
AÑO DE 1787.
IMPRESO POR SU ORDEN
En la Havana en la Imprenta de la Capitanía General.

22.

El reglamento sobre el ejercicio de la profesión fue pulicado en 1818, también por la Policía por orden del Cabildo del Ayuntamiento de La Habana, y entre otros artículos en el número 40 expresaba que "ninguna persona ejercerá la profesión de Medicina, cirugía, y farmacia sin el correspondiente título, ni la de Flebotomía, ni el arte obstétrico, o de partero, sin el debido permiso del protomedicato, bajo las penas señaladas".

Como se ve tanto el Cabildo como la Policía perseguían a todo el que no fuera examinado por el protomedicato, continuando así la persecución del intrusismo profesional comenzada en 1500 por orden de los Reyes Católicos.

OTRAS CONSPIRACIONES INDEPENDENTISTAS

Es en esta época cuando comienzan las sociedades secretas a conspirar por la independencia de Cuba, principalmente en las logias masónica, y de estas conspiraciones, la más importante fue fundada a mediados de 1821, bajo el nombre de "Soles y Rayos de Bolívar", que tuvo como fines fundar la República de

Cubanacán. Pero al ser detenidos sus dirigentes y encarcelados, fracasó como otras muchas, pero dejaron un estado de intranquilidad y suspicacia en los gobernantes que veian en toda reunión un grupo de rebeldes que iba a alzarse en contra de los gobernantes, con los resultados que hemos de ver que afectaron años más tarde a muchos dentistas.

PRIMERA MUJER DENTISTA QUE EJERCE EN CUBA

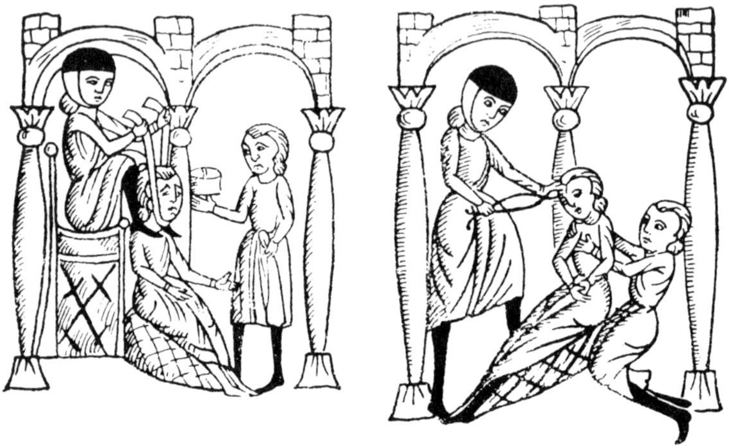

23. Primera representación de una mujer del siglo XIII haciendo algún trabajo dental.

Sin embargo la isla seguía prosperando y nuevos dentistas graduados en el extranjero venían a enriquecerse y a la vez a traer sus conocimientos a esta isla que mostraba cierta prosperidad. Es así que el 13 de enero de 1823, señala Martínez Fortún que se anuncia una señora de apellido Delane, que llegada de los E.U.N.A. "cura el escorbuto, pone dientes artificiales, y vende polvos dentríficos".

Difícil será encontrar otra mujer antes que la señora Delane, y aunque las mujeres eran escasísimas podemos aseverar que desde tiempos remotos, la odontología es una profesión donde las mujeres se desenvolvieron.

La aparición de la mujer en la práctica de la cirugía dental es mucho más antigua que lo que comunmente se cree[4]. Documentos antiguos revelan que desde el siglo XIII, las mujeres se ocuparon del ejercicio de nuestra profesión, en una forma u otra. Sin embargo la noción de profesionalismo no parece haberse desarrollado hasta el final del siglo XVI.

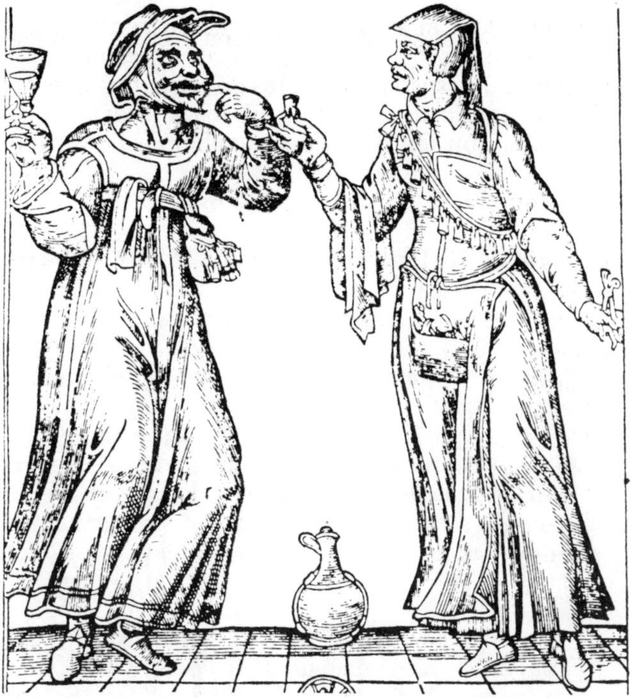

24. Mujer profesional del siglo XVI ejerciendo de dentista.

En un manuscrito antiguo que se atribuye a Rolando de Parma, y que se guarda en la Biblioteca Real en Roma, se pueden ver dos curiosos cuadros del siglo XIII donde aparece en uno una operadora con un pañuelo que está colocando a un paciente que debe tener un dolor de muelas o una dislocación de la mandíbula; en el segundo se presenta a la misma mujer usando un par de forceps, de los que se acostumbraban a usar en aquellos tiempos, de longitud extraordinaria. Se estima que éstas son las dos representaciones más antiguas de una mujer en el ejercicio de la profesión.

Pero no es hasta el final del siglo XVI donde encontramos pruebas del ejercicio de la profesión por una verdadera profesional. Encontramos en París, en la Biblioteca Nacional, una que no cabe duda era una verdadera profesional, pues si la del siglo XIII puede dudarse que es una persona laica la que está representada, en ésta de la Biblioteca de París, se nota que es una verdadera profesional, no sólo por los instrumentos que usa que son más cortos, y que eran los que se usaban en dicha época, sino que los tiene también guardados en su bolsillo del delantal; y que para probar la pericia que tenía en extraer dientes y muelas tiene un collar de dientes y muelas que ha extraido a través de sus hombros, como un adorno.

Otras mujeres engrosaron rápidamente el ejercicio de la profesión y en Cuba podemos observar que en poços años no fue solo la señora Delane sino otras, las que desde un principio vinieron a aumentar la lista de las que ejercían la profesión.

USO DEL GAS PROTOXIDO DE AZOE EN 1823 EN CUBA

En el Diario de La Habana, de 4 de junio de 1823, aparece un anuncio sobre el uso del gas protóxido de azoe, que muchos años después, en 1844, Horacio Wells, considerado el precursor de la Anestesia General, presentara ante un grupo de hombres en los E.U.N.A. como medio de evitar el dolor en las operaciones dentales.

No cabe duda que el anuncio en cuestión tiene carácter de feria, pero así también como en 1844 tuvo conocimientos Horacio Well de los efectos anestésicos del gas, al concurrir a su localidad un señor de apellido Colton en una gira como la que aquí reseñamos, dice el Diario de La Habana de 4 de junio de 1823, que:

> "queriendo el Dr. Preston satisfacer al respetable público de La Habana, sobre los efectos maravillosos que causa en el cuerpo humano el Gas Protóxido de Azoe, ya que el domingo 18 del pasado, no le fue posible divertir al numeroso público que le honró extramuros, por la poca paciencia de algunos espectadores, avisa que el miércoles 4, el viernes 6 y el domingo 8 del corriente enseñará los prodigiosos encantos de aquel fluido asombroso a las 8 de la noche en la casa sita que hace esquina a las calles de San Ignacio y Obrapía, frente a la imprenta del Gobierno. Entrada 4 rs".

Este anuncio fue repetido varios días, y aunque desconocemos el desenlace de las sesiones, lo cierto es que en Cuba se hicieron exhibiciones con el gas veinte años antes que en Hartford, Connecticut. También es cierto que al Dr. Preston le salieron al paso varios profesionales, y entre ellos algunos que no eran médicos, como José Antonio Saco, quien le dedicó uno de sus PAPELES A ESE FIN. Dice Saco

> "En 1823 llegó a La Habana un aventurero norteamericano, con el objeto de manifestar en público los efectos que la respiración del gas protoxido produce en la economía animal. Como en este asunto se mezclaba el interés, (dice Saco) procurose sorprender la credulidad pública, con mengua de la civilización humana".

Por ello, imprimió uno de sus PAPELES con el fin de dejar sentado lo que de cierto había en estas demostraciones, y aunque desafortunadamente un erudito como Saco se opuso a las demostraciones, hace gala de su erudición, al describir lo que es el gas, sus efectos en el hombre, las experiencias realizadas a través de los años anteriores, y con lujo de detalles llega a conclusiones que nos sorprende fuera tratado este tema con tanta amplitud en 1823, en un país como Cuba, para demostrar a muchos que Cuba no era un país *tan subdesarrollado* como algunos han querido ver, y que si nos acusaron de subdesarrollados es por desconocer el idioma castellano, o por querer ignorar como prosperan otras naciones donde hombres de cierta cultura, en una pequeña isla del Caribe, estaban a la misma altura que otras naciones que también combatieron el uso del Protóxido de Azoe, llevando a Wells a la locura y al suicidio por no creer lo que él les presentaba. Si Saco no vio la utilidad que podía tener el gas para suprimir el dolor en las extracciones dentarias, esa fue la misma reacción en los profesionales más distinguidos de los propios E.U.N.A.

PRIMER DENTISTA QUE PONE PALADARES ARTIFICIALES EN CUBA Y DA CONSULTAS GRATIS

En 1826, aparece un nuevo anuncio, del Doctor Ignacio Ramón de la Torre, quien en 26 de abril decía tener su consulta en la calle del Brazo Fuerte, y aunque varió varias veces de domicilio, sus anuncios tuvieron siempre el mismo tenor. Veamos uno de sus anuncios:

> "D. Ignacio Ramón de la Torre, profesor dentista de Burdeos, donde ha ejercido este difícil arte, al lado del célebre profesor Von-Dohern, que lo es de Su Alteza Real, el Delfin de Francia, tiene el honor de anunciar a este respetable público que hace dientes y dentaduras enteras, y paladares artificiales, los que pone con la mayor perfección, tiene polvos y otros específicos, para mitigar el dolor de la dentadura, y conservarla blanca, también tiene una composición de nueva invención para emplomar los dientes y muelas dañadas con la mayor delicadeza; los que quieran honrarle con su confianza lo hallarán en su habitación, calle Obrapía 114, como también los que gusten abonarse por año o por meses podrán hacerlo, seguros de la mayor equidad, y a los pobres los servirá de gratis".

Es de resaltar lo de que "a los que gusten abonarse por año o meses podrán hacerlo", pues no cabe duda que este De la Torre se adelantó muchos, pero muchísimos años, al problema de las igualas, que más tarde, en pleno siglo XX habrían de crear graves problemas en Cuba en el ejercicio de la profesión en varias ramas de la medicina.

En lo que a los pobres los atenderá de gratis, no fue una concesión dada por este señor, sino que la propia legislación obligaba a los profesionales a no negarle los auxilios de la ciencia a los desheredados de la fortuna. (Véase el capítulo VIII, página 97, el artículo 10 del arancel vigente de 1842 a 1863.

PROGRESOS GENERALES EN CUBA Y EN LA PROFESION DENTAL

Cuba siguió progresando y ya en 1826 contaba con 715,000 habitantes, lo que hacía que los impuestos que debían contribuirse al gobierno, fueran en aumento, motivos estos por los que los gobernantes de ultramar, dedicaron más atención a la lejana colonia, que estaba durmiendo olvidada lejos de las costas de la península, dando ello por resultado nuevas órdenes reales y nuevos decretos que se ocuparan más de la salud de sus súbditos.

Esto trajo por resultado que también desapareciera el Real Protomedicato de La Habana en 1826, para dar paso a la Junta Superior de Medicina y Cirugía, junta ésta que reseñaremos en el próximo capítulo.

BIBLIOGRAFIA

1 Martínez Fortún y Foyo, J.A. "Apuntes para la Historia de la Odontología en Cuba". Cuadernos de Historia de la Salud Pública, Ministerio de Salud Pública, Habana, 1962. Pág. 12.
2 Asbell Milton, B. "A Bibliography of Dentistry in America". 1790—1840. Sussex House Pub., 1973, Págs. 20, 22, 23, 24 y 27.
3 Veray, Francisco. "Del Ayer de Nuestra Profesión". Puerto Rico, 1953.
4 Paiva Boleo, José De. "Ancient Documents Depicting the First Women Dentists and Saint Apollonia". Bulletin of the History of Dentistry, Vol. 21, No. 1, June 1973. Pág. 11.
5 Saco, José A. "Colección de Papeles de José A. Saco". Tomo I, Habana.
6 Oliarte, Esteban Roldán. "Cuba en la Mano". Imprenta Ugar Garau. Habana, 1940. Reprinted en 1969 en U.S.A. Pág. 650.

CAPITULO VII

Siglo XIX. Un gabinete dental en época de Cecilia Valdés. Desaparición del Real Protomedicato. Real Junta Superior Gubernativa 1833—42. Teodoro Esswein. Primera publicación en relación con el cuidado de la dentadura. Otros dentistas de la época. Reglamento de la Junta Superior. Primeros dentistas capacitados por la Junta. Primer Ortodoncista. Otras mujeres dentistas. Primero que anuncia ser fabricante de dientes. Boticas que anunciaban productos dentales. Registro de títulos y desaparición de la Junta. Ultimos dentistas capacitados por la Junta.

UN GABINETE DENTAL EN EPOCA DE CECILIA VALDES

Antes de adentrarnos en la desaparición del Protomedicato en 1826, es interesante describir lo que era un gabinete dental en esa época, la manera de prestar los servicios, como eran conducidos los pacientes al dentista, etc., y nada más apropiado para ello que tomarlo de Cirilo Villaverde, autor de la novela de costumbres cubanas, Cecilia Valdés o la Loma del Angel[1], ya que el propio autor al narrar los hechos hace constar que el dato es histórico.

Dice Villaverde que la acción de la novela está situada en la época ocurrida de 1812 a 1831, en la ciudad de La Habana, en el barrio de la Loma del Angel. Repite que

> "él se preciaba de ser un escritor realista, tomando esta palabra en el sentido artístico que se daba en aquella época, en que lejos de inventar o fingir caracteres y escenas fantasiosas e inverosímiles, presenta los personajes con todos sus pelos y señales, como vulgarmente se dice, vestidos con el traje que llevaron en su vida, la mayor parte bajo su nombre y apellidos verdaderos, hablando el mismo lenguaje que usaron en las escenas

históricas en que figuraron, copiando en lo que cabía su fisonomía física y moral, a fin de que aquéllos que los conocieron de vista o por tradición, los reconozcan sin dificultad y digan cuando menos: el parecido es innegable".

Y dice más adelante Villaverde en la página 323 de la obra susodicha, que:

"en la época en que venimos hablando, eran rara avis los dentistas de profesión en La Habana. Siguiendo aquel refrán castellano que enseña *al que le duele una muela que se la saque*, el oficio o arte dental lo ejercían, por la mayor parte en las poblaciones, los barberos; en los campos los cirujanos, quienes armados con el potente gatillo de acero no dejaban diente ni muela con vida".

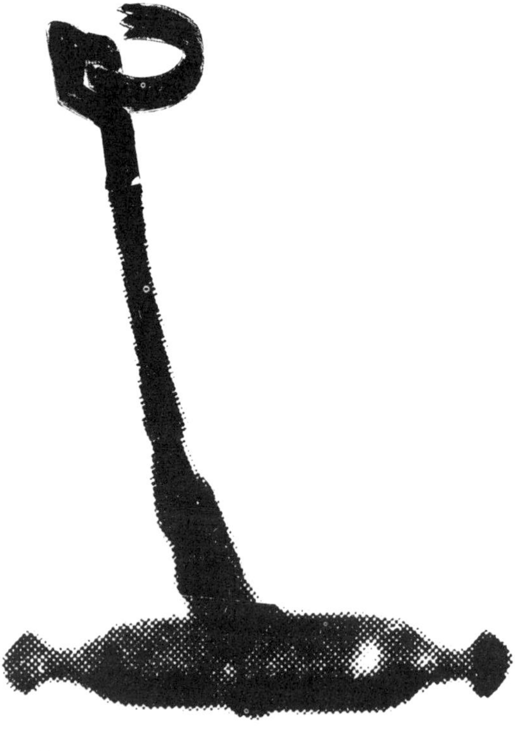

25. Gatillo o llave de la época para extraer muelas. (Museo Bacardí de Santiago de Cuba. Archivos Dr. César A. Mena).

Y sigue Villaverde:

"Había también sacamuelas intrusos o aficionados. Entre éstos, uno de nombre Fiayo*, que se había hecho célebre por la destreza y habilidad con que ponía las raíces al aire, y sin dolores de esos apéndices de la masticación. Su fama y popularidad, sin embargo, provenían del hecho, primero, de no emplear instrumento quirúrgico de ninguna clase; segundo, de no llevar dinero por sus mágicas operaciones "dentarias".
"La hija mayor de los Señores Gamboa, Antonia, (hermana del protagonista de la novela) hacía tiempo venía padeciendo de una neurosis (palabra del autor), de carácter agudo, de la cara, cuyo asiento en la mandíbula superior daba lugar a presumir que tenía por causa la carie de una muela. Los médicos consultados, después de aprobar la aplicación de apósitos, sanguijuelas, enjuagues, y cabezales, sin fruto aparente, decidieron se hiciera la extracción. Pero la idea no es más de que para llevarse a efecto había de emplearse el temible gatillo, ocasionaba sudores y desmayos en la dolorida joven".

"Por aquellos tiempos llegó a La Habana, desde el campo, el mágico dentista Fiayo, y como de costumbre se hospedó en casa del Dr. Montes de Oca**. No bien llegó a oídos de Doña Rosa, (la madre de los Gamboa) la noticia, cuando dispuso le engancharan el quitrín, y sola, con la hija doliente, se dirigió a la calle de la Merced".
"Llena estaba la sala de pacientes, unos en solicitud de los consejos o remedios del médico, otros de los servicios del famoso sacamuelas. Este ocupa el segundo cuarto, cuya puerta y ventana daban al patio, y era por eso el más claro, y a propósito para las operaciones de la boca. Allí tenía una silla común de madera, en que hacía sentar al paciente con la cara para el este, y en un dos por tres ponía al aire las raíces de la muela o el diente que le indicaba el interesado".

* Por ser un intruso o aficionado no lo hemos encontrado en ningún documento ni siquiera en ningún anuncio de la prensa de aquellos tiempos.
**Era costumbre de la época, como veremos más adelante, que los dentistas se hospedaran en casa de un médico conocido para ejercer su profesión. Ver el anuncio de Juan Stovel en el próximo capítulo.

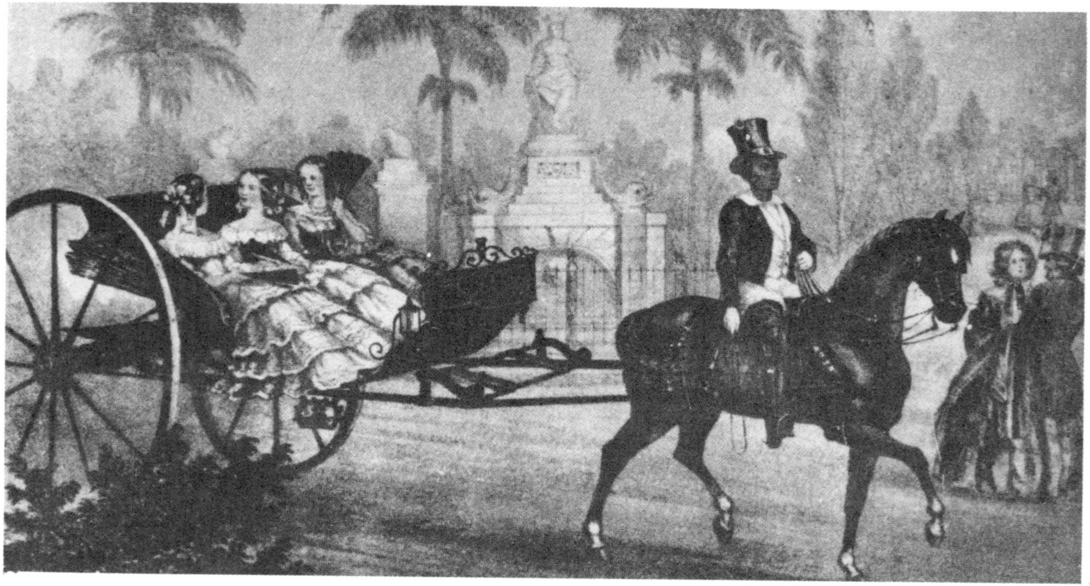

26. *Quitrin de la época (Cortesía del Dr. Jorge Beato Nuñez).*

"Sucedía a veces, que encontraba mayor resistencia de la que podía vencer con la fuerza del pulgar y el índice de la mano derecha; en cuyo caso, disimuladamente, metía ésta en la faltriquera del chaleco, cual si pretendiera enjugársela, se armaba de una llavecita de hierro, convertía el paletón en gatillo, el tronco en palanca, y el éxito era instantáneo y seguro".

Hasta aquí la descripción de un gabinete dental de la época, tomado de un hecho histórico narrado por Cirilo Villaverde; pero debemos recordar que aun no existía ni el gas hilarante, ni la anestesia local, no sólo en Cuba sino en otros países, como eran los propios E.U.N.A., en el que imperaba la misma costumbre, los mismos "sacamuelas", etc., al igual que sucedía en la Madre Patria y en toda Europa.

DESAPARICION DEL REAL PROTOMEDICATO DE LA HABANA. SURGE LA JUNTA SUPERIOR DE MEDICINA Y CIRUGIA.

Hemos expuesto como nació y murió el Real Protomedicato de La Habana y aunque su ejecutoria no fue del todo lo feliz que hubiéramos deseado[3] el que contribuyó grandemente al progreso de la ciencia en nuestro medio. Si comparamos el estado general de la profesión en Cuba y en el resto del Mundo, tenemos que aceptar que en nuestra Isla hubo de colocarse en la esfera que llegó a conquistar por estímulos y esfuerzos propios, pues era el mismo factor de atraso que existía en los E.U.N.A. y en toda Europa.

El advenimiento pues de una Junta Superior de Medicina y Cirugía, tuvo aparejado el eclipse del Real Tribunal del Protomedicato. Por medio de una Real Cédula de 9 de noviembre de 1826, había advertido que las Juntas Superiores de estas ramas científicas se erigían en lugar del Protomedicato y en 23 de febrero de 1829, el Capitán General de Cuba, elevó un expediente acerca de la división de las facultades de Medicina, Cirugía y Farmacia a la Corte y en 9 de febrero de 1830, Fernando VII dispuso que en lugar del Tribunal del Protomedicato, se establecieran en La Habana dos Juntas Superiores, una de Medicina y Cirugía y otra de Farmacia, independientes ambas entre sí, y de las existentes en España.

Fue así como hubo de extinguirse el Real Protomedicato de La Habana, sin mengua para la historia del mismo. Esto resultó como consecuencia de una saludable evolución del ejercicio de la Medicina. Tuvo sus enemigos, pero tuvo sus aciertos, y levantó una barrera contra los intrusos y charlatanes que existían en la Isla, los que disminuyeron paulatinamente gracias a la gestión del Tribunal, y más tarde de la Junta.

Cumplida su misión, el Tribunal dio paso a otros organismos de progreso, que también más tarde habrían de desaparecer con el avance de las ciencias. Es así como la Junta Superior Gubernativa de Medicina y Cirugía hubo de sustituirlo, para dar paso más tarde, rápidamente, a la Universidad de La Habana, quien obtuvo la facultad de capacitar a los que desearen ejercer las distintas ramas de la ciencia.

Cowley[4] menciona los protomédicos que tuvo el Real Protomedicato de La Habana durante el siglo largo de su existencia (1726—1833) y como homenaje a los mismos, exponemos, al menos, el nombre de ellos:

1726—37. D Francisco Teneza (De 1727—28 lo acompaña Luis Fontaine).
1737—44 Teneza y Antonio Medrano. (Este Medrano era un presbítero, natural de la Habana).
1744—51. Medrano y José Arango Barrios.
1751—60. Arango y D. Juan José Alvarez. Fiscal D.José Melquiades Aparicio.
1760—65. Arango y Aparicio. Fiscal D.Matías Cantos.
1775—84. Aparicio y Cantos. Fiscal D. Roque Oyarvide.
1784—94. Cantos y Recio Oquendo. Fiscal Gregorio del Rey.
1794—97. Cantos y José Julián de Ayala. Fiscal Nicolás Valle.
1797—818. Ayala, Valle y Fiscal Roque Oyarvide.
1820—21. Valle, Hernández. Fiscal Juan Pérez Delgado.
1821—31. Hernández, Delgado y Fiscal José A. Bernal.
1831—32. Hernández, Bernal y Fiscal D. Simón Vicente Hevia.
1832—33. Bernal, Hevia, Fiscal José Antonio Viera.

De este último tribunal, dos de ellos, Bernal y Hevia, pasaron a formar parte, junto con D.Tomas Romay, de la Junta Superior Gubernativa de Medicina y Cirugía, de nueva formación y que había de sustituir al Protomedicato.

REAL JUNTA SUPERIOR GUBERNATIVA DE MEDICINA Y CIRUGIA.

Esta Junta es la que nos interesa, ya que la de Farmacia nada tuvo que ver con la capacitación de los dentistas, estaba compuesta por tres vocales; un médico cirujano, un cirujano latino, y un secretario; y estaba dispuesto en su reglamento, en el artículo 84, que quedaba prohibido el ejercicio de cualquier ramo de la facultad a los que carecieran de títulos legítimos, entendiéndose por tales, unicamente a los que habían sido expedidos por el extinguido Real Tribunal del Protomedicato; y que en lo adelante serían expedidos por esta nueva Junta, castigándose como intrusos a los que contravinieren las justicias ordinarias, previa la calificación sumaria correspondiente.

La Real Junta envió copia del Reglamento solicitado al Consejo de Indias, en España, y este lo conoció y elevó al Trono, con dictámen favorable, sin modificación alguna, el que fué aprobado en 21 de Octubre de 1833, nombrándose miembros de este tribunal, vista las propuestas a Tomás Romay, como primer vocal, a José A. Bernal como segundo vocal, y a Simón Vicente Hevia como tercer vocal. La designación de Secretario recayó en Félix José del Corral y Sánchez. Esta Junta Superior tuvo una vida corta, pues fué disuelta a los nueve años, en 1842, a virtud de nuevas reformas, introducidas en el plan de estudios universitarios.

Aquí aparece una lista de los 16 dentistas graduados por la Junta Superior Gubernativa de Medicina y Cirugía que capacitaron durante estos nueve años.

1.-Ignacio Fantini 6/5/1836
2.-Andres Dodge 11/6/1836
3.-Juan Stovel 1/23/1837
4.-Guillermo Birkey 2/16/1837
5.-Tomás Falkiner 11/27/1837
6.-Enrique Cook 5/6/1840
7.-Leopoldo Boerio 6/15/1840
8.-Pedro Pompé 9/7/1840
9.-Mauricio Carlos F. Koth 2/22/1841
10.-Guillermo Arnold 2/27/1841
11.-Cayetano Fustier 1/9/1842
12.-Alejandro S. Lamy 1/13/1842
13.-Nathaniel Augusto Fisher 1/22/1842
14.-Rufino José de los Reyes 6/28/1842
15.-Agustin Burgos 7/9/1842
16.-Santiago Fernandez 9/3/1842

Pero antes que la Junta Superior comenzara a ejercer sus funciones, en 1836, habían llegado a nuestras playas varios dentistas que tienen que haber sido autorizados por el *Protomedicato*, lo que aseveramos por hacerlo constar algunos en sus anuncios de la prensa, pero que no podemos presentar pruebas documentales por no tener en nuestras manos los archivos del Protomedicato. Pero queremos hacer resaltar algunos de esos anuncios por lo interesante de los mismos, y lo que es más, porque por ellos puede verse el desarrollo de la profesión en Cuba.

Según Martínez Fortun 5 en 1828 estaban en la Habana Tomás Casagne, y Domingo Vilade y en 1829 se anunciaba en el Diario de la Habana, Teodoro Esswein.

TEODORO ESSWEIN. *Primer Publicación en relación con el cuidado de la dentadura, en Cuba.*

En 25 de Febrero de 1829, se anunciaba Teodoro Esswein en el Diario de la Habana haciendo constar que es Cirujano Dentista de la Facultad de París, y que tenía su domicilio en Aguiar No.32, en la Habana.

En 1 de Marzo publicaba en el mismo diario un trabajo titulado "OBSERVACIONES SOBRE EL ESPASMO Y CONVULSIONES EN CONSECUENCIA DE EXTRACCIONES, CON LOS ESPECIFICOS PARA CALMAR LOS DOLORES", siendo este el primer trabajo que tenemos noticias fuera publicado en nuestro medio en relación con la dentistería. El trabajo comprende dos páginas completas del diario, siendo interesante su lectura, y conocer los distintos tópicos que trata. (Ver Capítulo XVIII Página 240 la relación de dicho trabajo).

PRIMER LIBRO PUBLICADO EN IDIOMA EXTRANJERO EN LOS ESTADOS UNIDOS DE NORTE AMERICA

Teodoro Esswein, en 1827 publicó la primera edición de su libro OBSERVACIONES SOBRE LA CONSERVACION DE LA DENTADURA, libro publicado en idioma Castellano. (Capítulo XVIII) Pag. 244

Milton Asbell, hace constar que el libro en su primera edición constaba de 58 páginas y que fue publicado en Charleston, Carolina del Sur, siendo por tanto no sólo el primer libro publicado en idioma extranjero en los EUNA sino también la primera publicación dental de Carolina del Sur. Este dato había sido dado por Carlos Criner 6 y por este autor 3 pero no habíamos encontrado una copia del mismo. Asbell 7 hace constar que solamente una copia de la primera edición ha sido localizada, y está incompleta.

Pero este libro tuvo una segunda edición. El propio Eswwein lo publica y tuvimos la suerte de encontrarlo personalmente en la Biblioteca de la Sociedad Económica de Amigos del País, de La Habana, Cuba, en 1951 cuando preparábamos la publicación de LA ODONTOLOGIA EN CUBA COLONIAL[3]. Y no nos cabe duda era la segunda edición no solo por haberlo mencionado el Dr. Criner[6], sino por haberlo comprobado nosotros al revisarlo; la primera era la mencionada por Asbell y que había sido publicada por C. C. Sebring en Charleston. Una revisión del libro publicado en Cuba en 1830, aparece también en la Revista El Faro de octubre de 1846. Revista (El Faro) que era publicada en la ciudad de La Habana.

OTROS DENTISTAS DE LA EPOCA

En 1834 existían además de Ignacio de la Torre, mencionado anteriormente, otros dentistas como son Agustín Mellot, José Tucker, Carlos Blackley, Alberto Gallatin, Jorge Wallace, y Faucon, de los cuales hablaremos más adelante, y en especial de Blackley por haber sido uno de los acusados en la Conspiración de la Escalera en 1844, al igual que Dodge y Pompé.

José Tucker ya se había anunciado el 14 de marzo de 1833 en el Diario de La Habana, en la siguiente forma:

> "El Dr. J. Tucker, cirujano dentista, estando en la necesidad de ausentarse por dos meses, para el arreglo de ciertos asuntos personales, anuncia a este respetable público, de cuyas bondades tiene recibidas tantas pruebas, que deja interinamente en su establecimiento, calle de la Obrapía No. 21, persona de su confianza para servir a los Srs. y Sras. que lo han favorecido, seguro de que quedarán complacidos; ofreciendo igualmente que luego que regrese duplicará sus desvelos en complacer a los que le dispensen su confianza".

No debe extrañarnos el que dejara otra persona al frente del gabinete pues hemos dicho que es posible que esto fuera lo que hizo Levy Spear Parmly en 1819 y otros, fines que eran a veces ciertos, otros eran como reclamo y otras no regresaban dejando el negocio en manos del sustituto.

Existían además de los dentistas mencionados 26 Flebotomianos ejerciendo en la ciudad de La Habana, siendo José Segura el Alcalde Mayor de los mismos (Luego veremos que podían hacer los flebotomianos y los dentistas) y Antonio Abad y Soto, fusilado también en la Conspiración de la Escalera.

REGLAMENTO DE LA JUNTA SUPERIOR DE MEDICINA Y CIRUGIA Y ARANCEL DE LOS DERECHOS A COBRAR.

Por esta época, en 1823 se publicaba el Reglamento de la Real Junta Superior de Medicina y Cirugía establecido conforme a la Real Cédula, expedida en 1830. Fue publicado por la oficina de José Boloña, en un folleto de 32 páginas, siendo precedida la obra por la Real Orden del Ministerio de Fomento de 21 de octubre de 1833, en la que nombra primer vocal de la Junta al Dr. D. Tomás Romay.

Al otro año, en 1835, en la propia oficina de Boloña, que era el impresor de la Real Junta Superior de Medicina y Cirugía, y que tenía su imprenta en Villegas 95, se publicaba un folleto en 4° con 12 páginas que contenía el ARANCEL DE LOS DERECHOS QUE DEBEN ABONARSE a los Profesores de Medicina, Cirugía, DENTISTAS, Sangradores y Parteras, residentes en la capital y demás pueblos y campos de la siempre fiel Isla de Cuba. Este *arancel* se hace constar que fue acordado por la Real Junta Superior Gubernativa de Medicina y aprobado por el Sr. Gobernador y Capitán General.

PRIMEROS DENTISTAS CAPACITADOS POR LA JUNTA SUPERIOR GUBERNATIVA DE MEDICINA Y CIRUGIA

De la lista que intercalamos anteriormente, es Ignacio Fantini, el primero que encontramos oficialmente autorizado a ejercer por esta junta, el 5 de junio de 1836. El segundo lo será Andrés Dodge, del que también hablaremos en la Conspiración de la Escalera por haber sido uno de los dentistas fusilados junto a Plácido.

EL DENTISTA DE LAS DAMAS

Pero si Fantini fue oficialmente autorizado en 1836, ya desde diciembre de 1835 se anunciaba en la prensa diaria bajo el llamativo anuncio de LE DENTISTE DES DAMES. Este Fantini fue otro de los que publicó libros en relación con nuestra profesión (Ver Capítulo XVIII, Pág. 249) pero aquí veamos solamente uno de sus anuncios. Este es de 27 de junio de 1837.

> "Habiendo obtenido la aprobación en su examen en Cirugía Dental, por la muy ilustre Real Junta de Cirugía y Medicina de esta capital y el obsequio conque fue recibido de todos sus habitantes cuando tuvo el honor de anunciarse a su llegada a ella, y viendo el buen éxito que tuvo siempre en todas sus operaciones se determinó establecerse en esta ciudad, por lo que habiendo mudado su habitación vuelve a ofrecer de nuevo al público sus servicios. Saca las muelas con la mayor facilidad y prontitud y orifica las cariadas de modo que se conserven en su natural estado, limpia la dentadura y la deja tan blanca como el marfil, por muy ennegrecida que esté y por fin ofrece dejar la boca bien limpia y libre de dolor de encias, pone también dientes y muelas artificiales que sirven lo mismo que si fuesen naturales; vive en la calle de Sol No. 136 entre las de Oficios y Muralla de la Machina; ofrece como siempre prestar gratis sus servicios a los militares y pobres de solemnidad que podrán concurrir a su habitación desde las 8 de la mañana".

Este anuncio lo publicó varias veces, intercalándolo con otro en que daba a conocer la publicación de un Tratado sobre la "Curación y Conservación de la Dentadura" del que hablaremos en el Capítulo XVIII, Pág. 249).

PRIMER ORTODONCISTA

Otro de los primeros dentistas aprobados por la Junta Superior de Medicina y Cirugía lo fue Juan Fustier, que en 7 de agosto de 1836 se anunciaba en la siguiente forma:

> "Juan Fustier, Cirujano Dentista, aprobado por la muy ilustre y Real Junta Superior de Medicina y Cirugía, de esta isla, habiendo mudado su domicilio y deseando ser útil a sus semejantes, pone este anuncio con el objeto de que produzca los buenos resultados a que es acreedor el respetable público a quien se dirige. Cree en primer lugar debe advertir a los padres de familia que no se descuiden con sus hijos en la salida de los dientes,

ni la muda de éstos, que muchas veces han producido fatales resultados, por no oir a tiempo los consejos de un facultativo; y se ofrece a prestarlos con toda eficacia hasta donde alcancen sus conocimientos a quien los pida. Sin que la pobreza sea causa de retraerlos, pues por pobres que sean pueden acudir a él y nada les exigirá; encarga igualmente menos ligereza en hacerse extraer las muelas que tan necesarias son al buen contorno de la cara, a la exacta pronunciación y a la masticación; porque se haya provisto de específicos que con la mayor prontitud quitan los dolores, estén o no cariadas, y en este último caso se orifican y quedan libres de dolor para siempre".

"No se crea por esto que el profesor carece de instrucción en el arte de extraerlas; muelas, dientes y raigones saca con la mayor destreza, especialmente estos últimos por profundos que estén, con auxilio de un instrumento de su invención, y sin tratar así de ponderar su habilidad y buen desempeño, pues de todo tiene pruebas que lo acreditan en la mucha práctica que cuenta en varias ciudades y lugares que ha transitado con este ejercicio".

"Cura todas las enfermedades de la boca, separa la dentadura cerrada, y arregla la dispareja, limpia los dientes con toda perfección, por medio de unos polvos dentríficos que no gastan el esmalte ni desmejoran las encias, antes bien las fortifican y conservan saludables. Orifica y emploma los huesos cariados con la mayor perfección, pone dentaduras artificiales enteras y sueltas de todas clases, particularmente metálicas incorruptibles, de la mejor fábrica de París. El temor que tienen algunas personas a los precios exorbitantes que piensan tener que pagar por estos dientes postizos, no debe retraerles de acudir al profesor que esto anuncia, pues se arregla con toda equidad a los haberes de cada persona, y ninguna por pobre que sea, debe carecer de tan necesario alivio, ni saldrá de su casa disgustada por el precio, pues él se complace sobre todo en auxiliar a los pobres. Vive en la calle de La Habana, cuadra entre las de la Amargura y Sta. Teresa, No. 171, frente a la peluquería, donde se hallará a todas horas".

No cabe duda que al decir Fustier que "separa la dentadura, y arregla la dispareja" fue si no el primer ortodoncista en Cuba, el primero que hizo ortodoncia.

OTRAS MUJERES DENTISTAS EN CUBA

Habíamos dicho como en 1823, el 13 de enero se anunció la Señora Delane, la primera mujer que tengamos noticias, que ejerció en Cuba; pues bien, otras dos la siguieron en pocos años, en el 1837 aparecen Concepción Page y Juana Osborn.

De ellas la primera en anunciarse es Concepción Page que el 3 de enero de 1837, decía en el NOTICIOSO Y LUCERO:

> "Doña María de la Concepción Page, reconocida siempre a las innumerables personas que han tenido la bondad de dirigirse a su habitación para curarse y restablecer el buen estado de sus dentaduras y cuyo deseado fin han conseguido, cree justo y ser deber manifestarles públicamente su más sincero agradecimiento por la protección con que la han favorecido, y se propone en lo sucesivo redoblar sus esfuerzos en obsequio de esté público, a fin de conseguir como hasta aquí el mismo feliz éxito en sus operaciones. Continua curando todas las enfermedades de la boca, con la misma eficacia que tiene de costumbre, limpia y arregla la dentadura imperfecta; orifica las caries y extrae cualquier pieza de ella, con pronta y segura facilidad. También coloca dientes y muelas artificiales del mayor grado de perfección para cuyo efecto acaba de recibir por el último buque llegado de New York un completo surtido de dientes y muelas naturales y minerales; y otros efectos concernientes a su facultad, todos en el mejor estado, los que ofrece a tan digno público. Vive en la Calle Oficios casa Número 88".

Rápidamente, antes de los tres meses, el 10 de abril de 1837 tenemos noticias de la tercera mujer que ejerció en Cuba. Su anuncio está en el Diario de La Habana en esta forma:

> "Doña Juana Osborn, dentista de Filadelfia, revalidada por la Junta Superior Gubernativa de Medicina y Cirugía de esta ciudad, hace presente a este respetable público que continua desempeñando todos los ramos de la profesión, cura las enfermedades de la boca, limpia y blanquea la dentadura corrigiendo sus irregularidades, orifica los dientes o muelas cariadas, lima las que principian a dañarse para evitar la progresión del mal, extrae con agilidad y destreza muelas, dientes o raigones, evitando en cuanto es posible los dolores; tiene dientes de todas clases, de Hypopotamo, metáli-

cos, incorruptibles, de tal manera que el ojo más perspicaz no podrá distinguirlos de los naturales, pudiéndose quitar para asearlos sin alterar su firmeza; atiende igualmente la dentición de los niños, vive en la Calle de La Habana No. 89, barrio de Paula".

Reprodujo el anuncio varias veces, algunas de ellas con el nombre de Susana Osborn, lo que debe haber sido un error de imprenta pues el anuncio siempre era el mismo, la dirección exacta y no cambiaba una palabra en el anuncio, lo que nos hace pensar que pudo haber sido Juana o Susana.

PRIMERO QUE ANUNCIA SER FABRICANTE DE DIENTES

El mismo día que la Osborn, el 10 de abril de 1837 se anuncia Juan Stovel en el Diario de La Habana. (Fue revalidado por la JSGMC en 23 de enero de 1837). Dice en su anuncio:

> "Cirujano Dentista y fabricante de dientes minerales y de porcelana de Filadelfia y Londres, en donde ha tenido mucha práctica en su profesión, acaba de recibir de su establecimiento de Filadelfia, por la fragata Norma, un gran surtido de dientes y muelas acabadas de fabricar de los colores más naturales y de todas hechuras y tamaños. El Dr. Stovel continua ejercitándose en colocar dientes y muelas desde uno hasta un juego completo sin causar el menor dolor ni antes ni después de la operación, sirven para toda clase de articulaciones y también para la masticación, restituyendo a la boca su forma y bellezas naturales. La práctica y la experiencia del Dr. Stovel, le ponen en el caso de colocarlos con tal delicadeza que no temen el examen más riguroso; dichos dientes minerales y porcelana son de los mejores en cuanto a lo hermoso, lo útil y cómodo, restaurando el poder natural de la masticación que contribuye tanto a la salud, pues la dispepsia, las indigestiones, la debilidad y otras enfermedades del estómago, son efectos muchas veces de una masticación imperfecta. Hace toda clase de operaciones, como extraer, orificar,, &, & con los instrumentos más aprobados inventados al efecto en Londres y Filadelfia, a precios moderados, vive en la casa del Dr. Finlay, calle de S. Ignacio N 80 mercado de Cristina".

Como vemos el Dr. Stovel ya menciona la relación entre las enfermedades de la boca con las del aparato digestivo y tiene la particularidad su anuncio de decirnos que consulta en la casa del Dr. Finlay, costumbre de la época como pudimos ver al relatar un consultorio en época de Cecilia Valdés.

BOTICAS QUE ANUNCIABAN LA VENTA DE PRODUCTOS DENTALES

Este año de 1837 es prolífero en anuncios dentales y no los insertamos todos por hacer interminable este volumen, pero mencionemos al menos algunos anuncios de boticas que se anunciaban vendiendo productos dentales como dato curioso de la época.

Una de las boticas que más se anunció fue la del Espíritu Santo, que en 5 de mayo de 1837 estaba en Cuba 55 y tenía entre otros productos TINTURA BALSAMICA PARA LA DENTADURA. En abril de dicho año otra Botica, la de PEÑON, anunciaba que tenía ANILLOS ANODINOS PARA LA DENTICION, pero el más extenso de todos en relación con la odontología es el que en 17 de abril publicaba en el Diario de La Habana, la botica de San Ignacio No. 14. Helo aquí:

> "ELIXIR ODONTALGICO' aprobado por el Real Protomedicato de esta ciudad, sirve para conservar, afirmar y limpiar la dentadura, evitar la carie o cortar enteramente sus progresos para desterrar el sarro y hacer grato el aliento. No causa ningún daño y para lograr esas ventajas es menester usarlo al tiempo de asearse por las mañanas o después de comer del modo que va a esperarse. *Modo de usarlo.* Se mezclan bien dos partes de agua templada y una de elixir procurando evitar la evaporación. Se toma un buche y se mantiene sobre la muela o parte dolorida cuatro o cinco minutos y después se arroja; sino se quita se repite otro buche, lo que raras veces ocurrirá. Para limpiar la dentadura se hace uso del cepillo dispuesto de la misma manera: se hallará de venta en la botica de los Srs Pou, Roquer y compañía, calle San Ignacio No. 14".

Como podemos ver por este anuncio, la función del Protomedicato alcanzó también a la fiscalización de los productos dentales que se vendían en las boticas de La Habana, lo que hubo de desaparecer al fundarse las Juntas Superiores Gubernativas, ya que hubo una de Medicina y Cirugía y otra de Farmacia, que eran independientes una de otra. (Ver este Capítulo, Pág. 77).

CARTAS DE RECOMENDACION DE LOS MEDICOS PARA LOS DENTISTAS

Otra cosa interesante de esta época era la costumbre que existía que un dentista que tenía su consulta junto a uno de los médicos que hemos mencionado, anunciara por medio de cartas de recomendación de dichos médicos sus virtudes y sus aciertos. Uno de ellos es Guillermo A. Birkey, quien fue autorizado por la JSGMyC en 16 de febrero de 1837 y quien se anuncia después de pasar una enfermedad, y después de 13 años de experiencia en Filadelfia transcribe en la prensa diaria una serie de anuncios y cartas de recomendación. A los interesados en la materia los remitimos a la Biblioteca de la Sociedad Económica de Amigos del País en La Habana, Cuba, para que lean un grupo de éstas, pero insertamos una aquí, la del propio Dr. Eduardo Finlay, para darnos cuenta del tono de las mismas:

> "Yo el abajo firmante, Dr. en Medicina, certifico que el Dr. Guillermo Birkey me ha hecho varias operaciones de los dientes y muelas, y todas han sido ejecutadas con la mayor destreza y sin causar ningún dolor, por cuyo motivo considero que el Dr. Birkey merece con justicia el gran concepto que goza en los Estados Unidos desde muchos años. Eduardo Finlay, M.D. Habana, 5 de junio de 1837".

Al finalizar este año menciona Martínez Fortún otro dentista: Ducres Dodlidge.

REGISTRO DE TITULOS Y DESAPARICION DE LA JUNTA SUPERIOR GUBERNATIVA DE MEDICINA Y CIRUGIA

Al año siguiente, en 1838, para ser mas exactos, el 9 de agosto, el Ayuntamiento conoció un oficio donde se le comunicaba el acuerdo de la JSGMyC sobre el registro de los títulos que tenían obligación de hacer los médicos, cirujanos, sangradores, DENTISTAS y parteras que hubieren revalidado desde que fue instalada en esta capital dicha corporación en 23 de diciembre de 1833. Agregaba que en lo sucesivo los que rivalidaran y hallan residido o residieran en esta capital, deben presentar sus respectivos títulos en la Secretaría del Excm. Ayuntamiento para ser registrado. Firmaba este escrito el Lcdo. Félix Corral, Secretario de la Junta Superior de M y C.

Pero poco tiempo después, el 25 de abril de 1839, eran suspendidas las Juntas Superiores, pasando el cuidado de la enseñanza a la Dirección General de Estudios.

ULTIMOS DENTISTAS RIVALIDADOS ANTES DE PASAR A LA DIRECCION GENERAL DE ESTUDIOS DE LA UNIVERSIDAD DE LA HABANA

Antes de pasar a la Dirección General de Estudios de la Universidad de La Habana, habían llegado a Cuba y legalizado su situación otros dentistas, como Tomás Falkiner, que aparece en las Memorias de la Universidad de La Habana como graduado por la Junta Superior Gubernativa de M y C el 27 de noviembre de 1837. Este señor se anuncia como graduado en Londres en el Diario de La Habana en 1838, y sin adentrarnos en su anuncio diremos que es otro de los que hace constar que reside en San Ignacio 80, Plaza Vieja, casa del Dr. Finlay. Mas tarde se trasladó a Cuba 33 frente al Convento de San Agustín y por último nos comunica que se va del país.

En 1840 se anunciaba otro Fustier, ahora de nombre Cayetano, en la calle de Aguacate 89, aparece graduado por la JSGMyC en 9 de enero de 1842, así que sucede como en otros casos que se anunciaban antes de tener legalizada su situación; desconocemos si era el tiempo que se demoraban los trámites. Otro graduado por la Junta Superior es Henry Cook o Enrique Cook, en 6 de mayo de 1840. Este Cook en un anuncio de 15 de mayo de 1841 hace constar que "coloca paladares artificiales a los que tengan algún defecto en la pronunciación, hijo de la desunión del arco palatino del paladar".

Otros anuncios son los de Guillermo Arnold, 22 de febrero de 1841, quien relevó a Falkiner cuando éste anunció se ausentaba del país, así como Mauricio Koth que legalizó su título el mismo día que Arnold.

Así en la forma descrita transcurrieron los primeros cuarenta años del siglo XIX, donde siguieron ejerciendo los barberos, siguieron los flebotomianos incorporando sus estudios; pero también legalizaron su situación dentistas y cirujanos dentistas. Sin embargo se notaba cierta tendencia a los barberos a relegarse hacia parajes separados de los centros de población y los flebotomianos comenzaban a dedicarse a labores hospitalarias y de cárceles, lo cual no debe asombrarnos pues en los EUNA aún no habíasido fundada la primera Escuela Dental; tan es así, que Lerman relata que en 1834 habían en los EUNA cerca de mil personas que se autotitulaban dentistas y que todo el que quería abrir un consultorio lo hacía. Todo lo cual lo corrobora Stanley E. Kacherki[8], cuando nos dice en la página 82 que tres décadas después de fundada la primera Escuela Dental, o sea en 1870, prácticamente no había restricciones establecidas ni para la práctica dental ni para el establecimiento de escuelas dentales, y como resultado de ello muchos de los dentistas de este período eran notoriamente incompetentes e irresponsables, y continúa diciendo que el primer atento de controlar la práctica dental fue en 1868, creándose la autoridad para dar licencias y poderes necesarios para amparar y proteger el ejercicio de la profesión. Todo lo cual ya venía siendo un hecho en Cuba desde años. Pues si revisamos lo legislado al efecto, tendremos que convenir que las leyes emanadas de la Madre Patria se ocuparon de darnos la legislación adecuada.

BIBLIOGRAFIA

1 Villaverde Cirilo. "Cecilia Valdés o la Loma del Angel", Consejo Nac. de Cultura. La Habana, 1974, Págs. 17 y 323—324.
2 Beato Jorge. "Cuba en 1830". Ediciones Universal, Miami, 1973.
3 Mena César A. "La Odontología en Cuba Colonial". Editorial Gráficas Universo, Habana, 1955.
4 Cowley Rafael. "Breves Noticias sobre la Enseñanza de la Medicina en la Real Universidad de La Habana". Habana, 1876.
5 Martínez Fortún, José A. "Apuntes para la Historia de la Odontología en Cuba". Habana, 1955.
6 Criner, Carlos. "Contribución a la Historia de la Odontología Cubana". Habana, 1946.
7 Asbell, Milton B. "A Bibliography of Dentistry in America", 1790—1840. Sussex House Publications, USA., 1973.
8 Kacherski, Stanley E. "Profile of Developing a Dental School". Bulletin of the History of Dentistry. Vol. 21, No. 2, Dec. 1973, Pág. 82.

CAPITULO VIII

SIGLO XIX. 1842—1844. Avances fuera de Cuba. Avances en Cuba. Carrera Agregada de Flebotomiano. Leyes. Reglamentos y Aranceles de la época. Dentistas de la época. Descubrimiento de la Anestesia General. Oxido Nitroso. Horacio Wells DDS. Historia del Eter. William T.G.Morton DDS.

El Capítulo VI hubimos de dedicarlo a reunir los graduados de 1811 a 1833, que comprenden a los que se anunciaban en la prensa diaria, por falta de los archivos del Protomedicato, ya que durante esta época fue el Protomedicato el organismo que los capacitó para ejercer la profesión. El capítulo VII lo dedicamos a los que capacitó la Junta Superior de Medicina y Cirugía, ésta de corta vida (1833—42) y ahora dedicaremos a los que a partir de 1842 capacitó la Universidad de la Habana, conforme al plan de estudios de este año de 1842 hasta 1863 en que un nuevo plan de estudios estará vigente.

AVANCES FUERA DE CUBA

Varios hechos importantes ocurren en esta época fuera de Cuba, algunos anteriores a 1842 y otros posteriores. Entre los anteriores, el más importante, aunque no el único, lo fue la fundación de la Escuela Dental de Baltimore el 1 de Febrero de 1840, lo que marcó una revolución en la Odontología Mundial al ser la primera escuela dental fundada en el Mundo. Ello habría de reflejarse en Cuba rápidamente, por la cercanía del país del norte, que produjo un perenne intercambio de graduados de ese país que iban a ejercer a Cuba y de jóvenes nativos de Cuba que iban a estudiar a Baltimore, como más tarde hicieron a otras escuelas, de Filadelfia y New York, principalmente.

Pero no sólo fué la fundación de la primera escuela dental, sino también en la misma época de la primera revista dental y de la primera sociedad dental lo que dió más impulsos aún a la profesión.

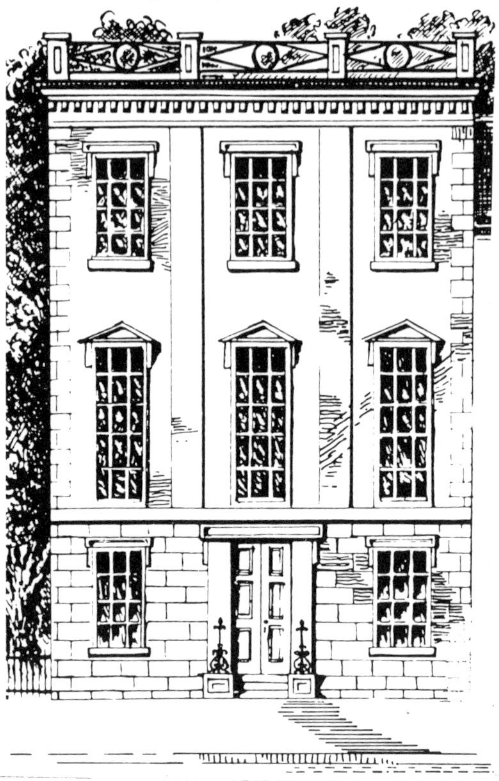

27. Fachada de la Primera Escuela Dental de Baltimore. 1840 (Esta vista es una reconstrucción aproximada de la misma, Cortesía de la Propia Escuela).

Dentistas Cubanos graduados en la Escuela Dental de Baltimore durante el siglo XIX (Dato facilitado por Mrs. Claudia Beterman de la propia Escuela).

1. Fernando Zayas Bazán, de Puerto Príncipe, en 1852.
2. Juan M. Boza, de la Habana, en 1858.
3. Luis Magin Diaz, de Puerto Príncipe, en 1858.
4. John Ch. Gardiner, de Habana, en 1863.
5. José Calazans , de Matanzas, en 1865.
6. Thomas J. Thomas, de Habana, en 1878.
7. José Dolores Amieva, de Matanzas, en 1878.
8. Juan B. Lombard, de Cuba, en 1879.
9. Edward Lombard, de Cuba, en 1879
10. Damián Silva, de Cuba, en 1881.
11. M. L. Pérez de Cuba, en 1898.

AVANCES EN CUBA

Al secularizarse la Unversidad de la Habana, hubo de incluirse en sus planes de estudios una serie de carreras agregadas, algunas de ellas en relación con nuestra profesión, como fue la de "sangradores y flebotomianos".

No era mucho esta conquista, en un país que contaba ya con dentistas y cirujanos dentistas habilitados para ejercer como tales por los organismos competentes, pero no debemos olvidar que "las leyes rigen con cierto retraso las costumbres de los pueblos", y Cuba no pudo sustraerse a lo que sucedía en la Madre Patria, que tampoco contaba entre sus estudios los de dentista ni de cirujanos dentistas. La siempre fiel Isla de Cuba pues iba adelantándose a la Madre Patria en lo que al ejercicio dental se refiere, en parte por la influencia del vecino país del norte y por otra en que al ser una plaza codiciada hacía que vinieran dentistas franceses, de Londres y de otros países a explorar el campo.

Al aprobarse la reforma de la Universidad de la Habana, en 1842 ésta vino a quedar definitivamente aprobada en 1844,. por medio de una Real Orden, que no fué publicada por la Imprenta del Gobierno hasta 1846. Por ella quedaba establecida junto con otras, la carrera agregada de SANGRADOR Y FLEBOTOMIANO, y ésta la primera vez que en Cuba aparece en un plan de estudios universitarios un título relacionado con el arte de sacar dientes y muelas. Estos estudios han de quedar vigentes hasta 1863 en que nuevas modificaciones han de dar nuevos impulsos a la profesión como hemos de ver más adelante.

En la Legislación de Ultramar de Zamora [1] en su tomo 6 podemos leer la Real Orden de 29 de Diciembre de 1841 en que se comunica al Gobernador General de la Isla de Cuba las bases aprobadas del Plan General de Instrucción Pública donde se le hace constar el deseo de establecer un plan uniforme en las diversas ramas de la ciencia, a más tardar para el curso de 1842.

Esta Real orden disponía que los cursos ganados en la Península podrían incorporarse en la Universidad de la Habana y recíprocamente, los de la U.H. en la península (Artículo 82) , pero donde más se especifica los datos en relación con nuestra profesión lo tenemos en los artículos 86 y 87 que transcribimos a continuación:

"ART. 86. Los sangradores y flebotomianos que aspiren a serlo en lo sucesivo, deberán acreditar para ser admitidos a exámen, el haber asistido a la Universidad a las lecciones de de un curso de anatomía, fisiología y vendajes; y tener además un año completo de práctica en un hospital, cuyo año podrá ser simultaneado con dichos estudios teóricos"

"Estos flebotomianos solo se ocuparán de la cirugía administrativa, como sangrar, SACAR DIENTES Y MUELAS, aplicar vejigatorios y abrir fuentes".

"Para su recibimiento se sujetarán por espacio de una hora ante el decano de la facultad y dos catedráticos elegidos por el claustro de la misma a un exámen teórico práctico que se verificará en el local donde se hallen establecidas las cátedras de ciencias médicas, previo el depósito de 30ps. que acreditaran con el correspondiente certificado del tesorero. De esta suma percibirán 4 ps. el decano, presidente de la comisión de exámen, 3 cada uno de los otros dos examinadores, 2 el secretario, y uno el portero del establecimiento, y el resto ingresará en el arca de Universidad"

Es decir que para sacar dientes y muelas a partir de esa fecha era necesario realizar estudios teóricos y prácticos, y aunque no decimos que estos estudios eran ni siguiera similares a los de dentista, si podemos aseverar que para sacar dientes y muelas en Cuba era necesario traer un título del extranjero de dentista o cirujano dentista o hacer estudios de flebotomianos en la Universidad de la Habana.

"Art. 87. El secretario de la misma asistirá también a estos exámenes, de los cuales extenderá la correspondiente acta y dará a los interesados las certificaciones que les sirvan de título, en el caso de ser aprobados"

Martínez Fortún[2] hace constar como los Flebotomianos seguían en esta época gozando de reputación, e incluye una tarifa que regía en distintos ayuntamientos de la Isla para los distintos menesteres. Es de destacarse entre ellas lo siguiente:

"Extracciones de huesos de la boca: Por cada diente incisivo y por cada muela se cobrarán dos reales. Por cada diente canino y colmillo y por cada una de las últimas muelas, que se llaman cordales, tres reales. Lo mismo siendo solo la raíz de cualquiera de estos huesos"

"En el campo se cobrará el doble, y cuatro reales por cada legua si la caballería es propia, haciéndose rebaja a los pobres"

Las propias Leyes de Ultramar de Zamora, al igual que las de Rodríguez San Pedro[4] insertan el reglamento correspondiente a la Real Orden anteriormente mencionada en 1841, y aunque prácticamente es imposible transcribir el mismo totalmente, copiaremos al menos aquellos artículos que tengan alguna relación con el ejercicio de la dentistería.

Fue una Real Orden de 3 de Enero de 1844 dirigida al Gobernador Civil de la Habana, en su calidad de Vice—Real protector de la inspección de estudios para las islas de Cuba y Puerto Rico, la que disponía las cuestiones relativas al reglamento para los estudios de medicina y cirugía, y por ella en su artículo segundo daba la dirección y gobierno de dentistas, sangradores y parteras.

Este Reglamento de Medicina y Cirugía, formado por la Inspección de Estudios de la Isla de Cuba y Puerto Rico, y más tarde aprobado por su Majestad, fue publicado por la imprenta del Gobierno de S.M. en un folleto contentivo de 21 páginas 3 - (Fascículo IV).

Dicho Reglamento disponía en su articulado, entre otras cosas como debía realizarse la inspección de los títulos, la identidad e incorporación de las personas no procedentes de la Universidad de la Habana, así como los deberes de los profesores de Medicina y Cirugía, y en los ramos afines. Es por ello que el artículo 14 disponía que:

> Ninguna persona ejercerá en las Islas de Cuba y Puerto Rico, las facultades de Medicina y Cirugía, ni los ramos de dentista, sangrador y partera sin tener el correspondiente título expedido por autoridad competente".

En el siguiente artículo, el 15 describían las penas con que se castigaban a los que incumplían lo anterior, y que eran de 100 ps, por primera vez o un mes de prisión. 200 ps por la segunda o dos meses y en la tercera 300 ps. o tres meses.

El artículo 16 disponía que los títulos procedentes de Universidades de la Península abonarían 20 pesos previa presentación del título a la inspección y el 17 estaba dedicado a los requisitos que deberían cumplir los que procedían de Universidades extranjeras.

El reglamento contempló a su vez, otros asuntos como el de la ética profesional y la manera de anunciarse en los periódicos. Para ello el art.19 decía:

> "Si al establecerse un profesor, sea nacional o extranjero, en cualquier punto de esta isla y la de Puerto Rico quiere anunciarse al público por medio de los periódicos habrá que limitarse a indicar cuales son sus grados literarios, la Universidad o Colegio que los haya recibido, los empleos o comisiones que hubiera desempeñado por orden del gobierno, y si se ha dedicado particularmente al cultivo de alguno de los ramos de la ciencia; sin propasarse a manifestar que posee métodos especiales, remedios secretos o procedimientos operatorios para la curación de enfermedades determinadas".

No cabe duda que no se ha adelantado mucho en los EUNA ni en otros países en algo que fue establecido en forma idéntica hace cerca de 150 años en Cuba y Puerto Rico.

En los artículos siguientes hace constar como debían hacerse las recetas, el que los médicos y cirujanos no podían tener boticas, y otra serie de asuntos relacionados con el ejercicio de la profesión.

El artículo 29 es más directo a la dentistería:

> "Los profesores de medicina y cirugía, las parteras, sangradores y *dentistas* en los honorarios que exigieren por sus visitas, asistencias y operaciones se arreglaran al arancel que va adjunto a este reglamento" (éste lo expondre mos mas adelante).
>
> Mas adelante se legislaba sobre la obligación en comunicar el traslado de los consultorios de domicilios (igual que ahora) y la facultad del Vice Real Protector de designar subdelegados en ciudades y villas que estimare oportuno, dándole a estos como una de sus obligaciones mas importantes la vigilancia del ejercicio profesional y persecución de los que carecieren de capacidad legal, así como que los capacitados ejercieran con decoro.
>
> El art. 45 disponía que:
>
> "Los subdelegados formaran anualmente un estado general de los profesores de medicina y cirugía, y de los dentistas, sangradores y parteras, residentes en sus jurisdicciones respectivas, con expresión de sus edades, y tiempo que llevan de establecidos en aquellas, cuyo estado deberá llegar a la inspección en todo el mes de Noviembre"

El 46 ordenaba que:

> "Al fallecer un profesional, debía recogerse el título para cancelarlo" y mas tarde explicaba la forma de capacitar aquellos que no pudieran trasladarse a La Habana, aclarando que solo podrían estos ejercer en su localidad respectiva. Terminaba el reglamento con una lista de medicamentos que podían recetarse, prohibiéndose el uso de los llamados medicamentos secretos.
>
> EL ARANCEL que hubimos de mencionar anteriormente lo encontramos transcripto en la Legislación de Ultramar de San Pedro4 , en su volumen 2 y el describe los derechos que debían abonarse a los profesores de medicina, y cirugía, dentistas, sangradores y parteras residentes en la capital y barrios extramuros y en los pueblos y campos de la Isla. En él se hacía ya una separación entre dentistas y flebotomianos, aunque podemos observar que ambos estaban facultados para extraer dientes y muelas

Al tratar de los dentistas dice:

	Ps	Rs
Por limpiar la boca, una sola vez	4	
Y si el individuo necesita curaciones diarias valdrá cada una..............	1	
Por cada diente, muela o raíz que se extraiga..............................		4
Por la extracción de un colmillo o cualquiera de las dos primeras muelas de cada mandíbula..............	1	
Si las piezas extraídas fueran de esa misma clase y pasasen de cuatro en un mismo acto, se abonará por cada una que se exceda de éste número..........		4
Por orificar las mismas piezas	2	
Si las orificadas pasasen de cuatro en una misma operación, por cada una de las que excedan de dicho número...	1	

Al tratar de los flebotomianos en la parte relacionada con nuestra profesión dice:

	Ps	Rs
Por extraer dientes, muelas y raíces llevarán por cada uno		4
Por la extracción de colmillos y cordales, cada uno	1	

Mas tarde se exponían una serie de notas para la mejor aplicación de este arancel y nos son de interes algunos artículos:

> "Art.8. Los demás trabajos de los dentistas y las hechuras de dientes o muelas artificiales serán ajustados en circunstancias particulares, atendiendo a la calidad del trabajo, y a las materias que entra en aquellos trabajos y piezas"
>
> "Art.9. Cuando un flebotomiano fuese llamado fuera de la población será satisfecho a dos pesos por legua, sin perjuicio del trabajo conforme a este arancel"
>
> "Art.10. Debe servirse de gratis a los pobres de solemnidad, y a los que se mantienen de su trabajo personal, sin tener fincas u otros auxilios para su mantenimiento, se les hará una rebaja en los justos derechos según las circunstancias del caso"

Dice San Pedro[4] en el tomo 4 de su obra, página 95, que el plan de estudios de 1842 fué derogado en lo que a nuestra profesión a virtud del artículo 6, de Julio de 1853 que dice:

"Queda suprimida la enseñanza de la cirugía menor o ministrante. El Reglamento determinará los conocimientos prácticos que se han de exigir a los que aspiren al título de practicante".

Desconocemos si a pesar de dicho decreto de 1853 se siguió impartiendo la enseñanza de flebotomiano conforme al plan de 1842, pero si podemos aseverar que a virtud de dicho decreto o una nueva orden siguieron graduándose los flebotomianos en Cuba pues la lista de graduados en la UH demuestra que sí se siguieron recibiendo. Es mas el reglamento a que hace referencia San Pedro, en sustitución del anterior en lo referente a los ministrantes dentistas y sangradores, es de Septiembre 22 de 1863, cuando ya se aprueba un nuevo plan de estudios en la Universidad de la Habana. Sin embargo en 1857 se creó en España el título de Practicante que aunque no parece haberse estudiado en Cuba hubo algunos que lo revalidaron.

DENTISTAS DE LA EPOCA

De los dentistas de la época hemos podido comprobar como en 1843 se encontraban en Santiago de Cuba, Carlos M Koth, Leopoldo Boerio y Pedro Pompé, lo que mencionamos por ser algunos de los precursores del ejercicio profesional en Santiago de Cuba, y por ser Pedro Pompé uno de los complicados en la Conspiración de la Escalera al año siguiente. Pedro Pompé aparece además en Santiago de Cuba en la Guía del Forastero de la época.

Boerio estuvo también en Trinidad y Cienfuegos según Martinez Fortun.

En 1844 ejercían en la Habana además de C.Fustier, de la Torre, Wallace, Blackley (otro complicado en la Escalera),Koth (que era alemán) y Cook. así como los Drs.Dodge (complicado en la escalera) y Birkey.

Mas tarde encontramos a Eloy Salles, Juan Sandoval, y Oliver Mckechan, los que pueden encontrarse no solo en las memorias de la UH sino en la prensa diaria.

Por esa fecha la prensa diaria hace constar que el Dr.González del Valle del que volveremos hablar en otro capítulo, ha operado el día 18 de Mayo a la negra Gavina Reyes, en Paula, de un enorme tumor del lado derecho de la cara y mencionamos estos porque González del Valle hubo de realizar mas tarde otras operaciones de afecciones maxilares. Fue el médico que se dedicó mas que otros a esta especialidad y escribió varios libros como el Manuel de Flebotomianos en 1846 llegando a ser Rector de la Universidad de la Habana.

Paremos aquí la reseña de los dentistas de la época que seguiremos en el capítulo X pues debemos reseñar ahora un hecho histórico que no podemos pasar por alto y el capítulo IX lo dedicaremos a la Conspiración de la Escalera tan importante para la Profesión Dental Cubana de la época.

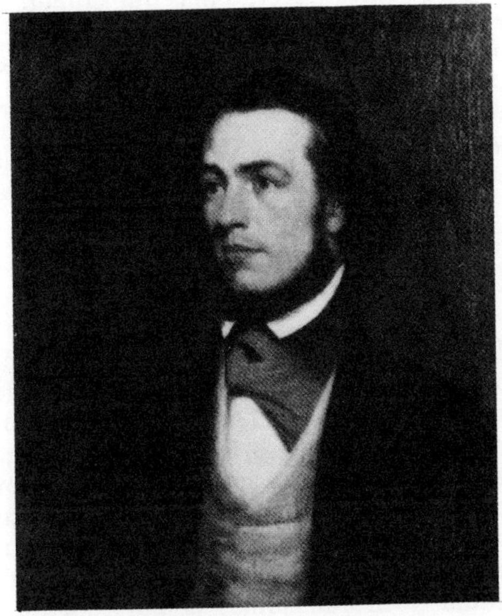

28. Horacio Wells D.D.S.

DESCUBRIMIENTO DE LA ANESTESIA. OXIDO NITROSO. Horacio Wells. DDS

No solo por la importancia que tuvo para nuestra profesión sino por haberse destacado mas de un dentista en su descubrimiento es necesario hacer un alto en la reseña de los dentistas que ejercieron en Cuba en esa fecha para darle paso a este hecho histórico.

La supresión del dolor ha sido desde época inmemorial una de las metas tanto de la profesión médica como dental. Pero esos esfuerzos fueron realizados en forma empírica, tan es así que los egipcios poseyeron narcóticos, los chinos contaban con el haxix (cannabis indica o mariguana). Plinio y Dioscorides aconsejaban el uso de la mandrágora pero fueron esfuerzos realizados sin seguir un plan preconcebido, hasta que allá por el año de 1840 un conferencista de química, cuyo nombre era Colton, viajaba por los Estados Unidos efectuando una serie de demostraciones con un gas denominado por él gas hilarante (oxido nitroso). Sus fines no eran mas que comerciales pues al efecto cobraba 25 por permitir observar aquel fenómeno. (Recordemos que en 1823 el Dr. Preston hacía lo mismo en Cuba cobrando 4 reales) pero merece la pena describir las circunstancias en que tuvo lugar el descubrimiento y vemos el relato que de ello nos hacen los Drs J.V.Tentestein y Truman Smith, tomándolo del libro de Texto que para las clases de Farmacología dábamos en Cuba

"El 10 de Diciembre de 1844 vivía en la ciudad de Hartford, Connecticut, un ciudadano llamado Horacio Wells, nacido en la misma. Allí se había establecido a la edad de 21 años y ejercía la profesión de Cirujano Dentista, desde hacía algunos años. Era un hombre de ojos vivos, de espíritu fino, pensador ardiente, entusiasta, digno de confianza bajo todos los conceptos, cuya constitución física era tan delicada como sensible su naturaleza intelectual y moral: jamás persona alguna poseyó la confianza de una comunidad como él tuvo la de Hartford. La enemistad le era desconocida; la amistad y la estimación le seguían los pasos".

"En la noche del 10 de Diciembre de 1844, Horacio Wells asistía con su esposa a un curso de química del Dr. Colton, durante el cual este administró al Dr. Wells y a M Cooly y a otras personas el protoxido de azoe. M. Cooly bajo la influencia del gas fue presa de una extraordinaria excitación, fué rodando por el suelo e hizo toda clase de evoluciones y movimientos circulares, durante los cuales se magulló las piernas al pegarse contra los bancos, de cuyo hecho el Dr.Wells tomó nota. Cuando Cooly volvió en sí, Wells le preguntó que si las heridas que se había hecho lo habían hecho sufrir,contestando aquél que no tenía conciencia de haberse lesionado, pero al levantarse, en la ropa aparecía sangre en abundancia. Wells se volvió inmediatamente hacia su amigo sentado cerca de él y le expresó su opinión de que respirando este gas podía una persona volverse insensible al punto de arrancarsele una muela sin dolor. Al volver a su casa expresó nuevamente esa opinión a su mujer y la repitió también a un compañero, al que invitó a examinar este asunto esa misma noche".

"Despues de algunas reflexiones sobre esta materia el Dr. Wells declaró que estaba decidido a tomar el gas y dejarse arrancar un diente enfermo (un grueso molar), para demostrar la verdad de su teoría. Está bien exclamó su amigo, justo es que empecemos los experimentos por nosotros mismos. A la mañana siguiente Wells llamó al Dr. Colton y le expuso a este el hecho que había observado y las reflexiones que sobre él mismo había hecho, y le indicó que se proveyera de un balón del gas para ese objeto, lo cual hizo. Cuando todos se hallaban reunidos, Wells se colocó el mismo en el sillón de operaciones. Colton le suministró el gas y cuando el paciente estaba bajo la influencia del mismo, su compañero le extrajo el diente. Wells vuelto en si exclamó: ¡HE AQUI UNA NUEVA FASE DE LA EXTRACCION DE LOS DIENTES! ¡NO ME HAN HECHO MAS DAÑO QUE LA PICADURA DE UN ALFILER!

"Así pues Wells había señalado el 10 de Diciembre de 1844 el fenómeno de la anestesia y había deducido toda una teoría, confirmada por su felíz experimento el 11 de Diciembre de 1844"

Debemos destacar que el Gas había sido descubierto por Priestley en 1776, y que en 1799 H.Davy lo había recomendado para suprimir el dolor en las operaciones quirúrgicas, pero pasó inadvertido hasta que medio siglo mas tarde un modesto Dentista de Hartford, Connecticut tuvo la idea luminosa y lo usó en la práctica para las extracciones dentarias.

Desafortunadamente un mes mas tarde Horacio Wells, trató de hacer una demostración de su método en un hospital de Boston y fracasó en su intento de suprimir el dolor al paciente (debido a que desconocía el grado de anestesia que era necesario emplear). Tiempo después decepcionado se volvía loco y apelaba al suicidio en 1848.

HISTORIA DEL ETER.
William T.G.Morton DDS

Descubierto por Cerdus en 1540 y recomendado por Pearson en 1795 en forma de inhalaciones para suprimir ciertos dolores, vino a recomendarse por Faraday en 1810 para conseguir efectos narcóticos, pero no fue aceptado en los círculos médicos hasta que Crawford Long lo usa en la operación de ciertos tumores del cuello en 1842, pero al no ser publicados sus resultados quedaron en el olvido sus efectos hasta que otro Dentista, William T. G. Morton, consiguió buenos resultados con el mismo.

Morton había mantenido relaciones con Wells en el uso del oxido nitroso, y cuando ingresó en la Universidad de Harvard para estudiar medicina entró en contacto con el profesor de Química: Charles Jackson, y por consejos del mismo y relaciones de amistad que mantenía con un farmaceútico de apellido Burnell practicó el uso del éter sulfúrico en perros, gallinas, gatos, etc y más tarde aún, extraía una muela bajo los efectos del mismo, ya que seguía ejerciendo de dentista para sufragar sus gastos de los estudios de Medicina.

En estas condiciones pidió permiso para ensayar el anestésico en una operación de mayor envergadura al profesor de Cirugía de la Escuela de Medicina de Harvard: Dr. J.C.Warren quien aceptó su petición y señaló el día 16 de Octubre de 1846 para su experimento.

Justo es que hagamos la descripción que hacen Goodman y Gilman6 de la demostración efectuado por el dentista Morton.

> "La historia de esta demostración clásica se ha relatado innumerables veces. Se conserva el quirófano del Hospital General de Massachuset en recuerdo de la primera experiencia pública de anestesia quirúrgica. En su anfiteatro esperaban espectadores excépticos porque se

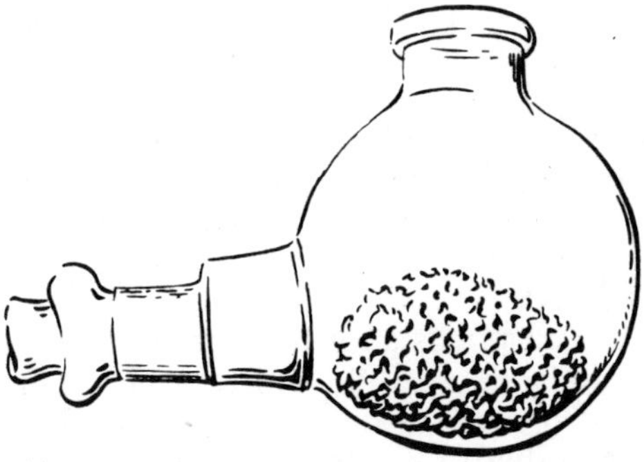

29. Aparato para administrar el eter, fabricado por William Morton D.D.S.

había corrido la voz de que un estudiante de segundo año había descubierto un método para suprimir el dolor en las operaciones. Se trajo al enfermo y el cirujano Warren esperó vestido con su formal traje de mañana, pues en aquella época se desconocían completamente las batas, mascarillas, guantes, la asepsia quirúrgica y el origen bacteriano de la infección".

"Todos esperaban con curiosidad a la prueba, hasta los hombres fuertes que habían de mantener los esfuerzos del enfermo, pero Morton no aparecía. Pasó un cuarto de hora y el cirujano impaciente ya, tomó su bisturí y volviéndose hacia el auditorio dijo: + Como Morton no ha llegado, supongo que estará ocupado con alguna otra cosa + ,el cirujano se volvió para hacer la incisión, mientras el público sonreía y el enfermo se acobardaba; en ese preciso momento llegó Morton. Su retraso se debía a la necesidad de completar el aparato para administrar el eter. Cuentan que el Dr.Warren dió un paso atrás y señalando al hombre atado a la mesa de operaciones dijo: + Señor, su enfermo está listo + . Rodeado de un auditorio silencioso y cuyos sentimientos le eran poco favorables, Morton se puso a trabajar tranquilamente. Después de inhalar eter durante algunos minutos el enfermo perdió la conciencia, y entonces Morton levantó la cabeza y dijo: + Doctor Warren, su enfermo está listo + "

"En los días que corren los anestesistas suelen informar al cirujano cuando puede comenzar la operación con la frase: "Doctor su enfermo está listo". Dió comienzo la operación, el enfermo no manifestó signo de dolor y sin embargo estaba vivo y respiraba. No fueron necesarios los hombres fuertes. Cuando terminó la intervención, el Dr. Warren se volvió asombrado al auditorio y dijo: Caballeros, aquí no hay engaño + El Dr. Henry Gigelow, un cirujano eminente que asistía a la demostración, apuntó: HOY HE VISTO ALGO QUE DARA LA VUELTA AL MUNDO.

Y así fué, en pocos años no sólo el descubrimiento del eter por un dentista de apellido Morton, sino también el descubrimiento de otro dentista de apellido Wells al descubrir el uso del Oxido nitroso dieron la vuelta al mundo desapareciendo el dolor de las operaciones tanto médicas como dentales.

BIBLIOGRAFIA

1 Zamora. "Leyes de Ultramar". Biblioteca General de la Univ.Habana.
2 Martínez Fortun José "Apuntes para la Historia de la Odontología Cubana" Habana 1954
3 Martínez Fortun José. "Cronología Médica Cubana" Fascículos 1 a 5. Habana 1947—54.
4 Rodríguez San Pedro "Leyes de Ultramar" Biblioteca General Universidad de la Habana.
5 Mena César A. "Conferencias sobre Farmacología—Dental "Universidad de la Habana. Escuela de Odontología. 1949—60 Lección I Segunda Parte. Páginas 3 a 7

CAPITULO IX

DENTISTAS EN LA CONSPIRACION DE LA ESCALERA*

"Esa de racista está siendo una palabra confusa, y hay que ponerla en claro. El hombre no tiene ningún derecho especial porque pertenezca a una raza u otra: dígase hombre, y ya se dicen todos los derechos. El negro, por negro no es inferior ni superior a ningún otro hombre; peca por redundante el blanco que dice "mi raza"; peca por redundante el negro que dice: "mi raza". Todo lo que divide a los hombres, todo lo que los especifica, aparte o acorrala, es un pecado contra la humanidad... Hombre es mas que blanco, mas que mulato, mas que negro... Dos racistas serían igualmente culpables: el racista blanco y el racista negro".

José Martí .. "MI RAZA"

Hemos querido dedicar un capítulo especial a la Conspiración de la Escalera, por haberse visto involucrados en ella varios dentistas, que fueron los primeros mártires de nuestra profesión, por el doble delito de ser dentistas, y al tener más cultura estimaron los gobernantes españoles eran los más adecuados para dirigir un levantamiento; y al ser mulatos deberían estar complicados en una sublevación que solo existió en la mente de esos malos gobernantes.

*Trabajo de ingreso del Dr. César A. Mena como Miembro de la Sociedad de Historia de la Medicina. Sesión 15 de mayo de 1957. Se le ha introducido ligeras variantes.

Desde que Velázquez convirtió al valeroso Hatuey en Cristo indígena, había quedado sentada en nuestra isla la inconformidad por las injusticias cometidas, y las cenizas del indio dominicano andando el tiempo fertilizarían el suelo de la tierra sojuzgada, hasta que cinco siglos más tarde otro glorioso quisqueyano, Máximo Gómez, lograría expulsar a los que habían abusado del poder en nombre de una misión civilizadora, movidos por las ansias de riqueza y un egoismo contrario en todos sentidos a los principios que ordenaba la religión que ellos debían profesar.

Los desgobiernos se sucedieron, y salvo algunas excepciones, la explotación fue cada vez más alarmante, logrando exterminar la raza nativa, como si con ello acallaran los gritos de rebeldía. Fue necesario pues traer a nuestra Isla a hombres que nacidos en otros continentes, que no eran los del opresor, más tampoco del oprimido, tenían ideas y costumbres distintas; pero aquellos hombres traídos como esclavos, tampoco pudieron sufrir las injusticias y pronto se formó una conciencia, la de que era necesario librarse del yugo opresor. Andando el tiempo, los hijos de gobernantes y gobernados formarían junto con los nativos de otras tierras, pero amantes de la libertad y de la democracia, un pueblo que generosamente habría de regar el suelo cubano con su sangre, para que unida a la de los pacíficos indios, vertida anteriormente, lograra ver crecer el árbol de la Independencia, ofreciendo así al mundo entero LA PRUEBA MAS CONCLUYENTE DE LO QUE ES CAPAZ UN GRUPO DE HOMBRES CUANDO LOS ACOMPAÑA LA RAZON Y SE VEN ACORRALADOS POR MALOS GOBERNANTES; y por ello se sucedieron varios actos de rebeldía, (como hemos visto anteriormente) que no permitieron un largo período de tranquilidad, para dejar constancia de QUE NO ES POSIBLE SOJUZGAR A UN PUEBLO POR EL TERROR Y EL DESPOTISMO DURANTE MUCHO TIEMPO.

Si a ello unimos los efectos de la toma de La Habana por los ingleses, el reflejo de la invasión Napoleónica en España, y más tarde la Independencia de las colonias suramericanas y norteamericanas, tenemos que admitir que lentamente, pero en forma escalonada, ya que la naturaleza no actúa por saltos, desarrolláronse una serie de sucesos que nos llevó a la CONSPIRACION DE LA ESCALERA.

Ya en 1813 se había sublevado Aponte, imitando a los

haitianos, a consecuencia como es natural del maltrato recibido por los negros, que como los indios, vieron desde un principio a los gobernantes blancos como el enemigo común al que había que exterminar para que los dejaran vivir en paz y libre del látigo del amo despiadado.

Esta sublevación dejó un estado de alarma en los gobernantes, que estaban atentos al menor movimiento y que veían en cualquier signo de protesta una revolución armada para derrocar al gobierno. Si añadimos la presencia, con posterioridad, de una gran cantidad de esclavos y pardos libres, que sabían hablar inglés, se comprenderá que las autoridades estuvieran alarmadas y pensaran que éstos venían como misioneros preparados de antemano por abolicionistas que les hacían embarcar como esclavos para levantar el apostolado de la libertad tan pronto llegaran a Cuba.

En fin, la presencia en 1840 en nuestro territorio del Cónsul inglés David Turnbull, cuyos sentimientos hacia los negros han sido comparados con los del Padre Las Casas respecto a los indios, fue creando una atmósfera propicia a los acontecimientos que rápidamente se sucedieron, ya que hacía pocos años que Turnbull había escrito un libro en Londres sobre los problemas de la esclavitud en las Antillas Españolas, las que tenía visitadas con anterioridad a su designación de Cónsul en Cuba.

Tan pronto Turnbull llegó a nuestra Isla se dedicó a defender la libertad de los negros y a obtener un mejor trato para los que no podían conseguir aquélla. Trajo esto por consecuencia variadas quejas ante el Capitán General, de los que se consideraban afectados por dicha propaganda, acusando al Cónsul de tomar funciones propias de las autoridades españolas, y de ejercer un papel policíaco, extraño a su condición diplomática y alentando con sus actos a los negros a la rebeldía. A petición del General Valdés, fue sustituido aquél en 1842, pero no sin dejar de producirse por dicho motivo, una serie de hechos que enlazados, complicarían en la conspiración, años más tarde, a varios hombres de letras, de mente liberal y espíritu elevado.

Turnbull, en ocasión de su primera visita a las Antillas, había sido designado Miembro de la Sociedad Económica de Amigos del País, pero al cesar en el cargo, varios miembros, afectos al gobierno y adictos a la trata, lograron tomar el acuerdo de suprimir al inglés de la lista de socios, a lo que se opusieron varias cubanos, más fueron derrotados por encontrarse en minoría en la sesión. Acabada la junta y enterado de ello el Director de la Sociedad, don José de la Luz y Caballero, que se encontraba ausente por enfermedad, envió una exposición en solicitud de que el asunto fuera reconsiderado, y en una nueva sesión, en la cual los cubanos formaron mayoría, se dejó sin efecto la expulsión de Turnbull. La actitud de estos hombres fue, pues, una declaración de sus ideales y del concepto que tenían de la trata, y a la vez una advertencia al gobierno español de que los cubanos consideraban amigo del país al hombre que se distinguía tratanto de aminorar la esclavitud.

Esta era la situación imperante en Cuba cuando se hizo cargo del gobierno el Teniente General O'Donnell, en 1843. Las facultades concedidas a los capitanes generales en Cuba, en sus manos, habría de ser instrumento de abusos y crueldades inolvidables.

Si tomamos y reproducimos párrafos de cartas de dicha época, escritas por hombres que les tocó vivir esos años, y pruebas irrefutables reproducidas por Vidal y Morales, no nos queda hoy, a cerca de ciento cincuenta años, que decir con dicho historiador, que aquella conspiración de 1844, fue, es y será un insondable enigma, y una página más para nuestra historia de un orden desconocido hasta entonces, por su mezcla de infamia, de tontería y de ridiculez, y *en la cual se vieron complicados varios dentistas*, pues dada la cultura de éstos, que poseían varios idiomas, en la mayoría de los casos, y dado el color de su piel y la influencia que tenían en los demás miembros de la raza de color, por su alto rango social, estimaron los gobernantes a dichos profesionales más que sospechosos. Si a ello se añade que uno de entre todos estaba ligado al poeta Gabriel de la Concepción Valdés (Plácido), podremos observar como fueron complicando absurdamente a otra serie de compañeros en tan injusta causa.

Escogidas las víctimas entre la clase de color acomodada, poniéndole a cada grupo por guías o cabezas, aquéllos que gozaban de renombre por sus sobresalientes aptitudes, u por los motivos apuntados anteriormente, fue fusilado el dentista Andrés José Dodge**, a quien llegó a considerársele como el agente o punto de contacto con otro dentista que residía en La Habana, Carlos Blackley***, que tenían por el primer cabecilla y quien por medio de sus discípulos diseminaba por la Isla sus ideas según las autoridades españolas. Para que se comprenda la

** Andrés José Dodge fue capacitado para ejercer de Dentista por la Junta Superior Gubernativa de Medicina y Cirugía de la Habana en Noviembre 6, 1836.

*** Carlos Blackley estuvo ejerciendo en Cuba desde 1834, probablemente fue capacitado por el Protomedicato. El dato de la fecha de su ejercicio fue tomado de la Prensa Diaria.

injusticia cometida, antes de adentrarnos en el estudio de la conspiración, debemos adelantar que el propio Blackley, a quien tenían por el primer cabecilla e inspirador, fue absuelto más tarde, y que algunos de los que intervinieron en el juicio de Plácido y Dodge, fueron condenados años más tarde por el propio gobierno español dada las irregularidades cometidas y comprobadas durante la formación de la causa. Otro fusilado en esta causa lo fue el flebotomiano Antonio Abad Soto****.

Admitiendo que hubo alguna tentativa de conspiración en 1844, no cabe duda que ésta fue parcial, como lo habían sido tantas otras, como la mencionada de Aponte, ante el maltrato por parte de dueños y gobernantes a los esclavos. Estos alzamientos, originados sin plan ni fin político, solo a impulsos de la desesperación o la venganza por el bárbaro y cruel trato dado por estúpidos mayorales, y la marcada ignorancia de amos despiadados o crueles administradores con deseos vehementes de enriquecerse, fue sin embargo aprovechado por O'Donnell y sus secuaces para sembrar el odio y la desconfianza entre blancos y negros, y para perseguir y ahuyentar de Cuba a nuestros hombres ilustrados, de ideas liberales, y para hacer, como hicieron, mucho dinero a costa de negros y mulatos ricos, y de amos blancos que quisieron salvar a sus esclavos de la escalera y el látigo de las Comisiones Militares.

Pocos días hacía que O'Donnell se había hecho cargo del mando de la Isla, cuando el Gobernador de Matanzas, tuvo noticias de un conato de insurrección en el ingenio Trinidad, propiedad de D. Esteban Santa Cruz Oviedo, quien hubo de enterarse del mismo, por medio de su esclava gangá llamada Polonia, con la cual mantenía relaciones maritales, y quien parece hubo de informarle lo que tramaban algunos hombres de su dotación.

Debe hacerse constar, para aseverar nuestras afirmaciones, que este Esteban Santa Cruz, era según Ximeno, un hombre ignorante, de limitadas facultades intelectuales, retraido del roce de la gente sensata, viviendo en su finca en completo aislamiento, entregado a los falaces goces de su harén de esclavas, y reputado de cruel por el tratamiento que daba a sus negros. Estas cualidades necesariamente habían de convertir su carácter en el de un misántropo, haciéndolo desconfiado, pusilánime y visionario.

**** Antonio Abad Soto era flebotomiano y fue capacitado por la Junta Superior Gubernativa de Medicina y Cirugía de la Habana, en Enero 21 de 1839. Pedro Pompé fue capacitado por la Junta Superior Gubernativa de Medicina y Cirugía de la Habana, para ejercer de dentista en Septiembre 7 de 1840.

Los gobernantes expusieron que el Jefe de la Conspiración era el poeta Plácido, lo que es difícil suponerse, pues ni su posición social, ni su carácter, ni la popularidad de que gozaba, eran suficientes para presumir su elección. Junto a él fue complicado también Santiago Pimienta, que era bastante rico y muy amigo de José Miguel Román, cuñado a su vez de Plácido.

Años antes se había establecido en Matanzas el pardo ingenuo Andrés José Dodge, quien se había casado con Gabriela Pimienta, hermana de Santiago, joven educada y honrada. Dodge, nativo de Cuba, si nos atenemos a sus propias declaraciones del expediente universitario, era de regular estatura, de ojos oscuros, cara redonda, y había practicado la odontología con Carlos Blackley durante los años de 1833 a 1836, es decir, durante los tres años que exigían las leyes vigentes. Esto motivó que Dodge después de instalado en Matanzas, siguiera haciendo visitas periódicas a La Habana, y que la casa de Blackley, por motivos de gratitud y en busca de consejos profesionales, fuera punto seguro de concurrencia. En ello quisieron ver las autoridades un completo mecanismo de conspiración y la seguridad de que Dodge iba a ser designado Embajador del nuevo gobierno que surgiera. Como es natural, antes que Dodge, hizo el grado en Cuba su amigo y profesor Carlos Blackley (Ya lo hicimos constar). Este había revalidado ante el Real Protomedicato, ya desaparecido, siendo por tanto uno de los dentistas más antiguos de Cuba, de los que hay documentos oficiales en la Universidad de La Habana. Dice Blackley que él había aprendido su oficio en Londres al lado de un dentista de nombre mundialmente conocido, Levy S. Parmly (ver controversia sobre el ejercicio de este Levy S. Parmly en Cuba, EUNA. y Londres, en capítulos anteriores). Incorporó sus estudios en Cuba el mencionado Blackley en 1828.

Blackley aunque libertado después, fue uno de los más duramente complicados en la conspiración, y en él quisieron ver al cabecilla, sufriendo prisión durante largo tiempo y llegando a padecer síntomas de locura, según certificado del propio médico de la cárcel, aunque dicho certificado fue negado por médicos nombrados por el tribunal, alegando que eran síntomas fingidos. El estudio del expediente, que obra en el Archivo Nacional de Cuba, nos muestra como su esposa tuvo que dar largas carreras para poder ver al compañero, y de las gestiones que se hicieron para salvarlo de una injusta condena, y como es más que probable, que la locura, real o fingida, fuera la causa que le salvara de ser fusilado, ya que la demora y trámites necesarios en estos casos, hicieron que no fuera ajusticiado rápidamente, dando lugar a que revisado el proceso fuera absuelto al igual que otros dentistas. No fue esa la suerte seguida por Andrés José Dodge ni por Antonio Abad Soto, quienes complicados por sus supuestas conexiones en la población matancera, especialmente el primero, que era conocedor de los idiomas inglés y francés, peligroso en aquella época, y dado sus frecuentes viajes a La Habana, fueron gravemente complicados y condenados a muerte.

Dice Ximeno, en carta dirigida a Vidal y Morales, que su padre, por ser amigo de Dodge, fue llamado por el Gobernador de Matanzas, para avisarle el riesgo que corrían Pimienta y Dodge, y para darle una oportunidad a que se alejaran de las costas cubanas, por los que éste citó a Dodge a su presencia. Que una vez ante él, le pidió le confiara si se había comprometido de palabra o de hecho en la conspiración y que le manifestara sus problemas, aconsejándole que marchara al extranjero.

A todo ello contestó Dodge, que como quiera que no estaba comprometido, que toda vez que sus intereses y sus ideas, en fin, su pensamiento, eran distintos o contrarios a las aspiraciones que se decían dominaban a la clase de color, con quien tenía pocas relaciones, no creía necesario tener que marcharse, pero que si un hombre honrado, padre de familia, que absoluta o indirectamente no había tomado parte en lo que puede acusársele, tiene que marcharse, solamente por el color de su piel, y por ello no podía vivir en Cuba, estaba dispuesto a embarcarse y dejar para siempre el país. Ante la sinceridad de Dodge, Ximeno no insistió, solamente para que cuatro días más tarde fuera preso Dodge, y azotado hasta dejarlo casi muerto, salvándose desgraciadamente, para ser fusilado un mes más tarde, con Plácido, Pimienta, su cuñado Santiago y el flebotomiano Abad, y hasta un total de once individuos.

Una vez presos los negros y mulatos, presuntamente complicados en la conspiración, eran llevados a una casa conocida por la Estancia de Soto, donde eran *azotados atados a una escalera* hasta morir en espantoso suplicio. El espectáculo que se ofrecía en el interior de la casa era horrible, y no es necesario describirlo, pero dejemos constancia que allí se hacinaban en tablas y serones, echados por el suelo, infinidad de cuerpos lacerados que pedían a gritos que la muerte pusiera fin a su suplicio. No bastó quitarles la vida a estos hombres sino que fue necesario maltratarlos con azotes y privaciones, y atormentarlos con maneras inusitadas, quemándoles partes de sus

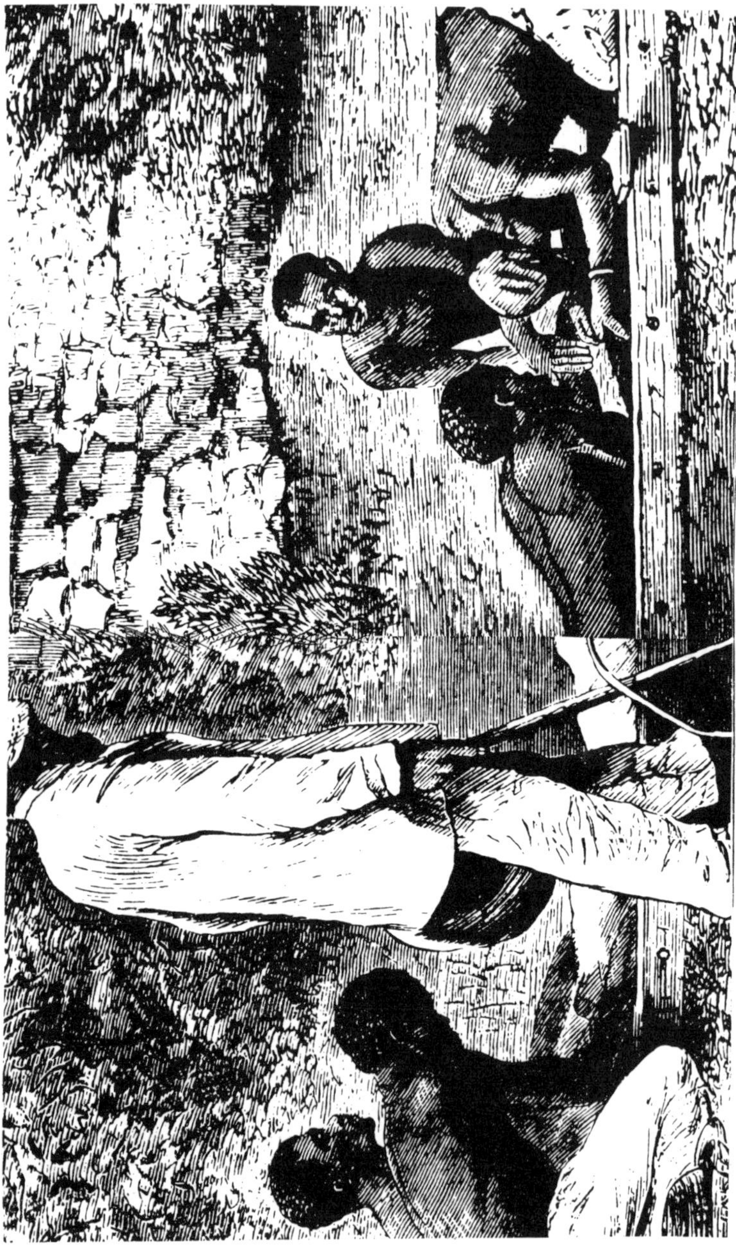

30. *Como eran azotados los negros, atados a una escalera.*

cuerpos más sensibles y llegando a envilecerlos con declaraciones forzadas de padres contra hijos, de hijos contra padres, para más tarde ser fusilados.

Otro dentista perseguido y encarcelado al igual que los anteriores, que logró su libertad tras múltiples penalidades y sufrimientos fue Pedro Pompé*****. Pompé era pardo como los otros, había nacido en Charleston, EUNA., emigró a Cuba con el fin de encontrar vida propia, y también al lado de Blackley como tantos otros, encontró la ayuda necesaria para emprender la práctica y estudios de la Cirugía Dental, todo lo cual hemos podido comprobar en su expediente de estudios de la Universidad de La Habana, al decir éste, así como en el caso de Dodge y de uno de los acusadores, que habían trabajado durante los tres años requeridos al lado de Blackley.

Sabemos que una vez graduado en 1840 marchó a Santiago de Cuba, no podemos precisar la fecha, pero allí lo sorprendió la Conspiración de la Escalera.

Fue acusado por el chino Timoteo González, quien hizo constar que el mulato Agripino Giménez le dijo que él estaba en una lista que hizo Pedro Pompé. A pesar de que nada de esto pudo probarse y que todos los documentos que encontraron a Pompé eran en relación con su profesión y su clientela, y aunque más tarde absolvieron a Timoteo y al mismo Agripino, siguió Pompé encarcelado en Santiago de Cuba, y remitido más tarde en un bergantín de guerra a la capital, donde estuvo encarcelado durante largo tiempo hasta que fue absuelto de toda culpa y declarado inocente, no siendo ello óbice para que le extraviaran su título y lo dejaran sumido en la miseria más espantosa, pues en propias declaraciones, al dirigirse al Rector de la Universidad de La Habana, solicitando una certificación de su nacimiento hace constar en 1845 que es "pobre de solemnidad".

Pero no fueron solo Dodge, Blackley, Pompé y Antonio Abad los únicos perseguidos y encarcelados. Otros discípulos de Blackley, al que repetimos quisieron considerar el cerebro de la organización, fueron incluidos en la lista de la Conspiración de la Escalera, entre ellos don Rufino de los Reyes y Francisco Piar. El primero, Rufino de los Reyes, había sido capacitado como Flebotomiano por la Junta Superior en 27 de noviembre de 1836, pero hombre estudioso siguió preparándose y fue capacitado en 28 de junio de 1842 como dentista por la propia

***** Pompé revalidó en Cuba el 7 de Septiembre de 1840, ante la Junta Superior y en 1843, según la Guía del Foratero, ejercía en Santiago de Cuba.

Junta Superior. El otro, Francisco Piar, aparece en el expediente que existe en el Archivo Nacional como dentista, pero no encontramos su nombre entre los graduados en la lista de las Memorias de la Universidad de La Habana hasta el 21 de enero de 1859. ¿Hubo algún motivo para que no le entregaran su título? Otros muchos se nos han escapado a la investigación dadas las innumerables páginas de que constan los legajos en cuestión, pero que fueron también perseguidos y encarcelados por los motivos apuntados anteriormente, por ser dentistas y de color.

No paró ahí la perfidia de los malos gobernantes, sino que hombres como José de la Luz y Caballero, Domingo del Monte, Martínez Serrano, Costales y otros, fueron acusados porque cuando la expulsión de Turnbull de la Sociedad Económica de Amigos del País, ellos se habían manifestado contrarios a la trata de negros. Sin embargo, cuando los sucesos acaecidos, Domingo del Monte y José de la Luz y Caballero se encontraban en París, el primero desde hacía un año por sugestión de amigos que parecían interpretar los deseos del Capitán General Valdés, antecesor de O'Donnell; y el segundo en busca de salud, pero al conocer Don Pepe, los cargos que le hacían, embarcó inmediatamente para Cuba, produciendo asombro general, no tan solo por su regreso, sino más aún, por su actitud al ser interrogado por los fiscales de la Comisión Militar, en que al preguntársele entre otras cosas, su participación en la conspiración, declaró que: "en lo que había tomado parte y tomaría siempre, es en restañar y cicatrizar las heridas que otras manos han inferido a su patria, por cuya ventura derramará hasta su última gota de sangre". Su actitud en una época en que la tiranía se exarcebaba con sus víctimas, y que el terror se adueñaba del ánimo de la sociedad cubana, le valió a Don Pepe, con justicia, el título de MAESTRO, *ya que él nos enseñó con su ejemplo a practicar el heroismo civil, tan necesario en los pueblos que carecen de libertad, cuando por insuperables causas no pueden conquistarla con las armas.*

Pero las consecuencias de la causa por la Conspiración de la Escalera no quedaron terminadas, con el fusilamiento y encarcelamiento de varios dentistas, y otros que no lo eran, sino que la semilla del resentimiento, sembrada por los gobernantes, para distanciar a mulatos, blancos y negros, rápidamente dio sus malévolos frutos, siendo necesario que la sangre de todos los cubanos unidos, volviera a regar los campos de Cuba, para que renaciera la concordia y el amor entre todos los hombres como quería Martí, *a pesar de que posteriormente almas impuras contribuyeron y aun contribuyen en el día de hoy a hablar de razas para tratar de dividir a los hombres.*

La ocasión le fue propicia a algunos dentistas, para que comportándose como los salvajes más incivilizados, pretendieran prohibir el ejercicio de la profesión a la gente de color, acusando despiadadamente ante las autoridades a los que no solo estaban en la obligación de defender por compañerismo, sino lo que es más aún, porque algunos de los acusadores les debían sus carreras a los que ahora acusaban, como puede verse en sus expedientes de estudios, ya que éstos habían sido sus maestros, *pero la ingratitud de los hombres, la que ofreciera Martí a Máximo Gómez, cuando lo invitara a hacer la revolución en Cuba, estuvo, está y estará, presente en todos los aspectos de la vida y en todos los tiempos.*

¿Quiénes fueron los acusadores? ¿Quiénes fueron estos señores que la posteridad ha recogido sus nombres con triste recordación? Veámoslo aunque sea brevemente, para que se muestre que al cabo de siglo y medio, la historia no perdona los errores cometidos. Veamos sus nombres antes de dar curso a la denuncia.

IGNACIO TORRES.—Se nos anunciaba en la prensa diaria de 26 de Abril de 1826 (Ver Capítulo VI página 71) como un profesor dentista de Burdeos, donde había ejercido este difícil arte al lado del célebre profesor Von Dohern, que lo era de S.A. R. el Delfín de Francia, y también anunciaba que hacía dientes y dentaduras enteras y paladares artificiales, que los ponía con la mayor perfección así como el tener polvos y otros específicos para mitigar el dolor de la dentadura y conservarla blanca.

Era pues uno de los primeros dentistas capacitados para ejercer en Cuba por el Protomedicato hacia cerca de 20 años.

TOMAS PIERCE. Procedía de los E.U.N.A y fue autorizado el 14 de Enero de 1843 para ejercer de dentista, y él, que acusaba ahora a sus compañeros de piel oscura, no había tenido reparos para practicar al lado de propio Carlos Blackley, quien había sido su profesor, como lo prueban los certificados que obran en su expediente de estudios universitarios. Por lo que vemos Blackley fue maestro no sólo de Dodge, de Pompé, de Reyes, de Piar, y otros dentistas de color, sino también de blancos como Pierce y otros, los que son facilmente encontrados con solo revisar los expedientes antiguos de cirugía dental en el Archivo General de la Universidad de la Habana.

ELOY SALLES. El tercero de los denunciantes había trabajado con el dentista H.Burness, de New York, y llegó a Cuba en la fragata americana "Ellespont", y fué capacitado para ejercer en Cuba en 18 de Febrero de 1843, y debe haber tenido dificultades para obtener clientela, pues después de la denuncia lo vemos ejerciendo en Trinidad en 1860 y más tarde vuelve para La Habana, donde se encuentra en 1873.

Veamos la denuncia que tiene fecha 23 de Junio de 1848, y está dirigida al Exmo.Sr. Gobernador Civil y Político y Vice Real Protector de la Inspección de Estudios:

> "D.Ignacio Torres, natural de la Península, D.Tomás Pierce y D.Eloi Salles, vecinos de esta ciudad, y Cirujanos Dentistas, ante V.S. con el respeto debido comparecemos y decimos: Que no es egoismo ni ninguna otra pasión que nos mueve a referir a la ilustración y penetración de V.E. se digne disculpar los sentimientos que emitidos, hijos solo de nuestro celo ardiente, como emanados de subditos fieles españoles; y que V.E. solo como jefe político puede acallar la exigencia, y que está en el interés de todo blanco el apoyarnos por la tendencia que creemos descubrir y que presentamos a vuestra perspicacia de V.S."
>
> "V.E. está bien penetrada que ninguna profesión hace mas comunicativa a todas las personas de todas las clases y rangos, que las de las facultades de Medicina y Cirugía, en todos sus ramos. La profesión de la Cirugía Dental es una de ellas, y quizá mas que ninguna otra atrae una íntima relación y consideraciones que profesadas por un negro o pardo le realza de su clase, mientras que en la alternación con un blanco le humilla; al hombre de color, esta profesión le eleva a un alto y grado de estimación entre los de su clase, como se vió en la última conspiración de estas castas, en que en su arrojo y osadía dieron los mas altos empleos a los dentistas de su color, porque los consideraban como seres superiores por su posición social, su inteligencia y por los buenos modales que adquirieron en el íntimo roce que tenían con sus mejores. Cinco de estos jefes supremos, dentistas, fueron presos, dos de ellos fusilados, y los otros tres que son quizas, los mas criminales, pero mas astutos e inteligentes, después de sufrir prisión por mucho tiempo, fueron puestos en libertad por una inconcebible bondad del antecesor de V.E."

"Estos mismos tres Escmo Sor están extendiendo el número de sus discípulos dentistas por toda la Isla, nosotros seguimos sus pasos y creemos hacer un bien a la Patria, denunciándolos, pues consideramos puedan estar diseminado por toda la Isla, fieles adeptos a sus negros planes, con quienes podrían contar en todo evento". "Hubo un tiempo Escmo Sor, que no se conocía en esta capital un cirujano dentista y por eso no se consideraron sino como Flebotomianos, en el Reglamento de Medicina y Cirugía, pero VE está penetrado que en las capitales de Europa y América, la corporación de Cirujanos Dentistas es considerada en el grado de un médico y cirujano, que para ser profesor de cirugía dental se necesitan perfectos conocimientos médico-quirúrgicos especiales, además de reunir habilidades artísticas por la relación íntima que tienen estas profesiones entre sí; además se necesita ser de buenas maneras, de moralidad conocida y en este país sobre las demás circunstancias debe atenderse con preferencia a la limpieza de sangre; con esta resolución V.E. elevaría esta profesión al rango que debiera ocupar, los blancos españoles se dedicarán a sus estudios, por que no verían alternando con ellos, y los negros no tendrán para los de su casta que fueran dentistas esa deferencia respetuosa. Denunciamos pues a VE la sospecha que se nos ha hecho ese comportamiento de Dentistas de color en los principales pueblos de la Isla, por haber discípulos de los que murieron fusilados por conspiradores y pos los que sufrieron prisión. V.E. como jefe político puede suspenderlos, y como Vice Real Protector de la Inspección de Estudios, que para ejercer esta profesión y cualquiera que atraiga consideraciones se requiera la limpieza de sangre, buena vida y costumbre, en lo futuro; por lo cual a V.E. suplicamos se sirva atender esta esposición por la tendencia política que encierra, y por la elevación que sin duda alguna dará a una profesión que merece las mayores consideraciones en mérito de las razones que llevamos emitidas y que esperamos de la justificación de V.E. y de su desvelo para la seguridad del país".

¿Que curso llevó esta acusación? Con fecha 24 de Junio hubo de pasar a la consulta del Sr. Alcalde Mayor, Martín Galiano, quien afortunadamente para la posteridad, y para los acusados.

emitió un breve fallo que se encuentra al margen de dicho expediente, en el Archivo Nacional de Cuba y que textualmente dice así:

> "El asesor no vé ni los peligros, ni esa influencia que tanto se pondera por parte de los reclamantes, de permitirse el ejercicio de dentistas a personas de color, y si por el contrario considera produciría los mas perniciosos resultados el reducir a la miseria a familias enteras privando a las cabezas de las mismas de los medios decorosos de ganar la subsistencia como ahora lo hacen. Por lo mismo es de opinión debe declararse sin lugar la presente solicitud".

Esta es a grandes rasgos la acusación formulada a los dentistas en la Conspiración de la Escalera, quedando demostrado que fueron acusados y condenados por el doble delito de ser dentistas y mulatos o negros. Pudiera ser que andando el tiempo al revisar mas legajos y expedientes en el Archivo Nacional de Cuba, se encuentre el nombre de otros mas, pero bástenos los nombres de los aquí mencionados y los hechos aquí relatados para mostrar como *la profesión dental cubana, fué la primera que como tal sufrió la persecución de malos gobernantes* y como el nombre de mas de un dentista figura en el martiriologio de nuestra patria desde hace mas de siglo y medio por una persecución racial tan combatida por Martí años más tarde al decirnos: "EL HOMBRE NO TIENE NINGUN DERECHO ESPECIAL PORQUE PERTENEZCA A UNA RAZA U OTRA, DIGASE HOMBRE, Y YA SE DICEN TODOS LOS DERECHOS".

Y para terminar esta reseña repitamos la PLEGARIA A DIOS del poeta Plácido que fue fervorosamente recitando desde la capilla en que se hallaba hasta el momento en que fue fusilado, aunque solo pudo oirse hasta el momento en que él decía: "Yo no os puedo engañar, Dios de clemencia. . . ."por haberlo impedido el redoble de los tambores y el murmullo de la muchedumbre que agitaba en aquel campo, para presenciar el fusilamiento de once inocentes el 28 de Junio de 1844, y que para la posteridad fueron recogidas las terribles palabras pronunciadas por Plácido al tiempo de ser vendado:

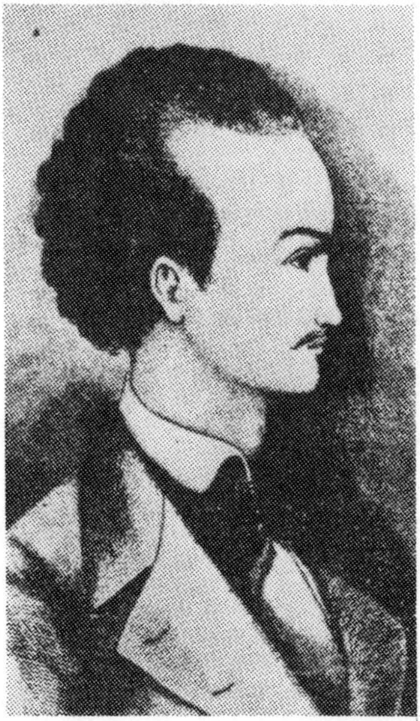

31. Plácido.

"Aplazo ante el juicio de Dios a mis verdugos y fiscales D. Francisco Hernández Morejón y D. Ramón González".

He aquí la plegaria de todos conocida:

Ser de inmensa bondad, Dios poderoso,
A vos acudo en mi dolor vehemente;
Extended vuestro brazo omnipotente
Rasgad de la calumnia el velo odioso,
Y arrancad este sello ignominioso
Con que el mundo manchar quiere mi frente.

Rey de los reyes, Dios de mis abuelos,
Vos sólo sois mi defensor, Dios mío;
Todo lo puede quien al mar sombrío
Olas y peces dió, luz a los cielos
Fuego al sol, giro al aire, al Norte hielos,
Vida a las plantas, movimiento al río.

Todo lo podeis vos. . . .todo fenece
O se reanima a vuestra voz sagrada,
Fuera de vos, Señor, el todo es nada
Que en la insondable eternidad perece;
Y aún esa misma nada os obedece
Pues de ella fué la humanidad creada.

Yo no os puedo engañar, Dios de clemencia;
Y pues vuestra eterna sabiduría
Ve al través de mi cuerpo el alma mía
Cual del aire a la clara transparencia;
Estorbad que humillada la inocencia
Bata sus palmas la calumnia impía.

Mas si cuadra a tu suma ominipotencia
que yo perezca cual malvado impío,
Y que los hombres mi cadáver frío
Ultrajen con maligna complacencia;
Suene tu voz y acabe mi existencia;
Cúmplase en mí tu voluntad, Dios mío.

BIBLIOGRAFIA

1 Mena, Cesar A. "Dentistas en la Conspiración de la Escalera"; trabajo de ingreso en la Sociedad Cubana de Historia de la Medicina. Revista de la Sociedad. Habana, Cuba.
2 Mena, César A. "La Odontología en Cuba Colonial". Gráficas Universo, Habana, Cuba, 1955.
3 García, Garofalo Mesa M. "Plácido, Poeta y Mártir". Ediciones Botas, México, 1938.

CAPITULO X

Siglo XIX. 1845—63. Otros dentistas de Cuba en 1845—46. Eter y Cloroformo. Dentistas de 1847—50. Uso del Arsénico, Oro adhesivo y otros datos de interés. Conspiración de Narciso López y otras. Agüero en Puerto Príncipe. Armenteros en Trinidad. Eduardo Facciolo. La Voz del Pueblo. Otros aspectos de la profesión dental de 1851 en adelante. Familia Vieta. Antonio Laureano Coopat, José Ma. Bonelli e Isidro Bonelli. El Telégrafo en Cuba. Título de Practicantes. Otros datos de interés de antes de 1863. Número de Dentistas Recibidos y Flebotomianos desde 1842—63. Fundación de la Academia de Ciencias.

OTROS DENTISTAS DE CUBA EN 1845 y 1846

En el año de 1845 aparece en la Prensa un anuncio de un dentista llamado José López, que no es otro que José de la Paz López, que había incorporado sus estudios por la Universidad de La Habana en 9 de abril de 1845. En el anuncio hace constar que estudió en los E.U.N.A. y que tenía su gabinete en Obrapía 11. Decía en el anuncio que "orifica y posee nuevo instrumental para extracciones y trata el nervio por preparaciones químicas".

En el 1846 publica Koth algunos de sus escritos (ver Capítulo XVIII, Pág. 250), publicaciones éstas que según Arques Miarnau[1] colocaron a Cuba en lugar destacadísimo entre los países hispanoamericanos, y es también en este año de 1846 que el Licenciado González del Valle publica su "Manual de Flebotomianos" (ver Capítulo XVIII, Pág. 251) que da nuevos impulsos a la odontología en Cuba.

En ese propio año anuncia Koth que tiene más de 20,000 dientes y "que pasará a domicilio para atender la boca de la población de La Habana".

ETER Y CLOROFORMO

En 1847 del 12 al 31 de mayo aparecen en el Diario de La Habana, una serie de artículos sobre el Eter y Cloroformo, del Dr. Le Riverand, y aunque no guardan relación con la dentistería, se nota el progreso que iba adquiriendo Cuba en las ramas de las Ciencias Médicas, pues aún en los Estados Unidos de Norte América no estaba difundido el uso ya que había sido recién descubierto hacia solo un año, lo que demuestra la influencia que ejercía la presencia en nuestras costas de profesionales que venían del poderoso país del norte.

DENTISTAS DE 1847 a 1850

En 23 de abril de 1847 se anuncia en la "Crónica Social" del Diario de La Habana, el Dr. José F. Beauregard, quien había incorporado sus estudios en la Universidad de La Habana en 23 de marzo del propio año (Memorias Universidad de La Habana). Es este el primer dentista que hace un reclamo en la Crónica Social y el primero que se anuncia como nacido en Cuba, aunque podemos sospechar que hubo otros cubanos graduados antes que él. Decía el anuncio:

> "D. José F. Beauregard. El Faro de ayer anuncia la reciente llegada a esta ciudad de D. J. Beauregard, Cirujano Dentista, rivalidado en la Real Universidad de La Habana. Efectivamente podemos asegurar que el público ha hecho una adquisición notable, pues este joven, nacido entre nosotros, empleando gran parte de su vida en adquirir los conocimientos necesarios para ejercer con el mejor acierto su profesión en las principales capitales de Europa y América, por lo que no dudamos de recomendarle sinceramente, estando por otra parte convencidos por experiencia de su aprovechamiento en los adelantos modernos que ha experimentado este ramo de la cirugía".

Es decir, que este Dr. ni siquiera ponía la dirección de su gabinete en la Crónica Social, sujetándose así a una ética más estricta de la que había existido hasta entonces. Sin embargo el 27 de abril ya en un anuncio, y con un "reclamo bajo toda ética profesional", hace constar que tiene su consulta en Obispo 89 y que es licenciado por varias facultades y es corresponsal de varias sociedades científicas.

Poco tiempo después, en 26 de octubre del mismo año de 1847, aparece asociado con Pierce, en O'Reilly 97. Este Pierce no es otro que uno de los tres dentistas que un año más tarde se dirigió al Gobierno para que no dejara ejercer a los negros y mulatos la profesión dental, como hemos visto en el capítulo anterior.

El anuncio está en el Diario de La Habana, tiene alrededor de dos pulgadas cuadradas con fondo negro y letras blancas, y en ese mismo día, y en igual forma aparece un anuncio de Carlos Koth en la calle Obispo, última cuadra por la calle de Monserrate, No. 65. Este Koth había sido recibido por la Junta Superior en 22 de febrero de 1841.

Pero hay un dato interesantísimo en la prensa diaria de 1848, donde aparece que Pierce se separa de Beauregard y lo sustituye José Ma. Bonelly, quién fue capacitado por la Universidad de La Habana en 6 de marzo de 1846 y del que hablaremos más adelante.

¿Cuál fue el origen de la separación de Pierce y de Beauregard en 1848? ¿Fue la denuncia que Pierce hizo ante el Gobernador de que no dejara ejercer a los negros y mulatos? ¿Fue que Beauregard, nativo de Cuba, vio ello con malos ojos? No podemos aseverarlo, pero es muy significativo que Beauregard que era cubano, no firmó la denuncia con Pierce a pesar de tener juntos la consulta, y que una vez formulada la denuncia se separaran.

USO DEL ARSENICO, EL ORO ADHESIVO Y OTROS DATOS DE INTERES

Aparecen en esta época pruebas de que se usaba el arsénico para destruir la pulpa dentaria y los primeros forceps de forma anatómica, pues existen anuncios de que habían llegado a Cuba en esa época. Se empleaba igualmente el oro adhesivo y se obturaban los conductos radiculares, y por último se hacían estudios sobre la piorrea alveolar.

En 1850 existían en La Habana según Martínez Fortún, 12 dentistas en La Habana y alrededor de 4 en Santiago de Cuba.

CONSPIRACION DE NARCISO LOPEZ Y OTRAS

Es en esta época que ondea por vez primera, en un territorio cubano, libre del yugo español, aunque fuera por unas horas, la bandera de la estrella solitaria al ser enarbolada por Narciso López en la ciudad de Cárdenas el 19 de mayo de 1850.

Narciso López, al descubrirse una conspiración que se formó en Manicaragua, Las Villas, en 1848, salió de Cuba y se dio a trabajar con la colaboración de Cirilo Villaverde[3] y otros cubanos de E.U.N.A. para preparar una invasión a Cuba. Equipó tres expediciones, las dos primeras en 1848 y 1849 fracasaron por la oposición del gobierno norteamericano, pero la tercera que salió de New Orleans, en el vapor Creole, desembarcó en Cárdenas durante la madrugada del 19 de mayo de 1850 y era compuesta por más de 600 hombres (la mayoría extranjeros), pues solamente cinco de los expedicionarios eran cubanos.

Ya en Cárdenas pasados los primeros momentos de incertidumbre, mientras huían los vecinos para ponerse a salvo, el teniente gobernador se encerró en el ayuntamiento y resistió durante algunas horas pero al fin fue incendiada la casa que le servía de fuerte y se rindió y fue entonces cuando la bandera que hoy constituye nuestra enseña nacional fue enarbolada por vez primera en un "verdadero territorio de Cuba libre".

Pretendió Narciso lópez dirigirse a Matanzas, pero al ser cortada la vía férrea, y al no unirse ningún grupo de cubanos, y ante el anuncio de que las fuerzas enemigas se acercaban zarpó de Cárdenas perseguido por un cañonero español hasta que logró refugiarse en Cayo Hueso.

Sin embargo "en todas las regiones de Cuba despertó vivo entusiasmo la toma de Cárdenas, aún cuando éste se hubiese alejado en seguida de la ciudad conquistada".

En 1851 Narciso López hizo su última tentativa expedicionaria. En el pequeño vapor PAMPERO, salió de las costas norteamericanas con más de 400 hombres, (también en su gran mayoría extranjeros) rumbo a Cuba, desembarcó en las playas de Toscano, en la costa norte de Pinar del Río el 12 de agosto de 1851 y dividió sus gentes en dos grupos saliendo él con su grupo para Las Pozas, y aunque obtuvo algunas victorias en el cafetal de Frías y otras, cayó prisionero para ser agarrotado en la explanada de la Punta, en La Habana, el 1ro. de septiembre de 1851.

OTRAS CONSPIRACIONES DE ESA MISMA EPOCA. AGUERO EN PUERTO PRINCIPE

Después del fracaso de la primera expedición de Narciso López y antes del fracaso de la segunda, hubo preparativos revolucionarios en Cuba, entre los que es necesario recordar, el de Joaquín Agüero en Puerto Príncipe, que aunque fracasó, igual que la de López, demostraba que existía un mal de fondo entre los nativos cubanos en contra del yugo español. Agüero dio pruebas de extraordinario valor antes de ser fusilado en Puerto Príncipe, y es fama que todo el "mundo en Puerto

Príncipe llevó luto por la muerte de aquellos patriotas". Entre las mujeres el sentimiento se manifestó con el sacrificio de las trenzas. La consigna para hacerlo circuló en la siguiente cuarteta:

Aquella camagüeyana
que no se cortase el pelo
no es digna que en nuestro suelo
la miremos como hermana.

ARMENTEROS EN TRINIDAD

En julio de 1851 se alzó Isidoro Armenteros, en Las Villas, y se apoderó junto con los suyos de algunas armas en varios ingenios, pero inmediatamente se encontraron con fuerzas españolas, siendo capturados algunos de sus jefes, entre ellos el propio Armenteros, siendo condenados a muerte una semana después que lo habían sido Agüero y sus seguidores en Puerto Príncipe.

EDUARDO FACCIOLO, LA VOZ DEL PUEBLO

En 1852 alarmó a las autoridades de La Habana un periódico editado clandestinamente llamado la "Voz del Pueblo Cubano", por un joven tipógrafo llamado Eduardo Facciolo, pero pronto fue descubierto.

RAMON PINTO — 1854

En 1854 se registró la última conspiración de importancia antes que estallara la Guerra de los Diez Años de 1868. Esta fue dirigida por un español nativo, RAMON PINTO, pero un cambio en el gobierno español, vino a hacerla fracasar, al ser abandonado Pintó por muchos de los comprometidos. Pintó fue hecho prisionero y fusilado en 1855.

ESTRAMPES — 1855

Por último, un joven matancero, Francisco Estrampes fue aprendido cuando trataba de introducir un cargamento de armas en Baracoa, Provincia de Oriente.

Sin embargo, quedaba sembrada la semilla que años más tarde habría de germinar y dar lugar a la primera Guerra por la Independencia de Cuba en 1868 al demostrarse que tanto en Puerto Príncipe, como en Trinidad, como en Matanzas y aún entre los propios españoles, existía un mal de fondo contra las autoridades que no comprendían la situación y que siempre creyeron podrían dominarla por el uso de las armas.

OTROS ASPECTOS DE LA PROFESION DENTAL DE 1851 EN ADELANTE

En marzo de 1851 durante los días 11, 13, 14, 15, 18 y 20, el Diario de La Habana publica un largo artículo sobre "Higiene de los Dientes" firmado por José León, al que no hemos podido encontrar entre la lista de graduados ni por la Junta de Gobierno ni por la Universidad de La Habana y a los interesados en conocer sobre este artículo los remitimos a la página 252 del Capítulo XVIII donde haremos algunos comentarios sobre dicho escrito.

FAMILIA VIETA — 1851

En este año de 1851 aparece en la Gaceta de La Habana un anuncio de D. Miguel Ramón Vieta, Cirujano Dentista, que dice:

> "Vive en la calle Obispo 80, última cuadra por el Monserrate. En su elaboración ofrece sin pomposos anuncios, hacer por medio de sus inmejorables instrumentos y su mucha práctica, las operaciones por dificultosas que sean, garantizando sus obras (así como los acreditados específicos que posee para los males de la dentadura y curarla rápidamente)".

Queremos destacar que este Miguel Ramón Vieta fue incorporado• por la Universidad de La Habana en 7 de agosto de 1847, como el primero de la larga y famosa familia Vieta que ejerció y sigue ejerciendo en Cuba y en el exilio, hasta el día de hoy y para que pueda comprobarse lo que aquí decimos, mencionemos solamente los del pasado siglo, ya que pensamos hacer un recuento de todos los del presente siglo en el tomo II de esta "Historia de la Odontología". Fueron ellos:

Miguel Ramón Vieta, agosto 7, 1847
Mariano Juan Vieta, febrero 4, 1851
Juan Eligio Vieta, julio 22, 1852
Mariano Vieta, agosto 19, 1853
Pastor Alejandro Vieta Esquerra, diciembre 15, 1857
Miguel Ramón Vieta Moré, junio 30, 1874
Benito S. Vieta Moré, noviembre 22, 1876
Salvador Vieta Moré, abril 18, 1877
Benito Ezequiel Vieta Ferro, julio 28, 1899

• *Debemos destacar que no existían aun estudios de dentistas en la Universidad de La Habana. Tuvo pues que ser incorporado de otro país.*

Al mencionar los nueve primeros de que tengamos noticias, pensamos continuar la lista en el siglo XX con nombres tan distinguidos como el del destacado Decano, ya desaparecido, que nos acompañó en el exilio hasta su muerte, el Dr. Angel Vieta Barahona.

ANTONIO LAUREANO COOPAT – 1851

En el mismo año de 1851 ejercía en La Habana un dentista de apellido Coopat,• cuyo nombre completo era Antonio Laureano Coopat, quien incorporó sus estudios en la Universidad de La Habana en 31 de mayo de 1851.

Sobre el Dr. Coopat relata el Dr. Andrés Weber, (graduado en 7 de marzo de 1863) y uno de los dentistas más destacados que tuvo la profesión no solo en Cuba sino en el extranjero, que en agosto de 1891 atendió un paciente del Dr. Coopat y relata lo que observó en la boca de dicho paciente:

> "Había sido un diente lateral devitalizado hacía 29 años, y orificado en la misma época por el distinguido Dr. Coopat de La Habana". "Voy a tomarme la libertad de levantar el velo para hacer constar en nuestra pequeña literatura cubana lo que era el Dr. Coopat. Nacido en la poética ciudad de los dos ríos, cuna que ha sido de otras notabilidades, su educación profesional la recibió en Londres, Filadelfia, y New York; conocía a fondo los idiomas inglés y francés". "Ejerció su profesión en La Habana, hasta 1862, en que los Srs. Duques de la Torre se lo llevaron a la capital de España, donde ejerció la dentistica. El ha sido estrella luminosa en La Habana, Madrid y a la altura de los más ilustrados de su profesión en el resto del globo. Fue el dentista que hizo operaciones en boca de la familia Real de España, sin guantes, pues la costumbre hasta entonces era que el dentista operase con guantes puestos. El se negó a ello, y la Reina, Doña Isabel, le dijo que trabajase como él tenía costumbre de hacer. Fue víctima de uno de esos soplos famosos del Guadarrama y falleció creo que por el 1872".

• (Este Coopat es varias veces mencionado en los Anales de la SOH).

JOSE MARIA BONELLI E ISIDRO BONELLI

Al año siguiente de la mención de Coopat, aparece que Miguel Vieta hace constar un viaje a Matanzas; y aparece un anuncio de José María Bonelli y Zayas. Este dentista había sido capacitado por la Universidad de La Habana en 6 de marzo de 1840 y estuvo asociado con Beauregard como hemos visto al separarse éste de Pierce.

Este José Ma. Bonelli anuncia en 1852 que prepara un "Elixir Odontálgico" contra los dolores de muelas y a la vez su famoso ungüento Bonelli, que todavía hoy día, (1955) era empleado por el pueblo en las infecciones locales de la piel, tales como panadizos, forúnculos, etc. Era italiano y la Gaceta especifica que fue uno de los primeros dentistas que ejerció en La Habana. Años más tarde aparece Isidro Bonelli y Zayas, graduado por la Universidad de La Habana en 13 de noviembre de 1851, es decir, once años después que José Ma., los que tienen que haber sido hermanos por los dos apellidos Bonelli y Zayas. Son pues, los dos primeros hermanos que sepamos ejercieron la profesión en Cuba al mismo tiempo, a no ser que Miguel Ramón Vieta y Mariano Juan Vieta fueran también hermanos.

1854. En este año aparece la Segunda Edición del Manual de Flebotomianos que mencionaremos en el Capítulo XVIII, Pág. 251 .

EL TELEGRAFO EN CUBA — 1851

Oportuno es decir aquí algo al respecto al telégrafo en Cuba, y para ello nada más apropiado que tomarlo de Cuba en la Mano

> "En el año de 1840, don Antonio María Escobedo, Administrador del Ferrocarril de La Habana a Güines, solicitó autorización del Gobierno y la Capitanía General, para construir una línea telegráfica entre La Habana y Güines, utilizando el sistema Morse; pero la autorización no le fue concedida, porque a juicio de la autoridad el invento era tan reciente que aún no podía garantizarse su uso".
>
> "Más afortunado que Escobedo fue el Sr. Samuel A. Kennedy, a quien el Conde de Alcoy, dio permiso, en el año de 1851, para establecer una línea. Verdad es que esta línea no tenía la importancia de aquélla, pues su

tendido sólo podía hacerse desde el Teatro Villanueva hasta la plaza de Monserrate, en esta ciudad. Esta línea fue la primera que por vía de ensayo funcionó en la Isla de Cuba".

"En el año de 1853, dos años después, se inauguró la línea telegráfica entre La Habana y Bejucal. Esta línea formaba parte de la línea general de Cuba, cuya iniciativa se debió al General Cañedo, Capitán General de la Isla".

"Desde 1853 hasta 1863 las líneas telegráficas se extendieron hasta las principales poblaciones de las provincias de La Habana, Pinar del Río, Matanzas y Santa Clara. En el último de los citados años llegaron a Camagüey, y dos años más tarde se prolongaron hasta Santiago de Cuba".

Es de notarse que el servicio telegráfico se estableciese en ıba cinco años antes que en España, su metrópoli, y diez y ete años antes que en Puerto Rico, su hermana colonial, para ıe se comprenda la importancia que iba adquiriendo nuestra la.

ΓITULO DE PRACTICANTE

Resaltemos que en 9 de septiembre de 1857 se crea en España el título de Practicante, que anulaba al que hemos mencionado de Flebotomianos. Dicho título capacitada al que lo obtenía a una de las ramas de la cirugía menor y entre ellas el arte y la prótesis dentaria. Sin embargo debemos recordar, que hemos dicho que este título de *practicante* no tuvo nunca vigencia en Cuba en el plan de estudios, y que sólo fueron utilizados en Cuba por individuos que aprovechando lo legislado, incorporaron sus estudios, ya que en Cuba se siguieron extendiendo los de Flebotomianos, Dentistas y Ministrantes. En los libros de graduados de los Archivos de la Universidad de La Habana, y en las memorias correspondientes a dicha época, encontramos separados a cada momento los practicantes y los flebotomianos, especialmente en los primeros años, pues más tarde ambos aparecen incluidos en un solo capítulo, el de Ministrantes.

Corrobora nuestra afirmación de que el plan de 1857, en el que aparece el título de Practicante, no fue puesto nunca en vigor en Cuba, el hecho de no haberlo encontrado en ninguna de las Memorias de la Universidad de La Habana y el que la propia Sociedad Odontológica de La Habana, pionera de las luchas clasistas pedía en 1883 a las autoridades universitarias que implantaran el decreto de 1857 en lo referente al distrito universitario. Es más, los pocos practicantes que aparecen en las

Memorias de la Universidad lo son con el carácter de incorporados, y son escasísimos, con una gran diferencia de tiempo de unos a otros.

OTROS DATOS DE INTERES DE ANTES DE 1863

En 1859 se traslada a París, Carlos Koth y pone su consulta en Rue B. Bateliere No. 10.

En 1861 aparecen ejerciendo en La Habana, que ya se acercaba la isla a una población de millón y medio de habitantes, los siguientes dentistas:

Miguel R. Vieta, en Obispo 80, recibido en agosto 7, 1847.

Guillermo L. Tinker, en Habana 4, recibido en octubre 2, 1852.

Guillermo Dowens, recibido en septiembre 12, 1853.

Francisco Rey Barruete, en Prado 110, recibido en julio 28, 1859.

Domingo Nis, en Obrapía 34, recibido en junio 27, 1859.

Jorge V. Brito Flores, en Concordia 16, recibido en enero 31, 1860.

Fergurson, en Tte. Rey. (Era un inglés graduado en Londres).

En 1863

Uriel Smith, en Galiano 72, recibido en enero 19, 1863.

Andrés Weber, en Galiano 72, recibido en marzo 7, 1863.

NUMERO DE DENTISTAS Y FLEBOTOMIANOS RECIBIDOS DESDE 1842—1863

En las Memorias de la Universidad de La Habana de 1864—65, aparece un cuadro estadístico muy interesante, pues dice el número de flebotomianos graduados conforme al plan de 1842, así como el número de dentistas incorporados conforme a dicho plan, y es interesante pues muestra como iban disminuyendo los flebotomianos y aumentando los dentistas.

	Flebotomianos Recibidos	Dentistas Incorporados
1842–43	2	3
1843–44	5	3
1844–45	14	4
1845–46	16	3
1846–47	14	4
1847–48	9	2
1848–49	5	0
1849–50	9	0
1850–51	4	3
1851–52	2	4
1852–53	9	3
Sub-total	89	29
1853–54	8	4
1854–55	3	2
1855–56	2	2
1856–57	4	5
1857–58	6	10
1858–59	9	12
1859–60	3	5
1860–61	2	1
1861–62	0	3
1862–63	4	8
Sub-total	41	52
GRAN TOTAL:	130	81

Si comparamos el número total en 20 años se notará una marcada superioridad en los flebotomianos (130 vs. 81) pero si dividimos en períodos de 10 años veremos que en 1843 a 1853 fueron 89 Flebotomianos vs. 29 Dentistas y en el segundo período de los años de 1853 a 1863 se nota el aumento de Dentistas en la proporción de 41 Flebotomianos vs. 52 Dentistas.

Ambos, Flebotomianos y Dentistas tenían que pagar distintos derechos a la hora de examinarse y era diferente en cada curso. Si recorremos algunas de las memorias de la Universidad encontramos lo siguiente:

En 1864 un total de 49 Flebotomianos pagaban 17 escudos por entidad; 15 escudos por examen y 17 escudos por certificación.

Un total de 47 Dentistas pagaban (Nada) por entidad; 15 escudos por examen y 32 escudos por certificación.

FUNDACION DE LA ACADEMIA DE CIENCIAS EN 1861

Otro hecho que hubo de marcar los adelantos de la época en Cuba fue la fundación de la Academia de Ciencias Físicas y Naturales por el año 1861.

Las gestiones fueron iniciadas desde 1826 por una exposición hecha por Don Tomás Romay, pero las mismas no dieron resultado hasta 1860, después de una nueva solicitud suscripta esta vez por Nicolás José Gutiérrez y Ramón Zambrana.

Pero ya fundada en 1861 dio lugar a que Cuba adquiriera un lugar más destacado en las naciones civilizadas, como país dado a la cultura y al progreso, pero nuestra profesión desgraciadamente no había avanzado para que en esa fecha fuera incluida entre las que pasaron a formar parte de tan docta corporación, pues ni siquiera existía entre los planes de estudios de la Universidad de La Habana. Había de ser incluída años más tarde.

BIBLIOGRAFIA:

1 Arques, Miarnau. "Historia Anecdótica de la Odontolongía". Salvat, Barcelona, 1945.

2 Mena, César A. "La Odontología en Cuba Colonial". Editorial Gráficas Universo. Habana, 1955.

3 Enciclopedia de Cuba, Tomo IV, Págs. 368—369.

4 Memorias de la Universidad de La Habana.

CAPITULO XI

Real decreto creando la Carrera de Dentista en 1863. Transplantes dentales. Anuncios de la época. Llegada de los practicantes de Santo Domingo. Agenda Médica. Otros datos de la época. Fusilamiento de los Estudiantes de Medicina en 1871. Anuncios de dentistas de 1871 a 1880. Pasteur y Lister. Real Orden que crea en España la Carrera de Cirujano Dentista.

REAL DECRETO CREANDO LA CARRERA DE DENTISTA

Fue en 1863 cuando se marcó un nuevo paso de avance en nuestra estructuración futura. El 15 de Junio de ese año un Real Decreto estableció un nuevo plan de estudios en la Universidad de la Habana, apareciendo por vez primera, en el currículum universitario la denominación de Dentistas aunque todavía con el concepto de Ministrantes.

La matrícula que pagaban estos ministrantes dentistas, era diferente a la que abonaban las otras "carreras agregadas" y existió cierta diferenciación en ejercicio de ella y la de Flebotomianos, pero estos y los practicantes siguieron sacando dientes y muelas. No debemos olvidar que estaban llegando también a nuestras playas Cirujanos Dentistas graduados en Universidades extranjeras.

Gumersindo Atalay y José Martínez Fortún, dos glorias del siglo pasado, uno dentista y el otro médico, nos contaban que sin embargo los flebotomianos y los practicantes se iban replegando hacia el interior de la isla y también a prestar sus servicios en hospitales y prisiones, o con el carácter de ambulantes, quedándose poco a poco los ministrantes dentistas y los cirujanos dentistas ejerciendo en las poblaciones hasta que al final se quedaron estos últimos.

En 22 de Septiembre de 1863 una Real Orden reglamentó los requisitos que debían exigirse a los que aspirasen a los títulos de Ministrantes Dentistas, pero en corto tiempo, en 10 de Octubre de 1871, no fue hasta el 4 de Junio de 1875 que se verificó un nuevo cambio sustancial en la profesión dental, que se hizo extensiva a Cuba en 1880, creándose la profesión de Cirujano Dentista. A ello dedicaremos este capítulo desde 1863 hasta 1880.

Veamos primero la Real Orden de 22 de Septiembre de 1863 que regulaba el Real Decreto de 15 de Junio del propio año. Disponía ella lo siguiente:

> Art. 1.— Los que aspiren a recibirse de dentistas, Sangradores y Parteras, deberán acreditar que han practicado respectivamente las indicadas profesiones por espacio de tres años con un profesor recibido.
> Art.2.— Para acreditar esta práctica, se matricularán al principio de cada uno de dichos tres años en esa Real Universidad, abonando la cantidad de diez y siete pesos fuertes por cada matrícula y expresando el Profesor con quien piensa seguir la práctica a fín de que la Secretaria de aquel establecimiento tome la oportuna razón.
> Art. 3.— Solo estos profesores especialmente designados al principio de cada año por los interesados podrán expedirles las certificaciones de práctica.
> Art.4.— Los que residan fuera de la Habana, pero en su distrito universitario, podrán matricularse ante los respectivos subdelegados de Medicina y Cirugía, los cuales deberán cobrar y remitir inmediatamente los derechos de matrícula al Tesorero de la Universidad y dar cuenta a la vez del profesor designado por el interesado.
> Art.5.— Los aspirantes al título de Dentista o Sangradores acreditaran que han cumplido 18 años de edad y presentarán además una certificación del Párroco y otra de la autoridad local en justificación de su buena vida y costumbres.
> Art.6.— (Trata de los títulos de las Parteras)
> Art.7.— Los aspirantes al título de Dentistas depositarán previamente la cantidad de cincuenta pesos en la Secretaría de esa Universidad, de los cuales abonarán los honorarios marcados en el referido artículo 86 (se refie-

re al plan de 1842), para los examinadores, secretarios y portero, ingresando el resto en las cajas del establecimiento.

Art.8.— Los exámenes para ser admitido en esta profesión en un ejercicio teórico de una hora sobre los principios y reglas de la misma y en otro práctico, que tendrá lugar en un hospital o donde los examinadores designen.

Pero este reglamento de 22 de Septiembre de 1863 solo tuvo carácter interino y así lo aclara una Real Orden de Abril 5 de 1866 (Tomo 11 de la obra de Rodríguez San Pedro, que dicta entonces el reglamento definitivo. Al tratar el Capítulo VI de este nuevo Reglamento de 1866, se refiere al hablar de los Ministrantes desde el artículo 215 al 224, y no los transcribimos del 215 al 218 por ser exactos a los números 1,2,3 y 4 respectivamente de los provisionales que hemos mencionado anteriormente.

En cambio en los otros hay algunas variaciones. Veamos el 219 que sustituye al número 5 provisional de 1863.

Art.219.— Los aspirantes al título de Dentistas y Sangradores acreditarán que han cumplido veinte años de edad y presentarán además una certificación de la autoridad local en justificación de buena vida y costumbre.

El artículo 221 que sustituyó al 7 provisional disponía que " los dentistas depositarían previamente la cantidad de cincuenta pesos y la de treinta los practicantes y flebotomianos".

El artículo 222 que sustituía al 8 provisional disponía que "el exámen para los dentistas versará sobre Anatomía—Fisiología y Patología, Quirúrgica y Cirugía Dental. El de los Practicantes o Sangradores sobre los conocimientos teóricos y Prácticos de la Cirugía Menor.

El 223 decía que "Todos estos Ministrantes, a ser posible tendrán además un ejercicio práctico, antes o después del teórico, en el edificio donde hallen las clínicas o donde los jueces crean oportuno".

El 224 decía "Aprobados que sean se les despachará una certificación que les sirva de título, firmada por el Rector y el Secretario General".

Como se ve existían preocupaciones en los gobernantes para modificar los planes de estudio y aunque desafortunadamente muchas veces eran los propios gobernantes los que burlaban dichos reglamentos, ello trajo por consecuencia grandes controversias en el seno de las instituciones que velaban por el mejoramiento de la profesión.

TRASPLANTES DENTALES

Como dato curioso y a la vez relevante del avance de la profesión podemos decir que ya en ésa época se hacían reinjertos dentales, que llegaron a ser conocidos fuera de las costas de nuestra Isla. Tan es así que en la Odontología de Madrid, publicada en 1892, que dirigía el cubano Florestan Aguilar, se dá cuenta de que en 1864 el Dr. Llanos de Cienfuegos, hizo un transplante de varios incisivos de la boca de un negro esclavo de su propiedad a su boca mediante, la libertad del mismo, y hace constar la Odontología que el Dr. Llanos en 1879 llevó a la tumba dichos incisivos.—

ANUNCIOS DE LA EPOCA

Varios son los anuncios de dentistas de esa época que no intercalamos por no ser de interés todos ellos, pero mencionemos algunos que nos dicen algo sobre el desarrollo de la profesión en la época.

G. Clarence Tinker anunciaba "el uso de nitrous oxide", haciendo constar que él había sido el que lo introdujo en Cuba. Uriel Smith anunciaba hacer extracciones sin dolor "por medio de un fluído eléctrico galvánico que produce el aparato de Rodger y gas nitro óxido que preparan en la botica La Reunión de J. Serra. En 1866 anunciaba el mismo Smith que usaba el "anesthose local".

LLEGADA DE LOS PRACTICANTES DE SANTO DOMINGO

Dice Martínez Fortun que en 1865 llegaron a la Habana, algunos practicantes de las tropas que combatieron en la isla de Santo Domingo, y que se esparcieron por ingenios y caseríos ejerciendo como dentistas, lo que corrobora dos cosas que hemos dicho hasta ahora, que los practicantes se relegaron al interior de la isla y el beneficio que trajo que vinieran tropas de la vecina hermana isla para Cuba.

AGENDA MEDICA

La Gaceta de la Habana de 6 de Febrero menciona que ese año se publica una Agenda Médica de D. Rafael Agustín Cowley que contenía una serie de materias, de importancia para nuestra profesión. Entre ellas:

1— Lista de todos los profesores Médicos de la Isla de Cuba y de las boticas, comadronas y dentistas de la Habana.
2— Posología de la mayor parte de los medicamentos en uso.
3— Memorial Terapeútico.
4— Recursos en casos de envenenamiento y asfixia.
5— Aguas minerales, nacionales y extranjeras.
6— Facultades de Medicina y Farmacia, Academia de ciencias, Cuerpo de Sanidad Militar, Hospitales Civiles, Excma Junta Superior de Sanidad Local de la Habana. Diputación del Puerto y Comisión Central de Vacuna.
7— Modelos de partes mensuales a la Junta de Sanidad y Certificado de Defunción.
8— Variedades.

OTROS DATOS DE LA EPOCA

En 1866 se anunciaban los dos Guillermo Tinker (Padre e hijo) que tenían un depósito dental, el único que existía según el anuncio, así como que preparaban el Bálsamo de los Andes, *para derretir el sarro.* Agua de las Pampas para refrescar la boca polvos para la limpieza de la boca y espíritu para los dolores de muelas.

Tomás Chassagne "que hacía extracciones sin dolor por fundo electro galvánico" Erastus Wilson anuncia su llegada de New York. *Este funda en 1868 la Primer Revista Dental que se tiene conocimiento en América de Habla Hispana.*

Remitimos al lector al capítulo XIX Página 263 para más detalles acerca de la Revista y en relación con Erastus Wilson. También anunciaban Wilson y su socio González que vendían utensilios para la boca y polvos dentífricos.

En esa época, en 1868 comienza la Guerra de los 10 años, que hubo de causar grandes estragos en nuestra patria, ya que muchos de sus hijos murieron luchando por la independencia de Cuba, otros fueron deportados, y algunos marcharon al extranjero debido a la persecución imperante por parte de las autoridades españolas,—Por dedicarle un capítulo especial a dicha guerra de 1868 no nos extendemos aquí más sobre el particular.

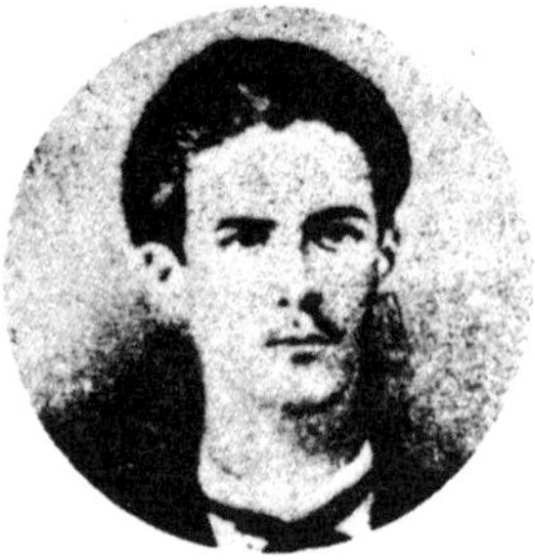

Alonso Alvarez de la Campa.

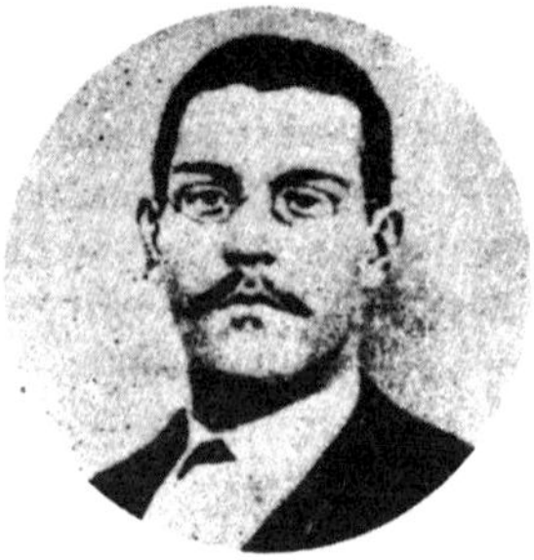

José de Marcos y Medina.

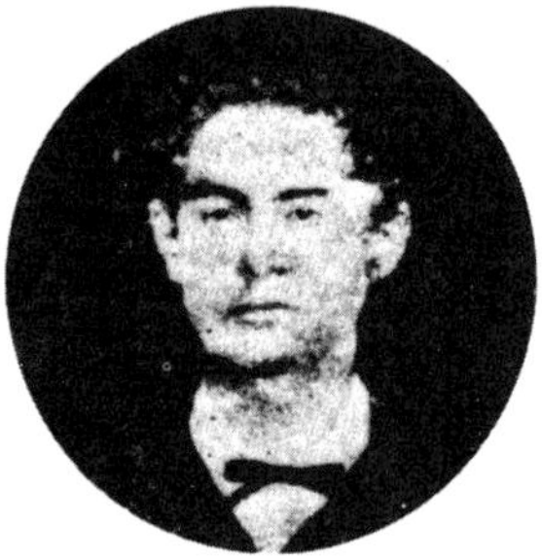

Eladio González de Toledo.

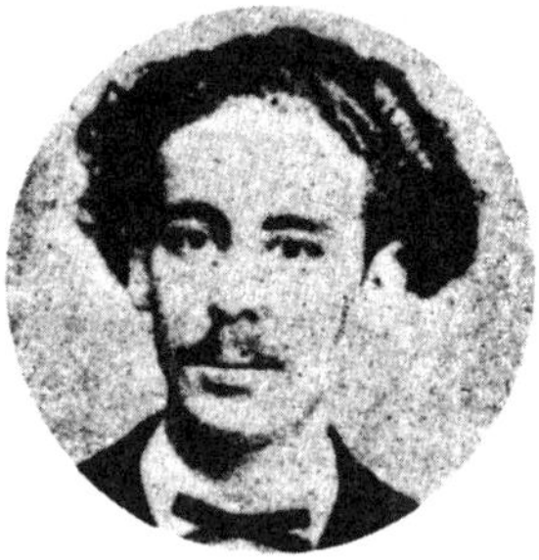

Pascual Rodríguez y Pérez.

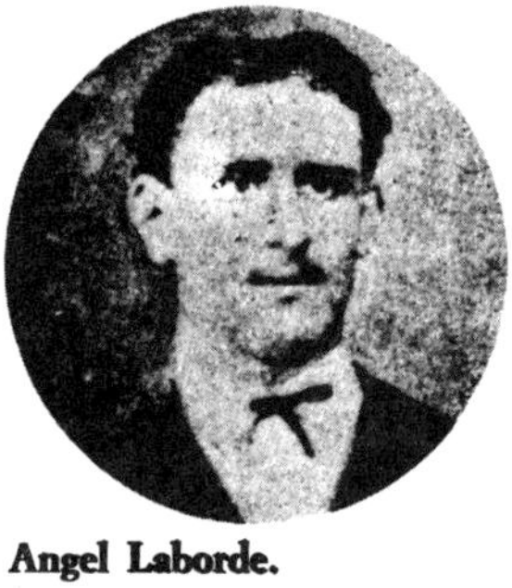

Angel Laborde.

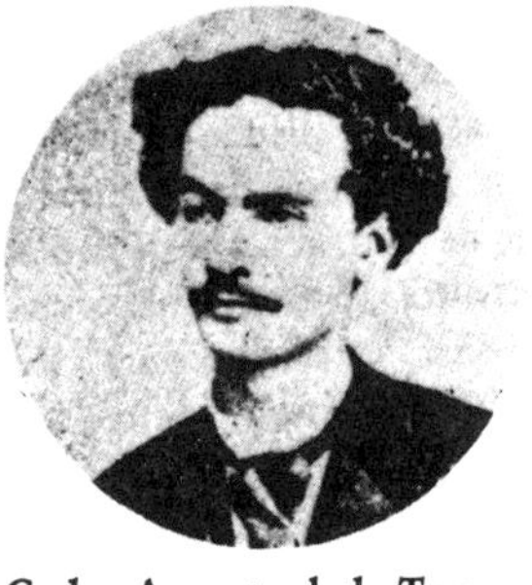

Carlos Augusto de la Torre.

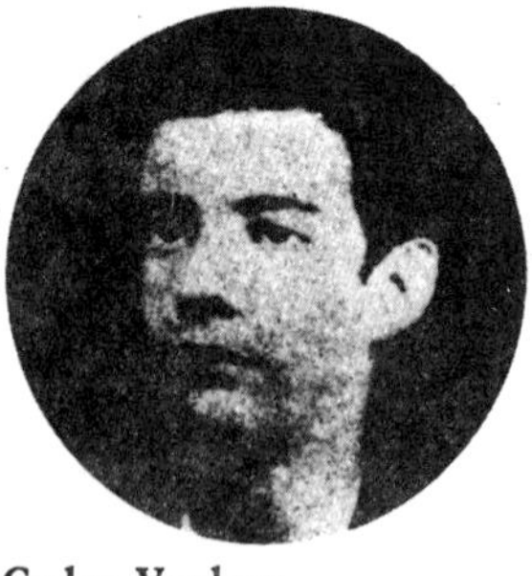

Carlos Verdugo.

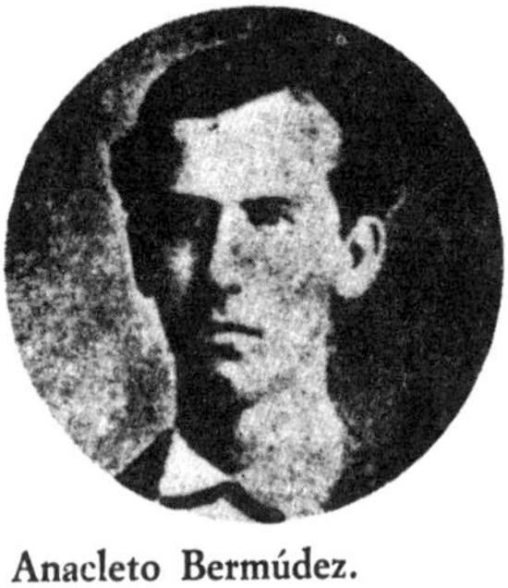

Anacleto Bermúdez.

32. Los Ocho Inocentes Estudiantes de Medicina, fusilados por los Voluntarios Españoles.

FUSILAMIENTO DE LOS ESTUDIANTES DE MEDICINA EN 1871.

La guerra de los 10 años, comenzada en 1868, y la que iba engrosando a sus filas nuevos patriotas cubanos, no pudiendo dominar las autoridades españolas la rebeldía de los cubanos, trajo una gran concentración de tropas en las provincias orientales donde era mas fuerte la lucha armada, pero dejó a la Habana a merced de los voluntarios españoles y "de cuando en cuando, para calmarles el afán de ver pacificada la Isla por la fuerza" trajo por consecuencia que las autoridades condujeran a la capital algún cubano de renombre para ser fusilado y calmar la sed de sangre del cuerpo de voluntarios, así sucedió con Domingo Goicuria, Luis de Ayesterán y Juan Clemente Zenea,que fueron ejecutados públicamente.[2]

Tal situación explica el crimen cometido en 27 de Noviembre de 1871, al exigir los voluntarios de la Habana que un grupo de estudiantes de Medicina fueran castigados sin piedad ni demora, por una supuesta profanación de sepulcros de prohombres del integrismo.

Sometidos sucesivamente a dos consejos de guerra, en el espacio de dos días, porque el primero de los consejos no sentenció con la dureza exigida por los voluntarios; ocho estudiantes fueron condenados a muerte y fusilados. (Ocho décadas después, se habría de repetir la historia de nuevo, cuando fueron sometidos a dos juicios en pocos días de diferencia, por no estar de acuerdo el tirano de turno, al igual que no lo estuvieron los voluntarios españoles, con el fallo que les habían dado en el primer juicio.) ¿Cuál fue la diferencia?.

Años después un hijo del periodista Gonzálo Castañón reconoció que el sepulcro de su padre no tenía señal de haber sido abierto ni lastimado, así vino a quedar claro que los alumnos habían sido inmolados por haber nacido en Cuba, por ser jóvenes y por dedicarse al estudio. Hoy aparece junto a su tumba en el Cementerio de Colón de la Habana. La palabra INOCENTES. Quiera Dios que vuelva a repetirse la Historia.

DENTISTAS Y ANUNCIOS DE 1871 a 1880

Dice Martínez Fortún que en esa época se preparaban dientes de oro cristalino, se vulganizaba el caucho y se ideó la desecación de la cavidad dentaria, empleándose el dique de cuacho (rubber dam) y el agua fenicada como desinfectante (de este hablaremos mas adelante).

Se anunciaba de dentista en Guanabacoa: Ramón González.

En 1871: Joaquín Cordero en Guanabacoa (Es el padre de Largio Cordero del que hablaremos en los dentistas que pelearon en el 95.

En ese mismo año Juan García Villaraza anuncia que pasa a domicilio a practicar toda clase de operaciones en la boca sin aumentar el precio y que recibe las órdenes en la Calzada del Monte esquina a Angeles, en la botica "El Aguila de Oro". Al salir nosotros de Cuba en 1960 todavía existía esa botica en el mismo lubar con mas de 100 años de existencia. Este García Villaraza fue un hombre progresista y de energía, y lo hubo de probar al fundar la primera Academia Dental en Cuba (ver capítulo XIV Pag. 169).

En la Revista Médico Quirúrgica de 1875 aparece la resección de un maxilar a una señora de Hoyo Colorado practicada por él mismo, que es la primera resección practicada por un dentista en Cuba, que tengamos noticias.

En 1876 se celebra en Filadelfia una exposición Mundial y tenemos como uno de sus asistentes a Erastus Wilson, ya mencionado, y que hubo de fundar en 1868 la primer revista dental de América Latina con el Dr. González; queremos destacar como Wilson concurrió a Filadelfia donde obtuvo una medalla por su exposición de dientes postizos.

En 1877 encontramos ejerciendo en Remedios a Manuel Seigle Fernández, que mas tarde pasó a Sagua La Grande donde murió. Había sido capacitado el 17 de abril del propio año por la U.H. para ejercer la profesión dental.

PASTEUR Y LISTER

Un gran avance hubo de recibir la medicina en todas sus ramas, con los descubrimientos de Pasteur y de Lister durante estos años.

Luis Pasteur había nacido en Dole, Francia, en diciembre 27 de 1822. Fue un hombre que hizo grandes contribuciones a la química y a la microbiología, contribuciones estas que fueron de lo más variadas, llegando a probar que los microorganismos producían no solo la fermentación de ciertas sustancias sino enfermedades dañinas al organismo humano. Fue el primero en usar la vacuna para la rabia, el antrax y otras enfermedades. Logró salvar la industria del vino, la cerveza y la seda no solo en Francia, sino en el Mundo entero y fue el primero en usar el proceso conocido por PASTEURIZACION.

Tuvo un fiel amigo y admirador en JOSEPH LISTER, célebre cirujano inglés, quien había nacido en Essex el 7 de abril de 1827, y había observado como más del 45 por ciento de sus pacientes en su sala de cirugía morían a causa de la sepsis de sus heridas entre los años de 1861—1865.

Al tener conocimiento de los trabajos de Luis Pasteur, en 1865, aceptó su teoría y se dio a buscar un antiséptico que actuara contra los gérmenes que producían la sepsis. Buscando ese antiséptico que protegiera las manos del cirujano y los instrumentos, encontró uno efectivo en el ácido carbólico o ácido fénico. Este había sido usado anteriormente para proteger las heridas en 1863, pero su primera aplicación con éxito tuvo lugar en agosto 12 de 1865. En marzo de 1867 publicó Lister una serie de casos demostrando más tarde en 1869 sus dramáticos resultados al reducir la mortalidad en su sala de cirugía de un 50 a un 15 por ciento.

REAL ORDEN QUE CREA EN ESPAÑA LA CARRERA DE CIRUJANO DENTISTA

En 4 de julio de 1875 una Real Orden crea en España la Carrera de Cirujano Dentista, ordenando que el tribunal de examen estuviera formado por 3 médicos y 2 dentistas, que era la forma acostumbrada en la casi totalidad de las Universidades de la época; pero no fue hasta el 24 de febrero de 1880 que quedaron definitivamente suprimidos los exámenes y matrículas de ministrantes dentistas. No nos detendremos a estudiar esta Real Orden hasta el Capítulo XIII; sin embargo debemos decir que en 3 de marzo de 1876 el gobierno de Madrid dispuso que los estudios para Cirujano Dentistas podrían hacerse en Colegios Privados, lo que fue muy importante pues a virtud de ese decreto se crearon varias Escuelas Dentales privadas en Cuba, como veremos en el Capítulo XIV.

Pero debemos destacar los problemas que trajo la demora en aplicar no solo el decreto en Cuba sino en la propia España y nada más apropiado para ello que ver lo que dice Martínez Sánchez en su obra "El Arte del Dentista", publicada en 1877, ya que nos relata en forma clara y precisa como hubo de afectar a la profesión dental el Decreto de 1875, que aunque no fue aplicado a Cuba hasta 1880, no dejó por ello de crear los mismos problemas que en la península.

Dice Martínez Sánchez:

> "Después de caducado el plazo de dos años (para que no perdieran sus derechos) los que se habían matriculado en la carrera de Practicantes, el Ministerio de Fomento publicó una Real Orden de 8 de octubre de 1877, en la que se ordenaba que sólo se habilitaran para ejercer el arte expresado los títulos de Cirujanos Dentistas y que por haberse cumplido el plazo de dos años para obtenerlo quedaban inhabilitados los títulos de practicantes que se expidieran desde esa fecha, pudiendo ejercer dicho arte por consiguiente, sólo los que ya lo tuvieran expedido antes de ella".

Y agregaba:

> "que por ello entró el desbarajuste en España, entre los antiguos y modernos Practicantes, y la prevención de estos últimos contra el nuevo título de Cirujano Dentista, con las quejas frecuentes al Gobierno, las solicitudes al Director de Instrucción Pública y la defensa continua de sus derechos".

Véanse los motivos que exponían los practicantes:

> "Todos los dentistas antiguos no poseen más que el título de Practicante, inclusive los Profesores más acreditados. ,. (Y aún algunos antiquísimos, no poseen más que el título de Flebotomianos). Cuyos títulos tienen validez académica, en virtud de que no puede haber ley retroactiva que anule los derechos adquiridos con anterioridad a dicha Ley. Se crea, luego, el nuevo título de Cirujano Dentista que como el de Matrona Partera, constituye una carrera independiente de la de Practicante, y para no perjudicar a los ya matriculados en esta profesión, pone el gobierno un plazo de dos años (tiempo que dura sus estudios) para que desde esa fecha sepan los que quieren dedicarse a las enferme-

dades, operaciones y mecánicas de la boca, que no podrán efectuarlo si no toman el nuevo título creado para el caso. Respetando el Gobierno, como hemos dicho anteriormente, los derechos adquiridos con anterioridad a esta ley y quedándoles terminantemente prohibido a los que desde 1877 (6 de octubre), sigan la carrera y tomen el título de Practicante, el dedicarse a nada que se relacione con la boca".

"¿Por qué entonces siguen obligando al que tome el título de Practicante a matricularse, pagar, estudiar y examinarse de varias enfermedades de la boca, las operaciones de extracción, limpieza, obturación y otras de los dientes, sin cuyos conocimientos, no puede recibir el título de Practicante? "

No cabe duda que tenían razón los practicantes, porque estudiar algo que después no podían ejercer no tenía sentido.

Siguen los comentarios:

"Y en caso de este requisito obligatorio (hijo tal vez de no haberse modificado el reglamento de la carrera de Practicante), ¿por qué, después de adquirido el título, se le prohibe en absoluto ejercer materias que le obligan a estudiar y le han cobrado por ellas su dinero? Los Practicantes modernos solicitan del Director de Instrucción Pública, sino la unificación de todas las clases (Dentistas, Matronas y Practicantes), ampliando los estudios y creando una carrera sola; por lo menos que conceda al Practicante facultades más amplias, o que no les haga estudiar y pagar lo que luego les cohibe ejercer, y en este caso le agregue a sus conocimientos otros, que le proporcionen más campo donde procurarse la subsistencia a que tan acreedores son los que han probado en más de una ocasión, sus útiles servicios, su importante ayuda a los Médicos Cirujanos y su caritativa asistencia a la cabecera del enfermo. La creación de plazas oficiales en los hospitales, casas de socorros, cárceles y presidios, líneas férreas y otras corporaciones o establecimientos públicos, aliviarían a la desgraciada clase de Practicantes y verían un porvenir en consonancia con sus estudios y desvelos, y por consecuencia, sus deberes serán recompensados con sus derechos".

"Concediendo esto a los Practicantes, como es de justicia, mayor importancia tendría, también la especial carrera del Dentista, la cual ganaría, más, a medida que se halle más separada de las Operaciones de Cirugía

Menor, las cuales deben formar por sí solas, el grupo de las que se confian a los practicantes para su ejercicio".
"El Dentista puede extenderse tanto en las numerosas enfermedades y operaciones que se efectúan en la región a quese dedican, que solamente en éstas puede encontrar medios poderosos para dar cada día mayor importancia a su especialidad".
"Concédase a los Practicantes lo que con razón solicitan, y las dos clases verán satisfechos sus deseos y concluidas sus diferencias".

Estos párrafos tomados de la obra de Martínez Sánchez, son más que explícitos para explicar los problemas que hubieron de suscitarse en la Madre Patria, al crearse la carrera de Cirujano Dentista. En Cuba sucedió algo parecido.

BIBLIOGRAFIA:

1 Mena, César A. "La Odontología en Cuba Colonial". Gráficas Universo. Habana, Cuba, 1955.

CAPITULO XII

Guerra de los diez años, su origen, dentistas que tomaron parte en la misma Angel Castillo Agramonte.—Pedro Betancourt Viamonte, Luis Magin Diaz Zayas Bazan.—Deportados Fernando Poo.—

ORIGEN DE LA GUERRA

Desde principios de 1867 era inminente una rebelión en Cuba, La explosión vino al siguiente año de 1868, con los nombres de Revolución de 1868, GUERRA DE LOS 10 años, o Revolución de Yara. ¿Cuáles fueron las causas que provocaron la guerra? En la Enciclopedia de Cuba, tomo IV pág. 411, se explican cuales fueron dichas causas. "La inmediata, fué el fracaso de la Junta de Información", pero sus causas más reales y profundas deben buscarse en: "la carencia de representación política, el constante abuso por parte de las autoridades a los derechos de reunión, un sistema arancelario que no respondía a los intereses de la Isla, el difícil acceso a los empleos públicos, y el estado de estancamiento social fueron causas negativas"; como causas positivas hay que contar: el desarrollo económico y cultural iniciado a fines del siglo XVIII".

A todo esto debe añadirse el ejemplo de los otros pueblos de América, incluyendo a los EUNA, así como el resentimiento de la clase acomodada cubana contra la clase acomodada española que disfrutaban sin que los cubanos pudieran competir.

Ya desde Abril de 1867, Aguilera y Céspedes estaban conspirando, y por distintas razones hubo que aplazar el alzamiento hasta más adelante, pero condiciones imprevistas hicieron que el 10 de Octubre de 1868 se diera el primer grito de ¡Viva Cuba Libre! en el batey de La Demajagua. El primer contingente estuvo formado por los propios terratenientes de Oriente, sus mayorales y los esclavos libertados.

En Camagüey los conjurados consideraron prematura la acción de Céspedes "por temor a que se repitiera el infortunado episodio de Joaquín de Agüero" por eso no fué hasta el 4 de Noviembre que se alzaron los camagüeyanos. A esos efectos, se reunieron en el Paso de las Clavellinas a tres leguas de la capital, en el camino de Nuevitas.

No tenemos noticias de dentistas que se alzaran durante la guerra de los Diez años, en Oriente; es posible que existieran pero no contamos con datos al respecto. Sin embargo, en Camagüey, tenemos tres que desde el primer momento dijeron presente. Los tres perdieron la vida, durante esta revolución.

DENTISTAS QUE TOMARON PARTE EN LA GUERRA

Pero no fueron sólo estos hombres, los que perdieron la vida, los que sufrieron por esta guerra. Otros como Martín Agüero, Rafael Forts y Federico Poey fueron deportados y otros tuvieron que emigrar para evitar ser aprendidos por las autoridades españolas.[1]

Mencionemos aquí los tres camagüeyanos que dijeron presente desde el primer momento y que perdieron la vida en la guerra, dos en combate y el tercero fusilado.

ANGEL CASTILLO AGRAMONTE[4]

El primero en morir fue ANGEL CASTILLO AGRAMONTE, quien había nacido en Puerto Príncipe, hoy Camagüey el 14 de Agosto de 1834. Era un hombre rico gozaba de prestigio profesional, había viajado, conocía idiomas, en fín gozaba de todo lo que puede desear un hombre para ser felíz, pero en él ardía la llama de un ideal sacrosanto LA LIBERTAD DE CUBA.

Con 19 años, en 1853 embarcó a los EUNA para incrementar su educación y además para estudiar y practicar la CIRUGIA DENTAL. Se gradúa en 8 de Septiembre de 1854 y obtiene su título de manos de George F. Schaffer el que residía en Hudson 256. El Archivo Nacional de Cuba guarda el diploma que le fue emitido al Dr. Angel Castillo, uno de los más antiguos que existe otorgado a un profesional, y el más antiguo

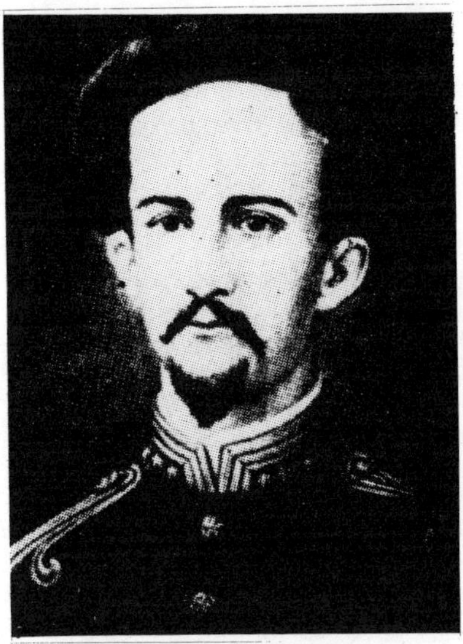

33. **Angel Castillo Agramonte**
(Archivos Dr. César A. Mena)

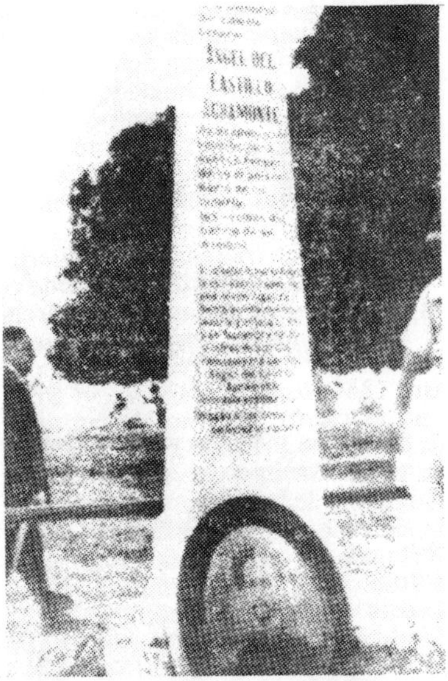

34. Monumento erigido en memoria del General Angel del Castillo Agramonte donde estuvo situado el Fuerte de Lazaro López, en las cercanías del poblado Jicotea, término municipal de Ciego de Avila.

que hemos podido encontrar de un Cubano. Copia de este diploma de aptitud lo reproducimos aquí tomado de Prótesis Clínica de Octubre de 1956.

El expediente de él en Cuba está inscripto en la Sección de Instrucción Pública, Legajo 139, Número 8528 y nos dice de los tropiezos de Angel Castillo con las autoridades españolas para legalizar su situación en Cuba, una de las tantas arbitrariedades de los gobernantes de aquella época que llegan a decir que el título se había perdido, y tan falso era que hemos visto el diploma cien años después en el propio Archivo Nacional de Cuba.

El tribunal que lo examinó en New York estuvo constituído por los Drs. Wuebscott, Médico y Dentista, por A. Shipmann, Médico y Dentista, por C. G. Ford, Médico y Dentista y por B. F. Steven, médico. Según podemos observar el expediente en cuestión atestiguado todo por el Cónsul General de España en New York. El Dr. Wuebscott era del Colegio Dental de Syracuse.

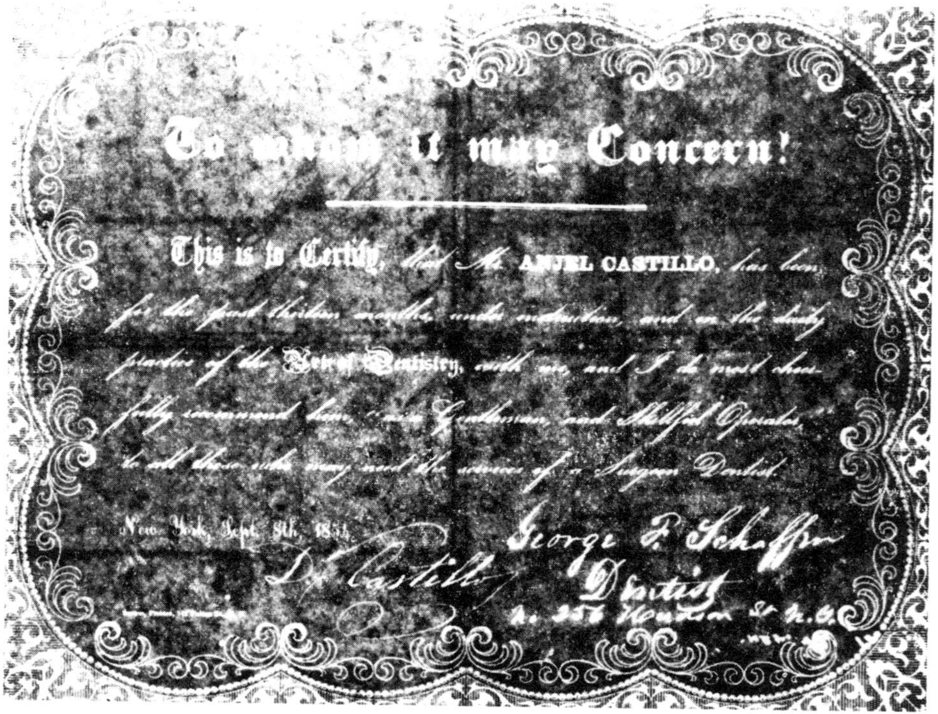

To whom it may Concern!

This is to Certify, that Mr. ANJEL CASTILLO, has been for the past thirteen months under instruction, and in the daily practice of the Art of Dentistry, with me, and I do most cheerfully recommend him as a Gentleman and Skillful Operator to all those who may need the services of a Surgeon Dentist.

New York, Sept. 8th, 1854.

George F. Schaffer
Dentist

Dr. Castillo

35. **Se reconoce como el Certificado de Aptitud Dental más antiguo de Cuba.**
(Archivos Dr. César A. Mena)

Ya de regreso en Puerto Príncipe fue uno de los primeros que figuraron en las logias de la época conspirando y preparando el levantamiento, y cuando se reunen los camagüeyanos en las Clavellinas aparece como miembro del segundo pelotón, a las órdenes de Ignacio Mora de la Pera con 76 patriotas más.

Los que deseen conocer del historial de guerra de Angel Castillo, los remitimos a los artículos del propio autor. Sólo podemos decir en este breve espacio que fue ganando los galones en diferentes acciones de guerra hasta llegar a ser designado JEFE de la Primera Brigada de la Tercera División (Ejército de las Villas), teniendo a sus órdenes una mezcla de avileños, espirituanos y jatiboniquenses, hasta que el 9 de noviembre en un ataque al fuerte Lázaro Bravo, haciendo gala de su bravura, pierde la vida en combate el primer dentista cubano que muere en acción de guerra y el primer dentista cubano que llegó a ostentar el grado de GENERAL DEL EJERCITO LIBERTADOR.

PEDRO BETANCOURT VIAMONTE[3]

El segundo dentista en morir es otro camagüeyano, el COMANDANTE PEDRO BETANCOURT Y VIAMONTE, quien fuera fusilado el 26 de abril de 1870. Fue conocido por Barbaza, dada las grandes patillas que adornaban su rostro.

Nació en Puerto Príncipe el 15 de julio de 1827. Estudió Cirugía Dental al lado de su hermano Gaspar (quien había sido graduado en E.U.N.A.) desde 1863—67, así como junto al Dr. Francisco Peyrellade, recibiendo su título el 11 de mayo de 1868. A los que deseen conocer la historia de Betancourt con lujo de detalles, los remitimos a Prótesis Clínica de diciembre de 1957.

Pronto demostró sus deseos de liberar a Cuba como lo confirma que fue hecho prisionero en 1864, por conspirar contra el régimen español (Archivo Nacional, legajo 124, Número 7, del Fondo de la Comisión Militar).

Entró como capitán en la guerra y aunque no tenemos muchos datos de los combates en que tomó parte, podemos decir que fue hecho prisionero en un lugar denominado "La Ciega", siendo fusilado el 26 de abril de 1870 junto con su hijo Manuel Betancourt Santos. Marchó al suplicio con paso firme, sereno, sin aparente afectación, y murió como todo un hombre.

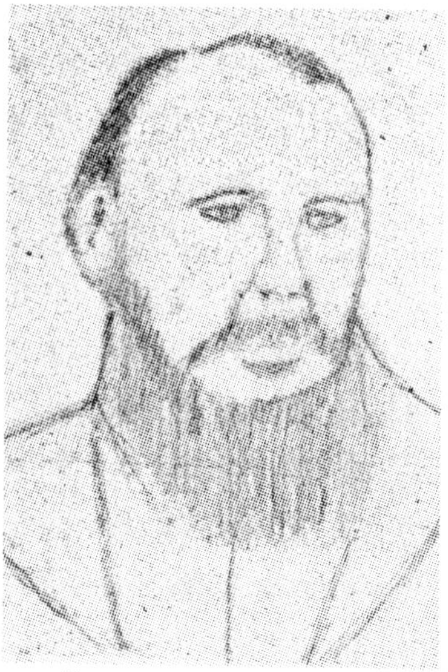

36. Com. P. Betancourt
(Archivos Dr. César A. Mena)

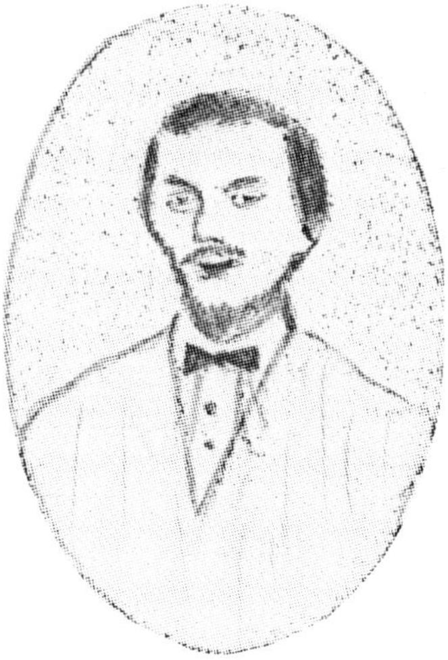

CORONEL LUIS MAGIN DIAZ
37. (Archivos Dr. César A. Mena)

LUIS MAGIN DIAZ ZAYAS BAZAN 2

El tercer dentista que perdió la vida por la independencia de Cuba, fue también otro camagüeyano, el Coronel LUIS MAGIN DIAZ ZAYAS BAZAN, quien había nacido en Puerto Príncipe el 19 de agosto de 1839.

Estudió la carrera en Baltimore, lo cual puede ser comprobado con solo leer su expediente de estudios, inscripto con el número 3727 antiguo del Archivo General de la Universidad de La Habana, título éste que aparece legalizado por el Vice-Cónsul español en Baltimore.

Es el eslabón que une a los conjurados de Oriente con los de Camagüey. Son muchos los combates en que toma parte, como es la toma de Guáimaro y otros, luchando casi siempre a las órdenes de Ignacio Agramonte. Interminable sería narrar en los combates que tomó parte, y a los interesados en conocer las heroicidades de Luis M. Díaz los remitimos a Prótesis Clínica de enero de 1958.

Fue sorprendido el 8 de junio de 1873 por tropas españolas en la Sabana de Guanayú, quienes le dieron muerte, para después exponer su cadáver en la plaza pública de Guáimaro, para su identificación. Camagüey le ha rendido honor a este patriota dándole su nombre a la antigua calle de San Gabriel.

Ya en prensa, este primer volumen, hubo de llegar a nuestras manos un "Indice de Médicos, Dentistas, Farmacéuticos y Estudiantes en la Guerra de los Diez Años", escrito por César Rodríguez Expósito, Historiador de Salud Pública, y publicado con el número 40 en La Habana en 1965, entre los Cuadernos de Historia del Ministerio de Salubridad.

No queremos dejar de mencionarlos para que en un futuro puedan ampliarse los datos.

Los primeros son los hermanos Fernando e Hipólito Agüero y Betancourt, quienes eran estudiantes de Cirugía Dental al incorporarse a la guerra. Vinieron en la expedición del General Manuel de Quesada el 12 de diciembre de 1868, llegando Fernando al grado de Teniente Coronel.

Carlos Aguirre Valdés, (Ver la Guerra de Independencia en 1895), quien era ya estudiante durante la guerra del 1868.

Juan N. Boza Miranda, graduado en Baltimore en 1858, según certificado que hemos obtenido de la propia Escuela, y quien incorporó sus estudios en la Universidad de La Habana en 14 de enero de 1859. Ramón Roa en la obra "Con la Pluma y el Machete" dice que murió de fiebre tifoidea en un rancho, durante la guerra.

Enrique Canals e Infante, graduado en Filadelfia, dato este comprobado por Luis F. Le Roy, en el expediente que existe en los Archivos de la Universidad de La Habana, de la incorporación del título de dicho dentista. Fue ayudante de Vicente García, llegando a Coronel del Ejército Libertador. Su título fue incorporado el 25 de noviembre de 1878.

Alfredo Carnot y D'Isle, matancero, graduado en Filadelfia, segun pudo comprobar el propio Le Roy en 28 de febrero de 1874, habiendo incorporado sus estudios en la Universidad de La Habana en 23 de marzo de 1881.

Ramón José Cortés y Artiles, flebotomiano, recibido en 5 de septiembre de 1853 por el Real Protomedicato y quien murió en la guerra, sin que se sepa la fecha.

Domingo Francisco Marín y Martínez, recibido de flebotomiano por la Junta Superior Gubernativa de Medicina y Cirugía en 20 de enero de 1840. Luis Lagomasino en "Médicos Fusilados", menciona que llegó a ser oficial durante la Guerra Chiquita (1874—1880) en la que cayó prisionero, siendo fusilado en Sancti Spiritus por este motivo. Aparece en el libro "Cuba Biográfica" de Faustino García.

Francisco Masvidal Ramírez aparece en los Archivos de la Universidad de La Habana como graduado en New York, y que hace la incorporación en la Universidad de La Habana en 27 de enero de 1859. Llegó a Capitán durante la guerra de los 10 años y murió en acción de guerra en Camagüey. No debe ser confundido con Francisvo Masvidal que estudió durante el curso de 1881–82 en la Escuela Dental de Baltimore, y quien parece no llegó a graduarse en dicha escuela.

Celedonio Rodríguez (Barbero Cirujano) quien en la Guerra de Independencia, que comenzó en 1895 llegó a ostentar el grado de Coronel, Jefe del Estado Mayor del General Masó.

Por último, un norteamericano, Guillermo Clarence Tinker a quien hemos mencionado en el capítulo X, página 130, como incorporado en 5 de septiembre de 1862, y que regresó de Cuba a los E.U.N.A. para venir en la expedición del "Salvador" que desembarcó en Guáimaro el 10 de mayo de 1869. Estuvo poco tiempo en la guerra, pero fue uno de los norteamericanos que se unieron a las fuerzas libertadoras, razón esta por la que el Gobierno español se incautó de todas sus propiedades el 15 de mayo de 1870.

DEPORTADOS A FERNANDO POO[5]

Entre los deportados a la isla de Fernando Poo, figuran tres dentistas, otro de ellos nativo también de Puerto Príncipe, Martín Agüero, de 30 años, Rafael Forts de Guanabacoa, de 25 años y Federico Poey, de 34 años, de San Antonio de los Baños.

(Los que deseen conocer de los episodios de esta deportación los remitimos al capítulo XXII donde al hacer la biografía de Federico Poey, paladín de la Odontología Cubana, mencionamos con lujo de detalles los incidentes de esa deportación).

Otros deportados a Fernando Poo, en el San Francisco de Borjas fueron Joaquín Bianchi, quien era español, nacido en Algeciras, España y que según Martínez Fortún era "Barbero Cirujano" en Caibarién.

También el flebotomiano Rafael Morales Mena, graduado en 9 de febrero de 1850, y el dentista Julio Broderman, de Remedios; así como Maximiliano Pérez Ordaz, quien se había graduado de flebotomiano en 20 de junio de 1848.

BIBLIOGRAFIA:

1 Mena, César A. "La Odontología en Cuba Colonial", Editorial Gráficas Universo, Habana, Cuba, 1955.

2 Mena, César A. "Luis Magín Díaz Zayas Bazán", Prótesis Clínica, enero 1958, Vol. XIX No. 1.

3 Mena, César A. "Pedro Betancourt". Prótesis Clínica, diciembre de 1957, Vol. XX, No. 32.

4 Mena, César A. "Angel Castillo Agramonte". Prótesis Clínica, octubre 1956, Vol. XVII, No. 10.

5 Mena, César A. "Federico Poey. Paladín de la Odontología Cubana". Universidad de La Habana, 1954.

CAPITULO XIII

Leyes y Decretos que influyeron en el ejercicio de la profesión dental en Cuba en el último cuarto del siglo XIX. Antecedentes del Decreto de 24 de Febrero de 1880 que crea la carrera de Cirujano Dentista en Cuba. Decreto de 4 de Junio de 1875. Programa de Estudios de 11 de Marzo de 1876. Disposiciones de 3 de Abril de 1876. Inspectores y Sub—Inspectores dentales en España (26 de Mayo de 1876. Real Orden de 6 de Octubre de 1877. Decreto de 24 de Febrero de 1880 que crea la carrera de Cirujano Dentista en Cuba. Ejercicios prácticos, Real Orden de 15 de Enero de 1881. Real Orden aclaratoria de 1 de Octubre de 1881. Real Orden que explica los alcances de la Profesión de 15 de Diciembre de 1882. Nota aclaratoria de 8 de Enero de 1883, Real Orden de 15 de Abril de 1884 en respuesta a solicitud de la Sociedad Odontólogica de La Habana.

Al hablar de decretos y leyes en relación con la profesión desde 1880 a 1899 nos referimos solamente a los que se refieren al ejercicio de la profesión pues en capítulo aparte destacamos algunas de las órdenes que crearon las Academias Dentales, y los permisos que se dieron para fundar sociedades dentales. Capítulo aparte dedicamos igualmente a las publicaciones científicas de la época y a las Revistas dentales que vieron la luz desde 1868 en adelante, por merecer ellos capítulos aparte.

Ya dijimos que en 4 de Junio de 1875 fue dictada en España un Real Decreto que creaba la profesión de Cirujanos Dentistas en España. Este decreto no fué efectivo en Cuba hasta 24 de Febrero de 1880, pero mientras tanto de 1875 a 1880 se dictaron ciertas medidas y órdenes para el ejercicio de la profesión, que hubieron de influir grandemente en Cuba en lo que a la práctica dental se refiere.

En 3 de Marzo de 1876, por ejemplo, dispuso el Ministro de Fomento, la validez de los estudios privados, y este decreto hubo de influir grandemente en la formación de las Escuelas Privadas de Dentistas que se fundaron en Cuba, antes que se aplicara el decreto de 1880.

Martínez Sánchez, en su obra El Arte del Dentista aclara que a pesar del decreto de 4 de Junio de 1875 la carrera de Cirujano Dentista, había seguido siendo libre en España, y que el alumno podía estudiar con quien quisiera, ya fuera en el gabinete de un profesor, (costumbre que ya conocemos) o en un Colegio privado, lo que le daba validez a dichos estudios privados era que el alumno se matriculase con anterioridad en las Facultades de Medicina de las Universidades del Reino, haciendo constar quienes eran sus profesores.

Para dar cumplimiento a ello publicó en la Gaceta Oficial de 11 de Marzo de 1876 el programa de estudios que era necesario aprobar para obtener el título de Cirujano Dentista. Sin embargo, dicho programa, no fué nunca puesto en vigor en Cuba lo que se demuestra facilmente al leer la obra de Ignacio Rojas,"El Cirujano Dentista , que estaba ajustada a la enseñanza dental en Cuba y donde se puede observar no existe correlación alguna entre el programa expuesto por Martínez Sánchez en España y lo que se exigía en Cuba. Es más los documentos todos de la época, las actas de la Sociedad Odontológica de la Habana, así lo aclaran, por ello al estudiar el Capítulo XVI respecto al programa de estudios que estuvo vigente en Cuba, nos detendremos minuciosamente a estudiar el mismo, o sea el que estuvo vigente en Cuba.

En 3 de Abril de 1876 dispuso el Ministerio de Fomento que dos dentistas formaran parte del tribunal de exámen de los mismos, lo cual venía dispuesto a su vez en el artículo 5 de la Real Orden de 4 de Junio de 1875, que decía:

> "Que para aprobar los estudios privados y darle validéz académica se formarían jurados compuestos de tres Doctores en Medicina y Cirugía y dos Cirujanos Dentistas".

Mas tarde la designación de estos dos Cirujanos Dentistas, trajo una serie de problemas en Cuba, al nombrarse a veces Dentistas en lugar de Cirujanos Dentistas; y también al estimar algunos que había parcialidad por parte del gobierno con determinadas academias privadas, al nombrarse directores o dueños de colegios para formar parte de los tribunales, lo que según ellos era ilegal, debiendo nombrarse distintos jueces para los alumnos de cada escuela.

Estos errores fueron una de las causas que movilizaron a los compañeros de la Sociedad Odontológica de la Habana para que se fundara la ESCUELA DENTAL DE LA UNIVERSIDAD DE LA HABANA EN 1900.

Igualmente en 26 de Mayo de 1876 fueron nombrados en España un grupo de Inspectores y Sub—Inspectores, o delegados en provincias, para supervisar o vigilar el ejercicio de los Cirujanos Dentistas, que no tuvieran el título correspondiente, PERO TAMPOCO SE CUMPLIO EN CUBA y tan es así que muchos años después en los Anales de la Sociedad Odontológica de la Habana leemos un artículo firmado ESPEREMOS, que nos es de gran valor para aclarar lo que decimos:

> "No pocos compañeros nos preguntan del éxito o resultado de las gestiones de esta Sociedad ante el Gobierno General, a fín de que, al igual que en la Península,crearan aquí Inspectores y Sub—inspectores de Cirugía Dental, que tuvieran a su cargo la misión de velar por el prestigio y moral profesional, sepan éstos que nos fué denegada la petición y negada como muchas otras cosas que no se conceden aquí, a golpe de ciego, sin conciencia de la resolución; parecía lógico que en asunto semejante se consultara o pidiera el informe al perito y competente en la materia, al Distrito Universitario, pero no fué así: ¿Para qué hace falta aquí la opinión del centro docente principal, para qué se necesita oir a los hombres de saber ni a corporaciones científicas, cuando nuestros gobernantes saben mas que todas estas entidades juntas, y además tienen el gran recurso de cortar por donde les parezca con el sable?.
>
> "Así fué que se resolvió que aquí, en Cuba, continuemos como hasta ahora, bajo la inspección de los señores Sub—delegados de Medicina, que gracias que tengan lugar para atender a los de su profesión, y sigamos contemplando impasibles tanto abuso, tanto desorden y tanta inmoralidad en el ejercicio de nuestro arte"
>
> "Sin embargo esta Sociedad Odontológica que no cede ante los obstáculos insuperables que se le presentan, cuando de propender al bien común y de sus intereses científicos, morales y materiales se trata, acordó ir en alzada al Ministro de Ultramar contra la resolución de este Gobierno General, por entender que esta no ha podido hacerse en conciencia, sin oir primero al Rectorado Universitario, que es el llamado a informar en estos asuntos"

"Esperemos y perseveremos, no podemos ser vencidos en lucha aunque desigual cuando defendemos tan sagrada causa, por otro lado no es asimilación racional y posible prohibir en la Metrópoli el ejercicio de la Cirugía Dental por calles y plazas públicas, y permitirlo aquí, hasta a los intrusos, con el mayor descaro y tranquilidad, a pesar de los frecuentes perjuicios y accidentes que se presenten a cada caso".

"Creemos que el Señor Ministro de Ultramar tendrá en esta cuestión distinto criterio a nuestro Gobierno General".

Una nueva Real Orden vino a traer nuevos problemas con el ejercicio profesional. Esta fue dada en 6 de Octubre de 1877, y ordenaba que solo habilitaba para ejercer el arte dental, los títulos de Cirujanos Dentistas, y que por haberse cumplido el plazo de dos años para obtenerlo, quedaban inhabilitados los títulos de practicantes que se expidieran desde esa fecha, pudiendo ejercer sólo los que tuvieran expedidos los títulos antes de ella. Como es natural, este decreto fué publicado en España con posterioridad al 4 de Junio de 1875, pero con anterioridad al 24 de Febrero de 1880, que fué cuando vinieron a quedar suprimidos definitivamente los exámenes y matrículas de ministrantes dentistas como hemos dicho; y aunque en Cuba no se presentaron los problemas que en España, no obstante dió lugar a una serie de rivalidades y luchas entre los Dentistas y los Cirujanos Dentistas que se dió por terminada con la superioridad científica de los segundos y la desaparición paulatina de los primeros.

Que la expedición del título de Ministrante desapareció en Cuba desde 1880 lo demuestra entre otros documentos, la introducción que hace Ignacio Rojas a su obra El Cirujano Dentista, en su último párrafo, en que al dirigirse a los estudiantes les recuerda:

"Tened presente que ya cesó el título de Ministrantes aquí desde el año 1880, y que desde entonces nuestros estudios constituyen una carrera con el título de Cirujanos Dentistas, especialidad que requiere conocimientos y aptitudes que sólo se adquieren siguiendo el camino y los consejos que sin otro objeto que nuestro bien os dejo indicados"

DECRETO DE 24 de Febrero de 1880 QUE CREA LA CARRERA DE CIRUJANO DENTISTA EN CUBA.

GOBIERNO GENERAL DE LA ISLA DE CUBA
SECRETARIA
SECCION DE FOMENTO
NEGOCIADO DE INSTRUCCION PUBLICA

Tomando en consideración las razones que me han sido expuestas por mi Ministro de Fomento, vengo a decretar lo siguiente:

"Art. 1. El arte de dentista, constituirá en lo sucesivo una profesión denominada Cirujano Dentista, para cuyo ejercicio se expedirá un título especial.

"Art 2. El título de Cirujano Dentista autorizará para el tratamiento de las enfermedades de la boca, sostenidas por las alteraciones de los dientes y para el conjunto de operaciones indispensables a su curación. Los que la ejerzan no podrán en ningún caso dedicarse a la curación de cualquier otra enfermedad del cuerpo humano.

"Art 3. Para obtener el expresado título se requiere probar la instrucción necesaria en los ramos siguientes:

"Primero: Conocimiento anatómico y fisiológico de la boca y nociones generales de Fisiología, suficientes para formar idea de las funciones del organismo.

"Segundo: Patología dentaria, o descripción de las alteraciones de los dientes y de las enfermedades que pueden originarse en la boca, con sus causas, síntomas, tratamiento y medio de prevenirlas.

"Tercero: Operaciones dentarias, comprendiendo las que hayan de verificarse en los dientes y en los demás órganos de la boca afectados por la alteración de los primeros.

"Cuarto: Conocimientos teóricos prácticos de los sistemas y procedimientos empleados para construir piezas y aparatos que reemplacen los dientes y las demás partes alteradas de la boca.

"Art 4. Cuando los recursos lo permitan y el Gobierno lo considere oportuno, se organizará en los establecimientos públicos los estudios necesarios a esta profesión.

"Art 5. Para probar los estudios privados, y para darles validéz académica, se formarán jurados compuestos de tres doctores en Medicina y Cirugía y dos Cirujanos Dentistas.

"Art 6. El Gobierno, oyendo al Consejo de Instrucción Pública, cuidará de la formación de los programas de exámenes y determinará la serie de pruebas en que han de consistir.

"Art 7. Los aspirantes que demostrasen su aptitud en los exámenes y ejercicios se les expedirá título de Cirujano—Dentista, con las mismas formalidades con que se expiden los demás títulos profesionales.

"Art 8. Los aspirantes al título de Cirujanos Dentistas abonarán por derechos de exámen 50 pesetas y por los de título 200.

"Art 9. Cuando el Gobierno lo considere oportuno hará obligatorio el título para ejercer la profesión de Cirujano—Dentista, anunciandolo con dos años de anticipación.

"Art 10. Podrán ser habilitados los actuales dentistas que por sus méritos sean acreedores a juicio del Consejo de Instrucción Pública. Dado en palacio a 4 de Junio de 1875. El Ministro de Fomento, Manuel de Orovio, Madrid 24 de Febrero de 1880.

Pero como quiera que tampoco había sido resuelto oficialmente la parte correspondiente a los ejercicios prácticos, a que habían de someterse los aspirantes al título de Cirujano—Dentista, el Gobierno General de la Isla de Cuba, dió conocimiento de una Real Orden enviada por el Ministerio de Ultramar con fecha 15 de Enero de 1881, que transcribimos.

GOBIERNO GENERAL DE LA ISLA DE CUBA
SECRETARIA
SECCION DE FOMENTO
NEGOCIADO DE INSTRUCCION PUBLICA

Por el Ministerio de Ultramar con fecha 15 de Enero de 1881 se comunica al Exmo. Sr. Gobernador General la R. O. siguiente:

> Excmo. Sr. De O. R. acompaño a V.E. un ejemplar de la "Gaceta de Madrid", correspondiente al día de ayer, en que se inserta la expedida por el Ministerio de Fomento, con fecha 15 del actual, determinando la forma en que ha de tener lugar el ejercicio práctico a que han de someterse los aspirantes al título de Cirujano Dentista y facilitando a los Tribunales de exámen los medios indispensables para apreciar con exactitud el grado de instrucción de los interesados, siendo al propio tiempo

la voluntad de S.M. que las disposiciones contenidas en la R.O. aludida tengan en esa Isla la debida aplicación. Y acordado por S.E. en 18 del corriente el cumplimiento de la pre-inserta Real Orden, se publica en la Gaceta Oficial para general conocimiento.

REAL ORDEN QUE SE CITA

Gobierno General de la Isla de Cuba. Secretaría. Sección de Fomento e Instrucción Pública.

Ministerio de Fomento. Iltmo Sr: En vista de una instancia presentada en solicitud de que se modifique el ejercicio práctico y la manera de actuar los tribunales en los exámenes para la obtención del título de Cirujano Dentista. Considerando que en el Real Decreto de 4 de Junio de 1875 se dispone que los Tribunales están compuestos de tres Catedráticos de la Facultad de Medicina y de dos Cirujanos Dentistas. Considerando que en el mismo decreto se establece que para comprobar la aptitud científica de los aspirantes al título en cuestión se les sometan a dos ejercicios, uno teórico y otro práctico. Considerando que es de absoluta necesidad facilitar a los Tribunales de exámen los medios indispensables para apreciar con exactitud el grado de instrucción de los interesados, no sólo en la parte teórica sino más especialmente en las operaciones prácticas que constituyen la base de la profesión. Y considerando, por último, que estos ejercicios prácticos, de naturaleza manual y mecánica, en la mayoría de los casos, exigen una clínica especial, y tal vez aparatos también especiales, razón por la cual la Real Orden de 6 de Octubre de 1877 dispuso que ese ejercicio práctico se verificase con las formalidades que el tribunal creyese conveniente adoptar con los gabinetes y laboratorios que con anuencia de los propietarios designe el Gobierno en cada época de exámen hasta tanto que los establecimientos públicos se provean del material apropiado al objeto; de acuerdo con el dictámen del Consejo de Instrucción Pública.

S.M. el Rey ha tenido a bien dictar las siguientes disposiciones:

1.— La constitución de los tribunales de exámen para los que aspiren al título de Cirujano Dentista, y los ejercicios que para los mismos han de practicarse, serán los que determine el Real Decreto de 4 de Junio de 1875.

2.— Una vez constituido el Tribunal y examinadas las solicitudes de los aspirantes se dará principio al ejercicio práctico, a cuyo efecto el Gobernador designará en los que, con anuencia de los propietarios hayan de efectuarse los ejercicios relativos a la construcción de piezas artificiales.

3.— El ejercicio práctico consistirá en extracciones, resección y orificaciones o empastamiento de dientes, y dentaduras de distintas clases adaptadas siempre a las necesidades del paciente para que se construyan.

4.— Los primeros de dichos trabajos se efectuarán en un cadáver ante el tribunal, los segundos se harán bajo la inspección y vigilancia de los Jueces que lo compongan, con especialidad de los que sean dentistas.

5.— El Tribunal adoptará las precauciones que sean necesarias para adquirir la seguridad de que construcción de piezas artificiales se ejecute por los aspirantes al título de dentista sin auxilio extraño.

6.— El Tribunal señalará en cada caso el tiempo que debe concederse para la ejecución de la construcción de las piezas que el mismo designe para el ejercicio, procurando que no exceda de tres meses.

7.— Terminado el tiempo señalado se reunirá de nuevo el tribunal para examinar los trabajos indicados y ver si están hechos con la perfección necesaria a los fines que han de satisfacer y en caso afirmativo, se procederá al ejercicio práctico que ha de verificarse en el cadáver.

8.— Los aspirantes que en ambos sean aprobados, sufrirán el exámen teórico en la forma que se halla establecida.

9.— Cada aspirante satisfará los gastos que ocasione el ejercicio práctico que se le haya señalado.

De Real Orden lo digo a V.E. para su conocimiento y efectos oportunos. Dios guarde a V.E. muchos años. Madrid 15 de Enero de 1881. Lasala. Sr. Director General de Instrucción Pública.

Pero, ante ciertas dudas creadas, para aplicar tantas ordenes y decretos, se dispuso otra Real Orden en 1 de Octubre de 1881, que transcrita decía:

MINISTERIO DE FOMENTO. Reales Ordenes. Ilmo Sr:

En vista de la comunicación del Rector de la Universidad Central del 3 del mes próximo pasado, en que transcribe una consulta del de la Universidad de la Habana acerca de los títulos de Licenciado y Doctor en Cirugía Dental S.M. el Rey (Q.D.G.) ha tenido a bien declarar, disponiendo al propio tiempo que se haga público por medio de la Gaceta de Madrid, que la legislación vigente no reconoce título de Licenciado, ni de Doctor en Cirugía Dental; que los expedidos por el establecimiento libre de esta corte, denominados COLEGIO ESPAÑOL DE DENTISTAS, carecen de validéz oficial, y que sólo autorizan para el ejercicio de esta profesión, aparte de los títulos académicos superiores de Medicina, los antiguos de Cirujano Dentista expedidos por este Ministerio a consecuencia del decreto de 4 de Junio de 1875. De real orden lo digo a V.I. para su conocimiento y demás efectos. Dios guarde V.I. muchos años.Madrid 1 de Octubre de 1881. Albareda. Sr. Director de Instrucción Pública.
Pedro no quedaron ahí los decretos aclaratorios, en 15 de Diciembre de 1882 uno nuevo explicaba los alcances de la profesión. Veámoslo:

REALES ORDENES, LEYES. CIRCULARES'

Muy Sr. Mío: Habiendo notado esta sub-delegación Principal de Medicina, que existe una mala interpretación en algunos de los que están autorizados para ejercer la profesión de Dentista, sobre el título con que deben anunciarse, y las atribuciones que le conceden dicho título, tengo el honor de comunicar a Ud. que existe una Real Orden que a la letra dice:
GOBIERNO GENERAL DE LA ISLA DE CUBA. Secretaría. Ministerio de Ultramar. Dirección General de Administración y Fomento. Negociado tercero. Real Decreto.
Tomando en consideración las razones que me han sido expuestas por mi Ministerio de Fomento. Vengo a decretar lo siguiente:
Art 1. El arte de Dentista, constiturá en lo sucesivo una profesión denominada Cirujano Dentista, para cuyo ejercicio se expedirá un título especial.
Ar 2. El título de Cirujano—Dentista autorizará para el tratamiento de las enfermedades de la boca, sostenida por las alteraciones de los dientes y para el conjunto de

operaciones indispensables a su curación. Los que ejerzan no podrán en ningún caso dedicarse a la curación de cualquier otra enfermedad del cuerpo humano.
Dado en Palacio a 4 de Junio de 1875. Alfonso. El Ministro de Fomento Manuel de Orovio. Madrid 24 de Febrero de 1880.
Al mismo tiempo os comunico que no tiene derecho a usar el título de Doctor, sino aquellos que lo han obtenido en una Universidad Extranjera reconocida por este Gobierno General.
Así mismo os comunico que tampoco tienen derecho a dicho título los que forman el Tribunal de Dentistas, por el mero hecho de formar parte de dicho Tribunal.
Así mismo, los que se hayan sido recibidos después de este Decreto en la Universidad de la Habana, no podrán anunciarse como Cirujanos Dentistas.
Por último debo manifestarle, que mientras no posean el título expedido por el Gobierno Supremo y la toma de razón por esta Sub-Delegación, no tienen derecho no sólo a anunciarse sino a ejercer la profesión. Lo que comunico a Ud. para su conocimiento y evitarles perjuicios que le ocasionaría, usando de títulos que no teneis derecho a hacer.
Dios Guarde a V. muchos años. Habana 15 de Diciembre de 1882. El Sub-delegado Principal de Medicina. Dr. Manuel S. Castellanos.

PERO siguieron las dudas, respecto a si podían usar ciertos individuos el título de Doctor, y si podían ejercer en la misma graduados de Universidades extranjeras, por lo cual nuevos escritos en solicitud de otras aclaraciones fueron dirigidos a las autoridades. Veamos la respuesta de Enero 8 de 1883.

GOBIERNO GENERAL DE LA ISLA DE CUBA
SECRETARIA
SECCION DE FOMENTO
NEGOCIADO DE INSTRUCCION PUBLICA

Por el Gobierno General se me comunica con fecha 2 del actual, lo que sigue:

Excmo. Sr.: En vista del oficio de V.E. de fecha 6 del mes próximo pasado, elevado para su resolución consultas que hace el Sr. Sub—delegado de Medicina y Cirugía de esta Capital, relativa a los siguientes particulares:
1. Si los Cirujanos Dentistas por la Universidad de la Habana, tienen el derecho de firmarse y anunciarse como Doctores.
2. Si los antiguos Dentistas están obligados a limitarse al nombre de Dentistas en sus planchas y anuncios.
3. Si el título de Doctor concedido por Triviño en Madrid debe considerarse válido por esta Universidad.
4. Si los títulos de Doctores de Universidades o Colegios Americanos, que no se hayan rivalidado en este país son válidos.
5. Si el pertenecer al Claustro de Cirujanos Dentistas es suficiente para que firmen y anuncien como Doctores.
El Excmo Sr. Gobernador General por acuerdo de 28 del mismo mes, se ha servido disponer que los particulares objeto de esta consulta, se resuelvan de la manera siguiente:

1. Que nadie pueda firmarse ni anunciarse como doctor.
2. Que se limite sólo al nombre de Dentista en sus planchas y anuncios.
3. Que no se reconozca el título de Doctor dado por Triviño por no ser académico.
4. Que aquí intervienen los artículos 119,120 y 121 del Plan de Estudios, no pueden ejercer ni son válidos para nada esos títulos.
5. Que los que pertenezcan al claustro de Cirujanos Dentistas no pueden firmarse ni anunciarse como Doctores, excepto aquellos que posean el título Académico de tal.

Lo que de orden de S.E. tengo el honor de comunicar a V.E. para su conocimiento, el del Sr Sub—delegado de Medicina y Cirugía de esta ciudad y efectos correspondientes. Lo que traslado a V.S. como resolución a la consulta que sirvió hacer a este Gobierno. Dios guarde a V.S. muchos años. Habana y Enero 8 de 1883. Tomás de Reyes. Sr Sub—delegado Principal de Medicina y Cirugía de esta capital.

En 7 de Junio de 1883 una Real Orden dispuso el establecimiento del Distrito Universitario de la Habana, para el régimen de la Enseñanza como ya estaba instituido en España, a tenor de la Ley de 9 de Septiembre de 1875, que hubimos de mencionar en otro capítulo. Según esta Real Orden, era comprendido en dicho distrito las seis provincias en que estaba dividida la Isla. Pero como era engorroso y perjudicial a los interesados, así como a la colectividad el tener que enviar los exámenes y pruebas a la Península para que fueran expedidos los correspondientes títulos, la Sociedad Odontológica de la Habana, en una de sus tantas solicitudes, encaminadas a mejorar la enseñanza de la Cirugía Dental en Cuba, hubo de solicitar fuese obviado dicho trámite. He aquí la respuesta a la misma.

GOBIERNO GENERAL DE LA ISLA DE CUBA
SECRETARIA
SECCION DE FOMENTO
NEGOCIADO DE INSTRUCCION PUBLICA

Por el Ministerio de Ultramar con fecha 15 de Abril de 1884, se comunica al Excmo Sr. Gobernador General de la Real Orden siguiente:

"Excmo Sr.: Dado cuenta de las Cartas de ese Gobierno General, números 500, 207, 420, 189, de 11 de Marzo de 1882, y 10 y 24 de Febrero y 27 de Septiembre del año próximo pasado. *Vista* la moción formulada por el Rector de la Universidad de la Habana que acompaña a la primera de las citadas cartas, y en la cual se demuestra la conveniencia de que este Gobierno General expida los títulos de Cirujanos Dentistas, en vez de verificarlo el Ministerio de Fomento según estableció la tercera de las disposiciones de la R.O de 24 de Febrero de 1880, que hizo extensivos a esa Isla los efectos del R.D. de 24 de Junio de 1875, en cuya virtud quedó dicha profesión organizada en la Península: *Visto* así mismo el expediente a que alude la carta número 277 mencionada, y promovida por la Sociedad Odontológica de la Habana, en solicitud de que se permita el ejercicio de la profesión a los que habiendo llenado todos los requisitos reglamentarios, les falta únicamente alcanzar el correspondiente título; *Considerando* que la facultad que trata de rescatarse para ese Gobierno General además de estar en armonía con lo que especialmente le señala la prescripción tercera del artículo 242 del Plan de Estudios vigentes, que declara que aquella Superior Autoridad incumbe expedir los títulos profesionales, perfeccionaría la organización de la profesión de que se trata, evitando a los que han terminado y aprobado sus estudios los consiguientes perjuicios que han de ocasionarle la natural demora en el despacho de sus títulos y las dificultades con que han de tropezar para verificar en la Península, con objeto de que puedan obtenerlos, la entrega de los sellos requeridos en el oportuno papel de pagos al Estado. S.M. el Rey (q.D.g.) ha tenido a bien resolver que, a tenor de lo que determina el referido artículo 242 del Plan de Estudios de esa Isla, se expidan por ese Gobierno General los títulos de Cirujanos Dentistas, previas las formalidades prevenidas por la Real Orden indicada de 24 Febrero de 1880, debiendo los aspirantes satisfacer, además de los derechos que fija la quinta de las prescripciones que la misma comprende, la cantidad de seis pesos en un sello de quinto de póliza, que ha de adherirse al título, y la de dos pesos y medio en metálico por gastos de expedición" .

Hasta aquí los decretos, Reales Ordenes, y demás disposiciones legales que hemos podido encontrar con respecto al ejercicio de la profesión de 1863 a 1880, no incluyendo como es natural los decretos, y demás documentos que crearon las Academias Dentales, que fueron varias, los planes de estudio y los programas de asignaturas vigentes, así como la fundación de Sociedades y Revistas Dentales de la época a los que dedicaremos capítulos especiales.

BIBLIOGRAFIA

Mena Cesar A. "La Odontología en Cuba Colonial". Gráficas Universo. La Habana 1955. Páginas 86 a 96.

ORDEN CRONOLOGICO DE LAS ACADEMIAS DENTALES

ACADEMIA DE CIRUJIA DENTAL
de Juan Villaraza
10 de enero de 1879

ACADEMIA CENTRAL DE DENTISTAS
de Francisco J. Cancio
12 de enero de 1879

REAL COLEGIO DE CIRUGIA DENTAL DE LA HABANA
(Llamado también Colegio Dental de La Habana)
de Calvo y Castellanos
24 de febrero de 1880

"EL PROGRESO"
de F.P. Rodríguez
16 de enero de 1882

"COLEGIO DENTAL DE LA HABANA"
del Dr. Rojas
(Llamado también "Colegio de Cirujanos
Dentistas de La Habana")
1 de noviembre de 1885
(Fue una continuación del Colegio de
Calvo y Castellanos)

CAPITULO XIV

ACADEMIAS O COLEGIOS PRIVADOS DE DENTISTAS

Primeros esfuerzos realizados para fundarlas. Decretos y Reales Ordenes que les dieron origen. La Academia de Villaraza. Academia Central de Dentistas o Colegio de Cancio. Colegio Dental de la Habana de Vieta, Justiniani, Calvo y Castellanos. Colegio El Progreso de Francisco P. Rodríguez. Escuela de Rojas o Colegio de Cirujanos Dentistas de La Habana.

PRIMEROS ESFUERZOS

Martínez Fortún, hace constar en sus apuntes para la Historia de la Odontología en Cuba, que en 1873, el Dr. Juan Villaraza, hombre progresista y de energías, trató de fundar una academia para estudios dentales, lo que no pudo obtener. Ignoramos de donde tomó el dato tan distinguido historiador de las ciencias médicas en nuestra patria, pero podemos aseverar que este intento fue el primero, que tengamos noticias, que trató de establecer una Academia Dental en Cuba, que por otra parte no pudo ser producto de una legislación que no existía, sino mas bien el deseo de este hombre de llevar a feliz término una idea que él había desarrollado. Tan es así, que el Decreto que crea la profesión de Cirujano Dentista en España tiene fecha de 4 de junio de 1875, como vimos en el capítulo anterior, y éste no fue extensivo para Cuba hasta 1880.

Sin embargo gracias a este decreto de 1875, vigente en España, y el 3 de marzo de 1876, en que el Ministerio de Fomento le daba validez a los estudios privados, se establecieron las primeras academias dentales privadas en Cuba, antes de 1880, fecha en que se crea la carrera de Dentista en Cuba.

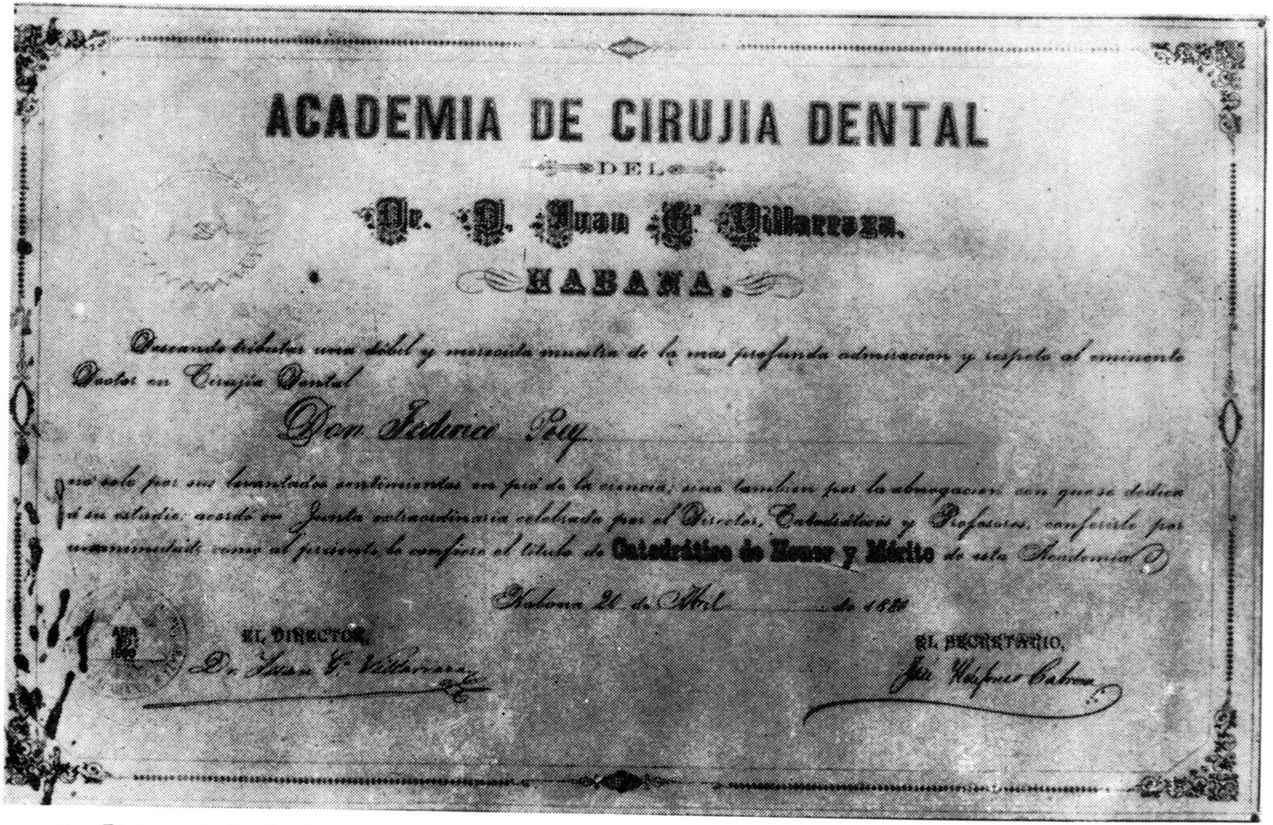

38. *Diploma de la Academia Villaraza.* (Cortesía Escuela Odontología U.H.) *(Archivos Dr. César A. Mena)*

ACADEMIA DE VILLARAZA

Que en 1878, logró Villaraza inaugurar su academia para estudios de Cirujanos Dentistas en Cuba, y que esta fue la primera fundada en nuestra Isla, no deja lugar a dudas si damos lectura a la Crónica Médica Quirúrgica del mes de noviembre de 1878, en que su director, el Dr. Santos Fernández, menciona en la página 523 la fundación de una Academia Dental en el mes anterior, o sea, en octubre de 1878. He aquí la nota puesta en la Sección de Variedades, de tan conocida revista:

> "ACADEMIA DENTAL. El domingo 13 del pasado tuvo lugar en el Recreo Español la inauguración de la Academia Dental que con autorización del Gobierno General ha establecido en esta capital el Doctor en Cirugía Dental, D. Juan Villaraza. El acto fue brillante, la concurrencia numerosa, deseamos al fundador el mejor éxito en la empresa que va a emprender, para lustre de tan digna profesión, que carecía entre nosotros de un establecimiento científico como el que acaba de inaugurarse".

No cabe duda pues que fue la primera cuando el propio Dr. Santos Fernández dice: "que carecía entre nosotros de un establecimiento científico como el que acaba de inaugurarse".

Sin embargo, aunque sigue siendo el primero por dos días, (el decreto que autoriza la Academia de Villaraza tiene fecha 10 de enero de 1879) hace pensar que éste inauguró su academia tres meses antes que el Decreto fuere firmado, por tener conocimiento que ya había sido aprobado. No ha llegado a nosotros el texto íntegro del decreto como sí ha llegado el de otros colegios como hemos de ver más adelante, pero podemos aseverar que este colegio recibió el nombre de Academia Villaraza, y en ella figuraron profesores en distintos años además del propio Villaraza, los Drs. Francisco F. Rodríguez y Federico Poey Aguirre. Rodríguez fundó más tarde su propio colegio y junto con Poey fue uno de los más tenaces luchadores por el mejoramiento de la profesión dental en Cuba. (Ver diploma expedido por la Academia de Villaraza al Dr. Federico Poey).

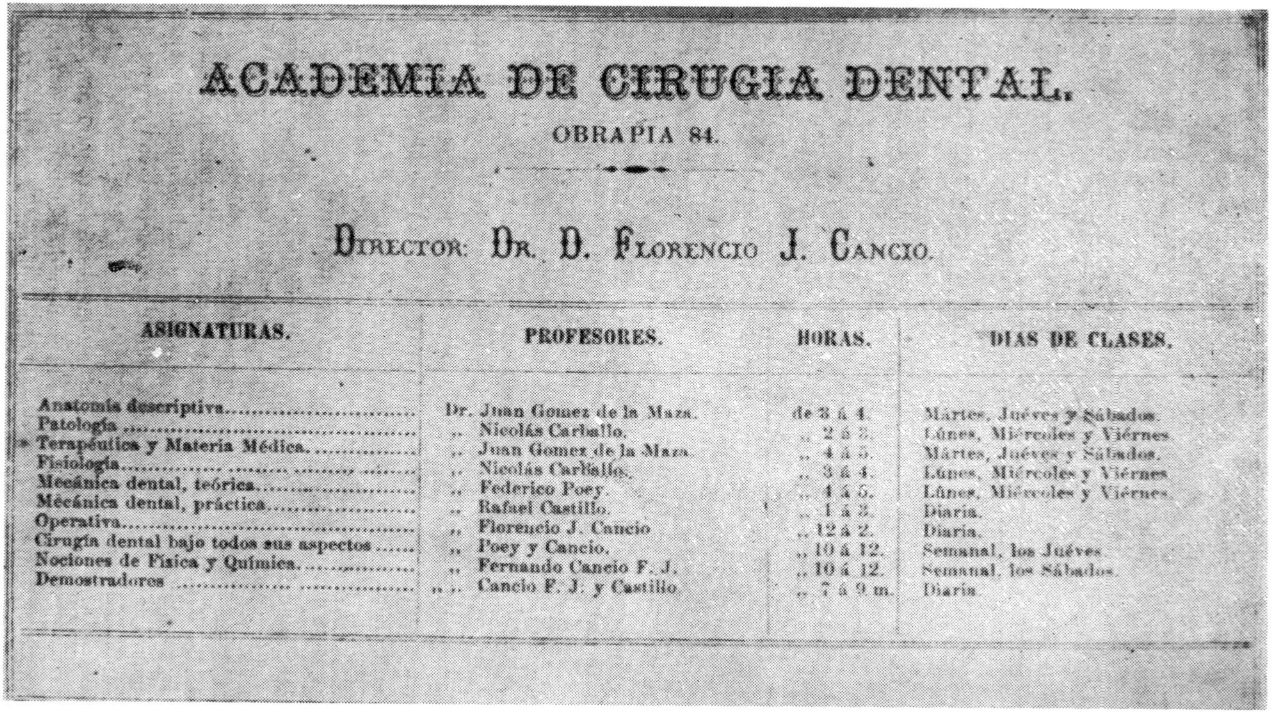

ACADEMIA DE CIRUGIA DENTAL.

OBRAPIA 84.

DIRECTOR: DR. D. FLORENCIO J. CANCIO.

ASIGNATURAS.	PROFESORES.	HORAS.	DIAS DE CLASES.
Anatomía descriptiva	Dr. Juan Gomez de la Maza.	de 3 á 4.	Mártes, Juéves y Sábados.
Patología	,, Nicolás Carballo.	,, 2 á 3.	Lúnes, Miércoles y Viérnes.
Terapéutica y Materia Médica	,, Juan Gomez de la Maza.	,, 4 á 5.	Mártes, Juéves y Sábados.
Fisiología	,, Nicolás Carballo.	,, 3 á 4.	Lúnes, Miércoles y Viérnes.
Mecánica dental, teórica	,, Federico Poey.	,, 4 á 5.	Lúnes, Miércoles y Viérnes.
Mecánica dental, práctica	,, Rafael Castillo.	,, 1 á 3.	Diaria.
Operativa	,, Florencio J. Cancio	,, 12 á 2.	Diaria.
Cirugía dental bajo todos sus aspectos	,, Poey y Cancio.	,, 10 á 12.	Semanal, los Juéves.
Nociones de Física y Química	,, Fernando Cancio F. J.	,, 10 á 12.	Semanal, los Sábados.
Demostradores	,, ,, Cancio F. J. y Castillo.	,, 7 á 9 m.	Diaria.

39. *Cuadro de profesores del Colegio de Cancio", reproducido de los Anales de la S.O.H.* ***(Archivos Dr. César A. Mena)***

ACADEMIA DE CANCIO

Dos días después de la Villaraza se le dio permiso por el Capitán General de la Isla a los Srs Francisco J. Cancio y D. José Francisco Piar para que instalaran una Academia Dental y la misma se conoció con el nombre de "Academia Central de Dentistas" o "Academia de Cancio". Esta Academia llegó a tener en 1891 una revista, que aunque al parecer de corta vida, llenó su cometido en aquella época. Estaba situada en Obrapía 84. La Revista se denominó "Revista Dental" y fue su Director el Dr. Alberto Colón, fallecido en Cuba ya bien adelantado el siglo XX.

La Academia sin embargo tuvo larga vida y fue junto con la Academia de Rojas las dos que llegaron a los finales del siglo XIX.

En la Academia se destacaron como profesores además del insustituible Federico Poey, el Dr. Mediavilla que lo fue de Higiene y Estados Patológicos de la Boca, así como el propio Cancio y el Dr. Rafael Castillo. (Ver el cuadro de profesores del Colegio de Cancio reproducido de los Anales de la Sociedad Odontológica de La Habana).

COLEGIO DENTAL DE LA HABANA

La tercera Academia en recibir autorización fue la denominada "Colegio Dental de la Habana", que aunque algunos historiadores dicen fue fundada en 1879, el Real Decreto que ha llegado a nuestras manos dice que lo fue en 1880.* (Posiblemente sucedió igual que con la de Villaraza). Nos extenderemos más adelante en transcribir completa esta Real Orden, por ser de interés para conocer el origen de las Academias Dentales. Por el se autorizó a Manuel G. Castellanos, Francisco Justiniani, Miguel Vieta Moré y Pedro Calvo y Castellanos, para establecer dicho Colegio. No sabemos la fecha en que desapareció el mismo al igual que no lo sabemos en la Academia de Villaraza, pero podemos aseverar que al Colegio Dental lo compró el Dr. Ignacio Rojas, y que éste obtuvo el permiso "para establecer el Colegio Dental de la Habana, que había pertenecido a Calvo y Castellanos, el 1 de Noviembre de 1885, con el nombre de Colegio Dental". En los Anales de la Sociedad Odontológica de

* 24 de Febrero de 1880

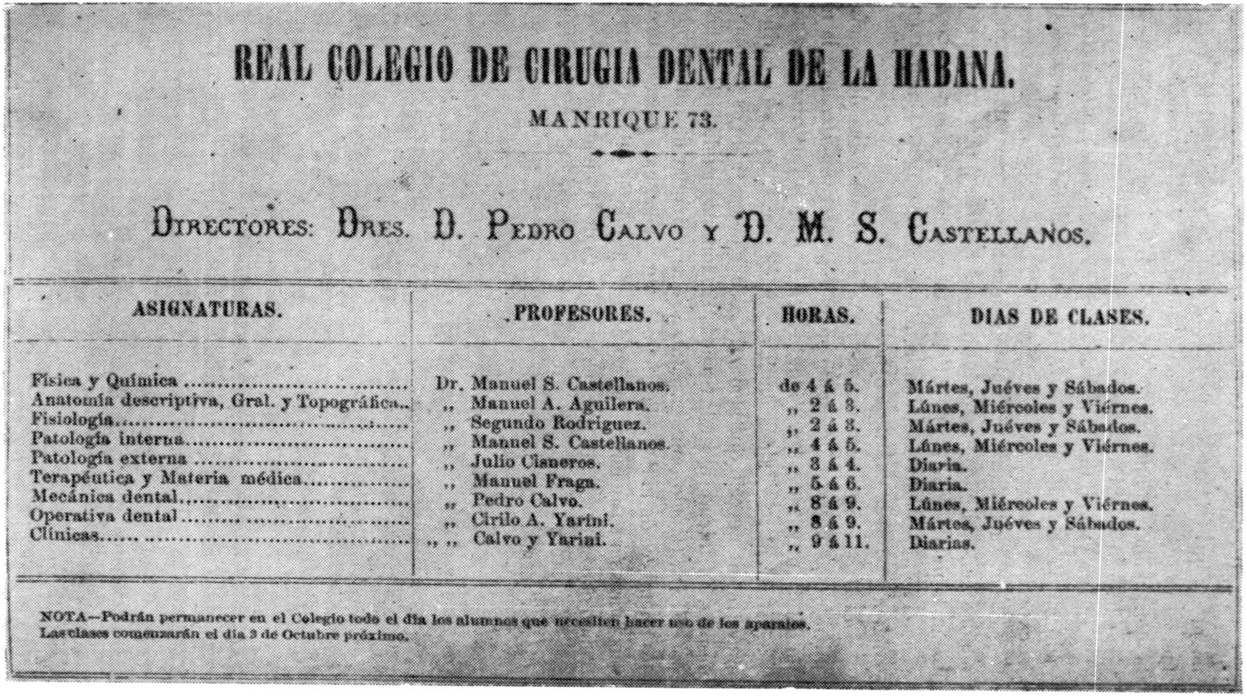

REAL COLEGIO DE CIRUGIA DENTAL DE LA HABANA.

MANRIQUE 73.

DIRECTORES: DRES. D. PEDRO CALVO Y D. M. S. CASTELLANOS.

ASIGNATURAS.	PROFESORES.	HORAS.	DIAS DE CLASES.
Física y Química........	Dr. Manuel S. Castellanos.	de 4 á 5.	Mártes, Juéves y Sábados.
Anatomía descriptiva, Gral. y Topográfica..	,, Manuel A. Aguilera.	,, 2 á 3.	Lúnes, Miércoles y Viérnes.
Fisiología........	,, Segundo Rodriguez.	,, 2 á 3.	Mártes, Juéves y Sábados.
Patología interna........	,, Manuel S. Castellanos.	,, 4 á 5.	Lúnes, Miércoles y Viérnes.
Patología externa........	,, Julio Cisneros.	,, 3 á 4.	Diaria.
Terapéutica y Materia médica........	,, Manuel Fraga.	,, 5 á 6.	Diaria.
Mecánica dental........	,, Pedro Calvo.	,, 8 á 9.	Lúnes, Miércoles y Viérnes.
Operativa dental........	,, Cirilo A. Yarini.	,, 8 á 9.	Mártes, Juéves y Sábados.
Clínicas........	,, ,, Calvo y Yarini.	,, 9 á 11.	Diarias.

NOTA—Podrán permanecer en el Colegio todo el dia los alumnos que necesiten hacer uso de los aparatos.
Las clases comenzarán el dia 3 de Octubre próximo.

40. *Cuadro de Profesores del Colegio de Calvo y Castellanos.* (Cortesía Academia de Ciencias Médicas, Físicas y Naturales.)
(Archivos Dr. César A. Mena)

la Habana, de Diciembre de 1895, Federico Poey habla de los problemas que traería el deseo de resurgir el Colegio Dental de la Habana, ya que lo había comprado el Dr. Ignacio Rojas.•

Adjuntamos un cuadro del Claustro de Profesores del Colegio Dental de la Habana, en su primer período, o sea cuando fue fundado por Justiniani, Calvo, Vieta y Castellanos.

La Revista "Odontológica", que se publicaba en Madrid, dice en 1896 que el Colegio Dental de la Habana, propiedad de Rojas, y que estaba en Villegas 111, había sido fundado por Calvo, Vieta, Justiniani y Castellanos, en 1880. Lo que justifica y corrobora todo lo dicho anteriormente por nosotros.

Estuvo el primitivo, antes de ser de Rojas, en Manrique 73.

EL PROGRESO

El cuarto colegio o academia dental fue "El Progreso". Fue autorizado por Real Orden de 16 de enero de 1882 y su propietario lo fue el Dr. Francisco P. Rodríguez.

Este Colegio, dice Martínez Sánchez, "era de primerísima clase y no tenía nada que envidiarle a los de la madre patria, pues contaba con magnífica biblioteca y un periódico, órgano del centro de enseñanza".

Este periódico "El Progreso Dental", junto con los "Anales de la Sociedad Odontológica de La Habana" dejaron escritas bellísimas páginas de la Historia Dental de Cuba y gracias a ellos hemos podido reconstruir mucho de nuestro pasado. Quiera Dios Topoderoso que algún día pueda otro historiador encontrar otras revistas de la época para completar este pasado. (Ver en capítulo Revistas Dentales, la portada de "El Progreso Dental").

ACADEMIA ROJAS

Este fue el quinto Colegio, y el que llegó al siglo XX. Fue repetimos, una continuación del Colegio de Calvo (Colegio Dental de La Habana) y para reafirmarlo podemos ver el anuncio que aparece en una de las Revistas de la Epoca, donde dice COLEGIO DENTAL DE LA HABANA del Dr. Rojas, fundado en 1880 por los Dres. Calvo, Castellanos, Vieta y Justiniani. Estuvo en Villegas 111 y a él dedicaremos un capítulo especial.

• Hemos dicho que Rojas obtuvo el 1 de noviembre de 1885 el permiso para establecer el Colegio Dental de La Habana, que había pertenecido a Calvo y Castellanos. No tenemos datos de la fecha que había dejado de existir el Colegio de Calvo y Castellanos.

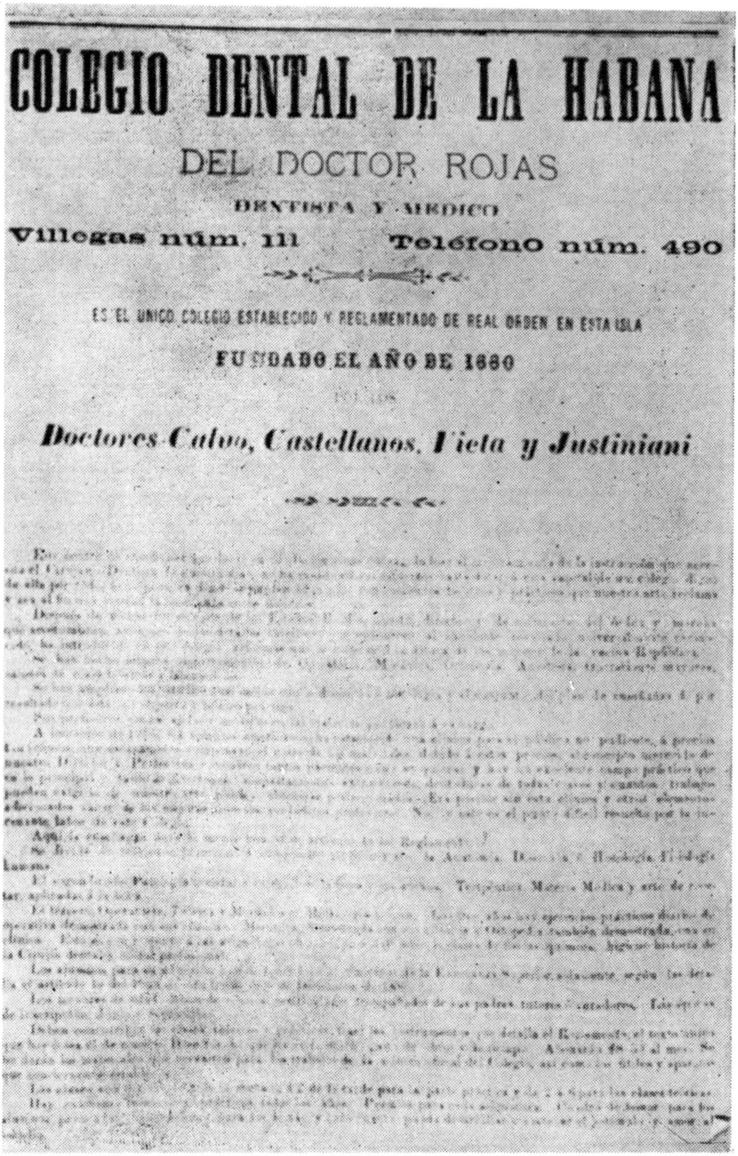

COLEGIO DENTAL DE LA HABANA
DEL DOCTOR ROJAS
DENTISTA Y MEDICO
Villegas núm. 111
Teléfono núm. 490
ES EL UNICO COLEGIO ESTABLECIDO Y REGLAMENTADO DE REAL ORDEN EN ESTA ISLA
FUNDADO EL AÑO DE 1880
Doctores Calvo, Castellanos, Vieta y Justiniani

41. *Anuncio del Colegio Dental de la Habana en una de las revistas de la época. (Archivos Dr. César A. Mena)*

Gracias a estas Academias fundadas en Cuba, la profesión comenzó a cobrar un impulso mucho más rápido, colocando a Cuba en lugar destacado, llegando muchos de sus egresados a alcanzar posiciones destacadísimas no solo en América Latina, sino en Europa, y si no sírvanos de ejemplo el caso del Dr. Oscar Amoedo y Valdés, quien llegó a presidir la Sociedad Odontológica de París, Carlos García Vélez, quien fuera Director de la Revista Estomatológica de Madrid, y Federico Poey Aguirre, que brilló con luz propia en Suiza para mencionar solamente tres de los más destacados.

No cabe duda que la rivalidad existente entre estas Academias, dando publicidad a Revistas, mejorando sus laboratorios, fueron lo que motivaron el auge de la profesión dental en Cuba durante el siglo XIX.

REAL ORDEN QUE CREA EL COLEGIO DENTAL DE LA HABANA

No todas las Reales Ordenes que crearon los colegios o academias han llegado a nuestras manos, pero sí afortunadamente algunas; por ello exponemos aquí la del Colegio Dental de La Habana, que fue el de más larga vida, por haber continuado más tarde como el Colegio de Rojas.

MINISTRO DE ULTRAMAR
REAL ORDEN

"Excmo. Sr: Dada cuenta de la carta de ese Gobierno General Núm. 883, así como de la copia del expediente que la acompaña, promovido por D. Manuel S. Castellanos, Dr. Francisco N. Justiniani y Chacón, D. Miguel Vieta y Moré y D. Pedro Calvo y Castellanos, en solicitud de que se les autorice para establecer en La Habana, un Colegio de Cirugía Dental, incorporado a esa Universidad.

Resultando que este Colegio tiene por objeto enaltecer por todos los medios posibles la profesión de Cirujano Dentista, propagando los conocimientos que a la misma se refieren, y dotando al país de un establecimiento que esté a la altura de los mejores de su clase en el extranjero.

Resultando que en el proyecto de Reglamento que figura en el expediente citado se da al referido Colegio y a la enseñanza a que se destina el carácter de privado, toda vez que el Gobierno no interviene en el nombramiento de los profesores, ni el régimen de los estudios, y no contribuye a su sostenimiento con ninguna clase de auxilios.

Resultando sin embargo que se intenta dar a los títulos que en el indicado colegio se confieren valor académico y oficial, puesto que se pretende que quede incorporado a la Universidad.

Considerando que la legislación de Ultramar en materia de instrucción público debe asimilarse, en lo posible, a la que rige en la Península.

Y Considerando que el Real Decreto expedido por el Ministerio de Fomento de 4 de junio de 1875, organizó la profesión de dentistas, disponiendo que para su ejercicio se expida un título especial, y determinando las pruebas de aptitud a la que han de sujetarse los que la soliciten.

Su Majestad el Rey (Q.D.G.) de conformidad con lo consultado por el Consejo de Instrucción Pública, ha tenido a bien dictar las disposiciones siguientes:

PRIMERAS: Se autoriza a D. Manuel Castellanos, Francisco Justiniani, D. Miguel Vieta Moré y D. Pedro Calvo Castellanos para establecer un Colegio en la capital de esta Isla con el título de Colegio Dental de La Habana, y en la forma proyectada en el Reglamento por los mismos presentados.

SEGUNDAS: Los estudios a que ese colegio se dedique, y en los certificados que en él se confieren, tendrán carácter de privados, como sucede a los colegios de su clase establecidos en la Península, y solo adquirirán validez académica y habilitarán para el ejercicio de la profesión de cirujanos dentistas, sujetándose a las prescripciones del mencionado Real decreto de 4 de junio de 1875, en virtud del cual quedó dicha profesión organizada.

TERCERAS: Cuando los aspirantes al título oficial de cirujano dentista hayan probado la instrucción necesaria en los ramos que en el mismo Real Decreto se establecen, el Rector de la Universidad de La Habana, remitirá por conducto de ese Gobierno General a este Ministerio el expediente de examen de cada aspirante, a fin de que el de Fomento pueda en su vista expedir el título correspondiente, que se enviará a los interesados por los mismos conductos, y habilitará para el ejercicio de la profesión en todos los dominios españoles. En los expedientes de examen habrá de constar que ha efectuado el pago de los derechos que señala la disposición quinta.

CUARTOS: Los jurados de examen de que habla el artículo quinto del expresado Real decreto de 4 de junio de 1875, serán nombrados por ese Gobierno General, a propuesta del Rector de la Universidad de La Habana, y formarán parte de los mismos dos profesores del Colegio Dental, a los que considerará como Cirujanos Dentistas. De los tres doctores en Medicina que deben completar los Jurados, uno por lo menos será catedrático de la Facultad de Medicina, y presidirá el tribunal. Los jurados de examen se reunirán en junio y septiembre de cada año, y los individuos que los compongan serán amovibles.

QUINTAS: Los aspirantes al título de Cirujano Dentista abonarán por derechos de examen 25 pesos y por los del título 100, debiendo aquéllos satisfacer además en la Península, y en la forma establecida, el importe del sello que corresponde estampar al título que se les expida.

Y SEXTAS: Las dudas de detalle que puedan ocurrir para la ejecución de estas disposiciones se resolverán en cada caso particular por el Rector de la Universidad de La Habana, oyendo si lo juzga necesario, el parecer de la Facultad de Medicina de la misma.

Todo lo que de Real Orden comunico a V.E. para su conocimiento y efectos correspondientes. Dios guarde a V.E. muchos años. Madrid, 24 de febrero de 1880".

Esta Real Orden fue publicada en la Gaceta Ofical de Madrid de 28 de febrero de 1880 y antes de los 20 días, el 18 de marzo, ya el Gobernador General de la Isla de Cuba había acordado su cumplimiento, publicándose en la Gaceta Oficial de Cuba de 23 de junio según acuerdo de 16 de junio del propio año; pero a pesar de que la orden era clara y específica, parece que creó ciertas dudas en relación con el Reglamento de la Universidad de La Habana que regía para los que aspiraban a Ministrantes

Dentistas y también en lo que al nombramiento del Jurado de exámenes y el programa de la materia se refería. Por todo ello en 19 de junio del propio año, es decir, cuatro días antes de publicarlo en la Gaceta en Cuba, ya el Gobernador General de la Isla se dirigía al Ministro de Ultramar para que le fuesen resueltas una serie de dudas.

He aquí las respuestas del Ministro de Ultramar:

"Gobierno General de la Isla de Cuba. Secretaría. Sección de Fomento, Negociado de Instrucción Pública.

Excmo. Sr. Por el Ministerio de Ultramar, con fecha 17 de noviembre de 1880, se comunica al Excmo. Sr. Gobernador la R.O. siguiente:

Excmo. Sr. Dado cuenta de la carta oficial de V.E. número 443 de 19 de junio último, así como del expediente que la copia acompaña, y ha sido instruido con motivo de las dudas ocurridas al Rector de la Universidad de La Habana al llevar a ejecución las disposiciones contenidas en la Real Orden de 24 de febrero del corriente año, en cuya virtud se autorizó el establecimiento de un Colegio Dental en la capital de esa Isla con arreglo a las prescripciones del Real Decreto de 4 de junio de 1875, que organizó en la Península la profesión de Cirujano Dentistas, S.M. el Rey (Q.D.G.) ha tenido a bien dictar las siguientes resoluciones que entrañan la aprobación y complemento de las adoptadas a propuesta de la Junta Superior de Instruccción Pública, de esa Isla, por ese Gobierno General, con el fin de esclarecer las mencionadas dudas:

1) La organización de la profesión de Cirujano Dentista en esa Isla se sujetará estrictamente a las prescripciones de la Real Orden dictada de 24 de febrero de 1880, no siendo por tanto, aplicables a la misma, las contenidas en los artículos 215 a 224 del Reglamento de la Universidad de La Habana de 5 de abril de 1866, en cuya virtud quedaron establecidas las condiciones que habían de reunir los que aspirasen a recibirse de Dentistas, Sangradores, Comadronas y Matronas.

2) Este Gobierno General, previas las consultas que crea oportunas, informará a este Ministerio acerca de la

conveniencia de establecer en la referida Universidad los estudios necesarios a la referida profesión de Cirujano Dentista, en consonancia con el Artículo 4to. del Real Decreto aludido de 4 de junio que la organizó en la Península.

3) El nombramiento de dos profesores del Colegio Dental de La Habana para formar parte de los jurados de exámenes a que se contrae la disposición 4 de la Real Orden indicada de 24 de febrero se entenderá indispensable cuando los alumnos que aspiren a examinarse procedan del mismo colegio. Para los alumnos de distintas procedencias formarán el jurado con los tres doctores en Medicina, dos Cirujanos Dentistas, sin que sea condición precisa que éstos pertenezcan al expresado Colegio.

4) Queda aprobado el Acuerdo de ese Gobierno General de 15 de junio del presente año en cuya virtud fueron admitidos a exámenes de Cirujanos Dentistas con sujeción al Real Decreto de 4 de junio de 1875, los aspirantes que lo habían solicitado.

5) Dispuesto por el artículo 8vo. de dicho Real Decreto que el Consejo de Instrucción Pública intervenga en la formación de programas de examen, remitirá a este Ministerio el que interinamente se redactó por el Jurado y debió aprobar ese Gobierno General para los exámenes verificados, a fin de que, previo el dictamen de aquel cuerpo consultivo pueda acordarse en definitiva el que ha de servir en lo sucesivo.

Y acordado por S.E. en 9 del corriente el cumplimiento de la preinserta Real Orden, se publica en la Gaceta Oficial para general conocimiento".

Esta comunicación de 17 de noviembre de 1880 dejó resueltas muchas dudas, pero creó nuevos problemas ya que permitía el nombramiento de dos jurados, según de donde provenían los alumnos, lo que trajo por consecuencia que en el Seno de la Sociedad Odontológica de La Habana se estableciera una decisiva lucha por suprimir dichas prerrogativas. Federico Poey y otros dejaron escritas largas y brillantes páginas en ese sentido.

Sin embargo las Academias Dentales en términos generales se preocuparon de impartir la enseñanza en talleres apropiados, fundaron bibliotecas para los alumnos, y se superaron en la enseñanza, lo que dio lugar a que Cuba fuera tomando gran auge en la profesión dental.

Desafortunadamente no han llegado a nuestras manos la totalidad de los reglamentos y planes de estudios, y otros datos de cada una de las Academias, sin embargo dedicaremos los próximos dos capítulos a narrar lo que hicieron en dos de dichas Academias, en el Capítulo XV, El Colegio "El Progreso" y en el capítulo XVI, el Colegiode Rojas.

BIBLIOGRAFIA:

Mena, César A. "La Odontología en Cuba Colonial", Gráficas Universo, Habana 1955, Págs. 97 a 106.

CAPITULO XV

COLEGIO "EL PROGRESO"

El Colegio "El Progreso", era propiedad del Dr. F. P. Rodríguez, quien se había graduado de dentista en 10 de septiembre de 1853. Fue a su vez fundador de la Sociedad Odontológica de La Habana en 1879, y un profesional que se dio por completo al auge de la odontología. Fue autorizado para comenzar las labores el susodicho Colegio el 16 de enero de 1882, estando localizado el mismo en la calle Lealtad 137 en la ciudad de La Habana. En este Colegio estudió y se graduó Oscar Amoedo.

Comenzó sus actividades, por coincidencias del destino, un 3 de octubre, día que cuarenta y tres años más tarde iba a ser declarado el Día de la Odontología Latino Americana.

Hemos podido obtener, tomándolo de la Revista El Progreso Dental, de noviembre de 1882, la formación del Cuerpo de Profesores del Colegio:

Francisco P. Rodríguez: Dentista, Director y Profesor de Clínica y Operatoria Dental.

Federico Poey: Dentista, Sub-Director, Profesor de Terapéutica y Materia Médica y de Mecánica Teórica y Estética.

Joaquín L. Dueñas: Dr. en Medicina, Secretario, Profesor de Anatomía y Patología Generales y Especiales de la Boca, e Histología.

Donato Mejías: Dentista, Tesorero, Profesor de Higiene de la Boca.

Manuel Martínez Avalos: Dr. en Medicina, Profesor de Fisiología General y Especial de la Boca.

Tomás Joaquín Manfredi: Dentista, Profesor de Mecánica Práctica.

Francisco de Paula Rodríguez: Ingeniero Civil, Profesor de Física y Química.

Aurelio Sariol Silva: Profesor de Idiomas inglés y francés.

José María Canalejo y Prada: Dentista, Ayudante de Clínica y Operatoria Dentales.

Mariano Ariño: Dentista, Ayudante de Mecánica Práctica.

ALCANCES DE LA ENSEÑANZA

En el número de agosto del propio año de su fundación, en 1882, en la Revista que tuvo como órgano oficial el Colegio, hace constar el Dr. Rodríguez los alcances de la enseñanza en la institución. Son éstos:

1. Conocimiento anatómico y fisiológico de la Boca. Nociones generales de fisiología para formar idea de las funciones del organismo.

2. Patología dentaria o alteraciones de los dientes y enfermedades que pueden originarse en la boca con sus causas, síntomas, tratamiento y modo de prevenirlas.

3. Operaciones dentarias comprendiendo las que hayan de verificarse en los dientes y en los demás órganos de la boca afectados por la alteración de los primeros.

4. Conocimiento teórico práctico de los sistemas y procedimientos empleados para la construcción de piezas y aparatos que reemplacen los dientes y las demás partes alteradas de la boca.

Establecieron una clínica en la que se atendía a las clases pobres, a las que daban absolutamente gratis todas las operaciones que necesitaban, y en la propia revista podemos encontrar, además de la manera de marchar los cursos del Colegio otra serie de datos que nos son de gran utilidad, para comprender la magnífica organización del colegio, especialmente si nos detenemos a estudiar los medios conque se contaba hace un siglo, que no eran ni lejanamente los de ahora.

Veamos como exponía la Revista El Progreso todo lo relativo al Colegio:

MARCHA DE LOS CURSOS

La instrucción se dará por trimestres, los que se contarán desde el primer dia de los meses de octubre, enero y abril.

EXAMENES Y PREMIOS

Habrá exámenes trimestrales que versarán sobre la enseñanza adquirida, distribuyéndose determinados premios a los alumnos que más se distinguieren; publicándose sus nombres así como los trabajos íntegros que escribieren y que fuesen creídos dignos de ello, en el Progreso Dental de la Habana, órgano del Colegio.

DERECHOS DE MATRICULA

Estos serán de \$6.37½ Cts. oro (seis pesos treinta y siete y medio centavos) trimestralmente por cada asignatura, siendo indispensable que se entreguen anticipadamente en la Tesorería del Colegio.

Los estudiantes deberán matricularse en época oportuna cada trimestre.

NOTICIAS VARIAS

El Colegio cuenta con una biblioteca especial de la que podrán hacer uso los estudiantes, teniendo ya hoy a su disposición casi *Todas* las publicaciones dentales del mundo y muchas otras de medicina.

Se facilitarán a los estudiantes instrumentos y materiales para los trabajos de mecánica, menos oro, plata y platino, los cuales adquirirán por su cuenta los alumnos cuando lo necesiten.

Se establecerá un museo para depositar en él los trabajos y casos curiosos que se presentaren; así como también los que se exigirá a cada alumno antes de dar por terminada su educación dental.

Para el orden de este Colegio existe un reglamento privado, del cual tendrán conocimiento los alumnos en la parte que les concierne.

He aquí el Reglamento del Colegio:

REGLAMENTO GENERAL DEL COLEGIO EL PROGRESO

CAPITULO PRIMERO: DIRECCION

Art. 1.—El fundador y propietario de este Colegio es el Sr. D. Francisco P. Rodríguez.

Art. 2.—El Comité Director de este Colegio se compondrá de los siguientes funcionarios: Director, Vice-Director, Secretario, Vice-Secretario, Tesorero y Bibliotecario.

Art. 3.—El Director tendrá la Dirección General del establecimiento, presidirá las juntas del Comité, hará cumpir sus acuerdos y tendrá la representación pública del Colegio.

Art. 4.—El Sub-Director sustituirá en todas sus facultades al Director en caso de ausencia o por delegación.

Art. 5.—El Secretario llevará el libro de actas de las juntas que celebre el Comité, trasmitirá los acuerdos del mismo, llevará cuenta del resultado de los exámenes notificando de ello a los alumnos. Además llevará un registro de los matriculados donde consten detalladamente el nombre, edad ,naturalidad, domicilio, nombre y residencia del padre o tutor de cada alumno.

Art. 6.—El Vice-Secretario desempeñará las funciones del Secretario en caso de ausencia o por delegación.

Art. 7.—El Tesorero percibirá y guardará los fondos del Colegio. A la presentación de las matrículas que expida el Secretario, procederá a percibir los derechos correspondientes a ellas, dando recibo talonario por cada una. Dentro de los quince primeros días del trimestre, pasará nota al Secretario de los matriculados en cada asignatura.

Art. 8. El bibliotecario cuidará de los libros, periódicos, papeles, etc. que tenga el Colegio, así como de los gabinetes de Física y Química y del Museo, observando el Reglamento que para su gobierno tiene el Colegio.

Art. 9.—Todos estos cargos serán provistos por elección en el cuerpo de Profesores y serán por ahora gratuitos.

Art. 10.—Las obligaciones del Comité Director serán las siguientes:

1a.—Las determinacones del Comité se habrán de tomar por mayoría absoluta de votos y serán obligatorios para todos. En los casos de empate decidirá el voto del Director.

2a.—Designará los profesores que hayan de componer los tribunales de examen.

3a.—Juzgará las faltas cometidas por los alumnos cuando ellas sean tan graves que según los profesores deban ser sometidas a su criterio para adoptar la pena más conveniente.

4a.—Conceder o negar permisos para asistir a las clases como oyentes.

CAPITULO SEGUNDO: JUNTAS

Art. 1.—Habrá juntas ordinarias los primeros jueves de todos los meses a las 7 de la noche y las extraordinarias que fueren necesarias. En ellas se discutirán todos los particulares que se relacionen con el Colegio, así como las peticiones, reclamaciones, etc. que hagan los profesores y los alumnos.

CAPITULO TERCERO: DE LOS ALUMNOS

Art. 1.—Para ingresar en este Colegio se necesita:

1o.—Una autorización por escrito de los padres, tutores, apoderados o en su defeceto de personas competentes, si fuere menor de edad.

2o.—Satisfacer los derechos de matrícula.

Art. 2.—El Colegio no fija número de estudiantes y se compromete a tener una gratuito por cada diez contribuyentes.

Art. 3.—Son obligaciones de los alumnos:

1.—Presentarse a clase con decencia, guardar en ella la compostura debida y tener para los profesores el respeto y consideración que merecen.

2.—Asistir a las clases y clínicas con puntualidad excusando sus faltas sólo por legítimos motivos.

La no asistencia será tenida en cuenta por los profesores como un dato desfavorable en el examen.

Art. 4.—El profesor llevará la lista de los presentes a sus clases, dando cuenta al Director de las ausencias inmotivadas cuando así lo juzgue conveniente.

Art. 5.—El estudiante que faltare a su deber será sometido a un Consejo de Disciplina, pudiéndosele imponer algunas de las penas que marca el Capítulo VI, articulo 1ro.

Art. 6.—No es de necesidad que se cursen todas las asignaturas en el Colegio, pero tendrán los alumnos que probar en él por medio de un examen el haberlas cursado.

Art. 7.—El Colegio no será responsable de la instrucción de ningún estudiante a menos que apruebe o curse en él todas las asignaturas obligatorias, sufra un examen general de todas ellas, sostenga una tesis ante un tribunal nombrado al efecto, y se aprueben por el mismo un trabajo de prótesis que quedará en el museo y otro de Operatoria dental, en cuyo caso se le expedirá un certificado firmado por el Comité.

CAPITULO CUARTO: EXAMENES

Art. 1.—Los exámenes trimestrales y uno general a fin de año.

Art. 2.—Las notas serán de sobresaliente, aprovechado, aprobado y reprobado.

CAPITULO QUINTO: DE LOS FONDOS

Art. 1........(

Art. 2........(Aparecen en esta forma en la Revista)

Art. 3.—Las cantidades adquiridas como derechos de matrículas no serán devueltas a los alumnos bajo ningún concepto.

CAPITULO SEXTO: PENAS

Art. 1.—Las penas que se aplicarán a los estudiantes serán:

1.—Represión privada.

2.—Suspensión de uno a tres trimestres.

3.—Expulsión.

Art. 21.—Siempre será necesario un consejo de disciplina para aplicar cualquiera de las dichas penas.

CAPITULO SEPTIMO: DISPOSICIONES TRANSITORIAS

Art. 1.—Los estudiantes serán responsables en todo tiempo y lugar de los desperfectos que causaren a los útiles, muebles, libros etc. del Colegio y a los que originare el mal uso de los instrumentos que se les confiere.

Art. 2.— Cada profesor está facultado para establecer el orden y régimen que considere más adecuado a la enseñanla de su asignatura.

....

....

....

(NOTA: este punteo aparece así en la Revista Original).

REGLAMENTO DE EXAMENES

Los exámenes se divirián en *Trimestrales General o de fin de Año y Finales o de Término de Curso*

Exámenes Trimestraless

Art. 1.—Estos se verificarán en la última semana hábil del trimestre y como lo indica su nombre versarán únicamente sobre la enseñanza adquirida durante el trimestre que termina.

Art. 2.—Consistirán en la contestación por el alumno de una de tres preguntas que sacará a la suerte de un jarro o globo que estén colocados todas las que correspondan a la parte estudiada del programa.

Art. 3.—La duración de cada uno de estos actos no excederá de diez minutos.

Art. 4.—El tribunal lo compondrán tres profesores por el Comité, uno de los cuales será el profesor de la asignatura y los otros dos actuarán como presidente y secretario respectivamente.

Art. 5.—Las notas serán las que indica el Reglamento. Capítulo IV, Art. 2.

Art. 6.—Los exámenes regulares y aquellos que deseen pasar los estudiantes, para aprobar asignatuars estudiadas fuera del colegio no devengarán derechos algunos.

Art. 7.—Los que pida el alumno para probar asignaturas en que haya sido reprobado devengarán los honorarios de \$6.37½ oro, los que serán repartidos entre los miembros del tribunal.

Art. 8.—El alumno que quiera incorporar estudios fuera del colegio, lo participará oportunamente al profesor de la asignatura, para que éste lo incluya en la lista de los examinandos. Bien entendido que si dejase pasar esta oportunidad y pidiese después examen extraordinario, tendrá que abonar los derechos que marca el artículo anterior.

EXAMENES ANUALES

Art. 1.—Estos se verificará al fin del año escolar y versarán sobre la enseñanza adquirida en el año.

Art. 2.—Consistirán también en la contestación de una de tres preguntas sacadas a la suerte y podrá extenderse su duración hasta quince minutos.

Art. 3.—El tribunal se compondrá de el profesor de la asignatura y dos personas idóneas extrañas al colegio y nombradas con anterioridad por el Comité Director.

Art. 4.—Estos exámenes se verificará en Junio y sustituirán al trimestral que debería verificarse entonces.

Art. 5.—Los que en cualquier época se examinasen para levantar notas de reprobado obtenidas antes del examen general pagarán \$6.37½ oro, divisibles entre los miembros del tribunal.

EXAMENES FINALES

Art. 1.—Los exámenes de que habla el reglamento general Capítulo III, artículo VII ,se verificarán ante un tribunal de cinco jueces, dos de ellos extraños al Colegio, nombrados por el Comité Director.

Art. 2.— Versarán sobre toda la enseñanza adquirida y preguntarán indistintamente todos los jueces, pudiendo emplear cada uno hasta diez minutos.

Art. 3.—La prueba de la tesis verificará del modo siguiente: nombrado el Tribunal como indica el Art. 1, el alumno entregará su tesis al presidente del mismo, con objeto de obtener su aprobación, obtenida ésta y fijado el día y la hora del acto público, comparecerá el alumno y dará lectura a su tesis, pudiendo ser argüido por tres de los miembros del Tribunal.

Art. 4.—Los jueces que han de argüir, serán el presidente, y dos más que se especificarán al nombrarse el Tribunal por el Comité.

Art. 5.—Cualquiera de los jueces nombrados para argumentar, puede delegar en otro de los presentes, pero ninguno podrá eximirse de dar su voto sobre la calificación del alumno.

DISPOSICIONES GENERALES

Art. 1.—Los profesores quedan facultados para adoptar cada cual el programa para la enseñanza de la asignatura a su cargo; teniendo especial cuidado en dividir esta de manera que corresponda cada trimestre alguna de las grandes divisiones de la ciencia que enseñen.

Art. 2.—El estudiante que no se conformare con el resultado de algún examen lo participará al Comité director por conducto del secretario, pudiendo que éste en vista de las causas expuestas, le haga justicia, pudiendo concederlo por segunda vez examen gratis.

Art. 3.—Todos los exámenes serán públicos.

Art. 4.—El secretario de cada tribunal levantará acta del examen la que firmada por él y el Presidente será entregada al Secretario General para que éste haga constar el resultado en el libro correspondiente.

REGLAMENTO

"De los Estudiantes Gratis

Art. 1.—El número de éstos según indica el Capítulo III, Artículo II, del Reglamento general, será el de uno por cada diez contribuyentes.

Art. 2.—Para solicitar esta gracia, el estudiante si fuere mayor de edad o su padre o encargado, si no lo fuese, se dirigirá por escrito al director.

Art. 3.—La petición deberá ser apoyada por dos profesores del Colegio.

Art. 4.—Tomada ésta en consideración en junta general y aprobada la entrada, lo notificará el secretario al candidato para que pase a inscribirle como alumno.

Art. 5.—El secretario anotará en el registro que es gratuito.

Art. 6.—El estudiante pasará al tesorero para que le extienda las matriculas anotándolas gratis.

Art. 7.—El alumno así matriculado, estará bajo la inmediata inspección del director, el que le marcará el curso que deba seguir y trabajos que haya de ejecutar.

Art. 8.—El Secretario llevará una lista de peticiones que se hagan, donde conste el domicilio y antecedentes de cada peticionario.

Art. 9.—En caso de que se reciban dos o tres peticiones a un tiempo ,la directiva resolverá según las circunstancias.

Art. —10.— El caso de una vacante lo anunciará el Secretario en la primera junta y ésta nombrará para ocuparla el primero en la lista.

Art. 11.—Notificada ésta su aceptación, deberá contestar dentro de los tres dias siguientes al recibo de ella, perdiendo si así no lo hiciere, el turno en la lista de suplicantes.

Art. 12.—En caso de no aceptación o renuncia, nombrará el Director al segundo en lista y así sucesivamente.

Art. 13.—Todo aspirante que estando en lista para una plaza gratuita, cometiere actos que hiciesen llegar hasta oidos del comité director su falta de buena conducta o de moralidad, será borrado inmediatamente

REGLAMENTO DE LA BIBLIOTECA DEL COLEGIO DENTAL EL PROGRESO

Art. 1.—Todo lo que pertenezca a la Biblioteca, museo y gabinetes, estará bajo la inmediata inspección y cuidado del Bibliotecario.

Art. 2.—Los estudiantes no podrán sacar libro alguno del local, siendo responsables de los desperfectos, que su mal uso pudiere causarles, y no siéndoles permitido bajo ningún concepto el usar de tinta para tomar notas o estractos de ellos.

Art. 3.—Los profesores podrán sacar obras mediante recibo firmado, que entregarán al bibliotecario.

Art. 4.—No podrán tener en su poder los profesores ninguna obra más de quince dias, cuyo tiempo podrá prorrogarse a un mes si la necesidad lo exigiere.

Si llegado el momento de la devolución, éste no se llevare a efecto, deberá ser reclamada por el bibliotecario.

Art. 5.—Habrá un catálogo alfabético especificado de todos los libros existentes y otro igual de todos los periódicos.

Art. 6.—Se fijará en lugar visible un cuadro donde consten todas las publicaciones, que reciba o a que esté suscrito el Colegio.

Art. 7.—Se hará otro catálogo detallado de todos los objetos del Museo y Gabinetes.

Art. 8.—Se llevará por el Bibliotecario una lista minuciosa de todas las obras importantes que existan o se publiquen para que vayan siendo adquiridas por el Colegio, así como sus fondos lo permitan.

Art. 9.—A fin de año coleccionará todas las publicaciones recibidas en él, tratará en lo posible de completar las colecciones y dará nota al director de todas las que es preciso empastar para que sea hecho enseguida.

Art. 10.—El Bibliotecario propondrá a la directiva las enmiendas que necesite el presente reglamento.

Como parte importante de la enseñanza, y con carácter obligatorio comenzaron a exigirse en el Curso de 1883 en el Colegio El Progreso, que los alumnos escribieran una memoria para poder graduarse, lo que constituía junto al trabajo que tenían que realizar, una especie de examen grado. Estos trabajos eran publicados en la Revista y le daban a los alumnos del 30 de junio al 15 de septiembre para la presentación de los mismos.

Veamos sobre los tópicos que podían versar los mismos en el curso de 1883:

1. Ventajas y desventajas de los diferentes métodos empleados para determinar el calor específico de los sólidos.
2. Estudio comparativo de las diversas pilas de dos líquidos.
3. Identidad de calor y de luz.
4. Fabricación de acero. Comparación de los sistemas de cementación de Bessemer.
5. Importancia de la fermentación alcohólica.
6. Utilidad de la química biológica.
7. ¿Qué diferencia puede establecerse entre la incompatibilidad fisiológica y el antagonismo de los medicamentos?
8. De las modificaciones de la medicación astringente.
9. Método de acción de la mostaza sobre el hombre en estado de salud y en estado de enfermedad.
10. ¿Qué razones hay para no confundir los dientes con los huesos?
11. Ligera idea sobre el desarrollo del cuerpo humano.
12. Desarrollo del bulbo dentario.
13. Influencia del sistema nervioso en la circulación.

14. Importancia del hígado bajo el punto de vista fisiológico.
15. Absorción en general.

Como vemos los adelantos iban siendo cada vez mayores y los alumnos que ya venían practicando desde hacía algún tiempo en Cárceles y Hospitales, así como en el Asilo San José, comenzaron a contar con sillones en sus propias academias, comenzando a practicar limpiezas, hacer dentaduras, obturaciones, extracciones y cuantos trabajos necesitaban para ser buenos dentistas.

BIBLIOGRAFIA:

Mena, César A. "La Odontología en Cuba Colonial", Gráficas Universo, Habana, 1955, Págs. 106–114.

CAPITULO XVI

Colegio Dental de Rojas. Programa Oficial de la Enseñanza en 1880. El libro el Cirujano Dentista de Ignacio Rojas.

Antes de adentrarnos en el estudio del programa de estudios vigente, necesario es hacer un estudio de la Escuela Dental de Ignacio Rojas y Quintana, quien era graduado en España en 1881 y había incorporado sus estudios en la Universidad de la Habana el 10 de Marzo de 1885.

Hemos visto en ese mismo año de 1885, el 1º de Noviembre, obtenía permiso para adquirir el Colegio de Calvo y Castellanos, que había sido fundado en 1880.

Ya en 1893 estaba el Colegio de Rojas en la calle Lamparilla, pues en el mes de Marzo de dicho año, Martínez Fortún relata que con nueve años de edad visitó con su padre y con su primo Carlos Dod y Martínez Fortún (quien murió despues en la Guerra de Independencia) dicho Colegio, "para que el Dr. Rojas le hiciera una extracción con cocaína, la que le produjo algún desvanecimiento"; pero a la vez relata que pronto se trasladó el Colegio para Villegas 111 entre Muralla y Teniente Rey, donde permaneció algunos años. El teléfono del colegio era el Num. 795.

Costaba la matrícula $8.50 al mes y las horas de clases eran de 8 a 11 am. y de 1 a 6 p.m.

La clínica recibía pacientes pobres del pueblo y también muchos socios del Centro Gallego, a los que le hacían toda clase de operaciones.

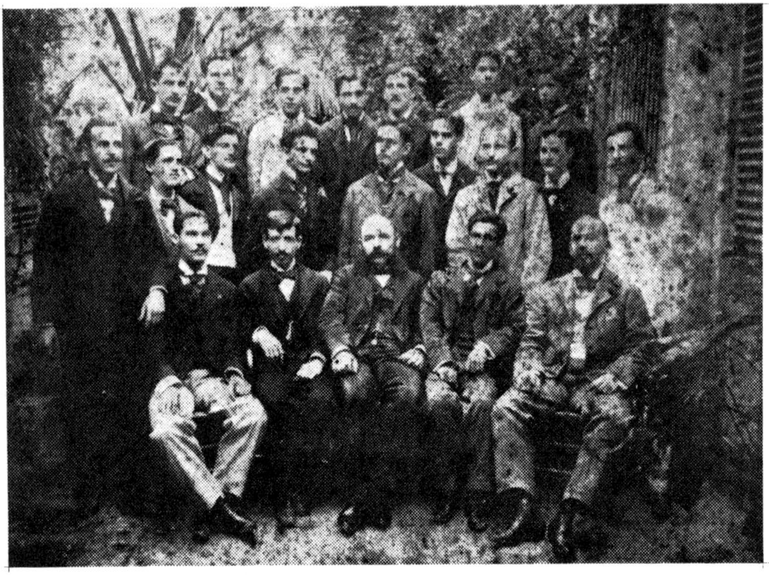

42. Alumnos y profesores reunidos en el patio del Colegio Dental de Rojas.
(Archivos Dr. César A. Mena)

La casa de Villegas 111 era hermosa y de planta baja. Se entraba por un amplio zaguán a la izquierda, en donde habían algunas butacas, y una galería con retratos de los graduados. Continuando por dicha entrada se llegaba a la sala de trabajo de los estudiantes, que tenía al fondo un cuartico que era donde se hacía la mecánica.

A la derecha del zaguán estaba la hermosa sala del Dr. Rojas y en la saleta esperaban los clientes del Colegio.

Había un hermoso patio embaldosado con losas isleñas, teniendo numerosas "tinas" y "reatas" con plantas de jardín. Al fondo otra hermosa saleta o comedor, donde se daban las clases teóricas.

Toda el ala derecha estaba ocupada por Rojas y su familia, llamando la atención un hermoso cuadro al óleo, situado en la primera saleta, que representaba al gran cirujano francés Pean extirpando una mama.

(Esta casa fué demolida en 1952).

En esta dirección fué notablemente mejorado el Colegio, con nuevos equipos encargados a E.U.N.A. haciendo de él, el mejor Colegio Dental de la Habana.

Su plan de estudios será explicado más adelante al detallar el programa vigente en aquel entonces.

El estallido de la guerra acabó con el Colegio de Cancio, no así con el Rojas, que duró algún tiempo más. Así vemos que en 1895 al efectuarse los exámenes fué formado el tribunal por los médicos Saladrigas y Pereda (Su hijo fue profesor de anatomía patológica de la Escuela de Cirugía Dental en pleno siglo XX) así como por los dentistas Atalay, Reyes, Carnot, Warner, Barrenas, Rivas y Peyrellade.

Fueron los alumnos premiados en ese curso M. Gamiz, E. Caballero, Domingo Madan, H de la Torre, Gonzalo Fernández Valdés y Fernando Valverde.

El 29 de Septiembre es preso Atalay permaneciendo dos años recluido en la cárcel de la calle Prado 1.

En 1897 continuaba Rojas en su colegio habiendo desaparecido por completo el de Cancio, desaparecen las actividades científicas en Cuba y una gran cantidad de dentistas parten para la emigración entre ellos Ignacio Rojas que partió para Campeche quedando el Colegio a cargo de Barrenas, Gómez, Gonzalo Hernández y otros hasta que terminada la guerra vuelve Rojas a la Habana trasladando el Colegio a principios de Enero de 1899 al cuarto piso, contando el entresuelo, de la hermosa casa Bernaza 30 esquina a Teniente Rey, hasta 1900 en que al fundarse la Escuela Dental en la Universidad de la Habana, desapareció el Colegio aunque Rojas siguió habitando el principal de la casa, estando en su entresuelo, al fondo e izquierda la consulta del Dr. Juan B. Dod.

"Fue Rojas un hombre de señorial presencia, con hermosas y cuidadas patillas, activo, trabajador, económico, de carácter poco comunicativo, de ideas liberales, que llegó a tener un gran capital, habiéndose distinguido mas como conferencista y organizador, que como operador, fué en fín un hombre de temple que se elevó y superó por su propio esfuerzo".

Ya Cuba Libre, prefirió quedarse en la Isla, donde murió muy entrado el siglo XX, el 21 de Noviembre de 1925.

Programa Oficial de la Enseñanza en 1880. El cirujano Dentista de Ignacio Rojas.

Dice Martínez Sánchez en su obra el "Arte del Dentista", publicada en Madrid en 1887, que en cumplimiento de un decreto de 3 de Marzo de 1876, se publicó en la Gaceta Oficial de marzo del mismo año, el programa de estudios que era necesario para aprobar y obtener el título de Cirujano Dentista. Es más, hace ver, que era él oficial para todas las Universidades del Reino.

Dicho programa lo traslada por completo a su obra en cuestión, pero no llegó a ser válido nunca en Cuba, por causas que mas adelante vamos a exponer; pero podemos aseverar que nunca fué el empleado en Cuba si nos detenemos a leer la obra "El Cirujano Dentista", publicada en 1887 y en 1895 por el Dr. Ignacio Rojas.

En el propio libro hace constar el Dr. Rojas que ya en prensa el segundo tomo tuvo que suspender su publicación debido a que el Jurado de examen, tuvo la idea de modificar el programa por ser demasiado extenso. Pero si seguimos analizando y comparando las preguntas expuestas por el Dr. Martínez Sánchez en su obra el "Arte del Dentista" oficiales por decreto de 11 de Marzo de 1876, con las del libro de Ignacio Rojas en su obra "El Cirujano Dentista", podemos observar que son completamente diferentes. El programa que era oficial en España, según Martínez Sánchez, contiene:

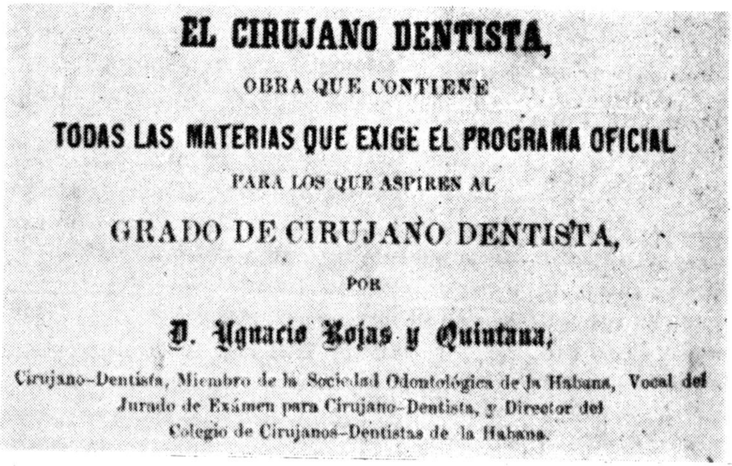
EL CIRUJANO DENTISTA,

OBRA QUE CONTIENE

TODAS LAS MATERIAS QUE EXIGE EL PROGRAMA OFICIAL

PARA LOS QUE ASPIREN AL

GRADO DE CIRUJANO DENTISTA,

POR

D. Ygnacio Rojas y Quintana,

Cirujano-Dentista, Miembro de la Sociedad Odontológica de la Habana, Vocal del Jurado de Exámen para Cirujano-Dentista, y Director del Colegio de Cirujanos-Dentistas de la Habana.

43. Anuncio de "El Cirujano Dentista" en los Anales de la S.O.H.
(Archivos Dr. César A. Mena)

	Preguntas
Generalidades de Anatomía Descriptiva de la Cara y Cabeza	112
Fisiología	52
Operaciones Dentarias	34
Procedimiento empleado para la construcción de piezas y aparatos que reemplazan a los dientes	48
Nociones de Física	16
Generalidades de Química	13

En cambio, el programa expuesto por Ignacio Rojas, y el que detallaremos más adelante, tenía 342 proposiciones o sumarios de preguntas que estaban divididos en la siguiente forma:

	Proposiciones
Anatomía	75
Fisiología	29
Patología	63
Terapéutica y Materia Médica	85
Operatoria Dental	34
Mecánica y Metalurgia	56

Al estudiar este programa podemos decir que más tarde quedaron reducidas a 52, 20 y 32 respectivamente las tres últimas materias, y si comparamos ambos programas, pregunta por pregunta, notamos que aunque existen los puntos de contacto naturales, necesarios en ambas materias, son completamente disímiles, es más existen materias en uno que ni siquiera se mencionan en el otro. Ambos libros estaban en la biblioteca Federico Poey de la Escuela de Odontología de la Universidad de la Habana, cuando abandonamos a Cuba en 1960.

Estimamos que la mejor manera de exponer lo que se daba oficialmente en Cuba es hacer un análisis minucioso y detallado de la obra El Cirujano Dentista de Ignacio Rojas.

Dicha obra consta de dos tomos, publicado el primero en 1887 y el segundo en 1895. Esta obra fué sin duda el primer libro de texto publicado en Cuba en lo que a dentistería se refiere. Ejemplares de la misma se encuentran en Cuba además de la Biblioteca Federico Poey, en la Sociedad Económica de Amigos del País, y en la Biblioteca General de la Universidad de la Habana.

El primer tomo fue publicado en la imprenta "La Correspondencia, de Obrapía 24, está dedicado al Dr. Nicolas Gutiérrez, Presidente de la Academia de Ciencias Médicas, Físicas y Naturales de la Habana, y fundador de la Prensa Médica en Cuba. Extiende la dedicatoria a la Sociedad Odontológica de la Habana, "centro que representaba la ciencia de la profesión dental cubana".

El prólogo de la obra está confeccionado por Federico Poey y Aguirre, Cirujano Dentista de renombre en aquella época, quien destaca que aunque existía programa oficial de estudios, sin embargo se carecía de los elementos para satisfacer a sus muchas y difíciles exigencias.

Decía Rojas en la Introducción que "no cree la obra llene enteramente el vacío y estima de urgencia organizar y dar carácter oficial a los estudios, pues una enseñanza pobre no puede ofrecer más que frutos pobres".

Expongamos las proposiciones contenidas en el programa, pues aunque algo extensas, nos da cabal cuenta de lo que era la enseñanza dental en aquella época, como es natural sin incluir los trabajos prácticos de los cuales hemos hablado.

ANATOMIA.

Proposición 1.—Definición de Anatomía. Su división respecto a los seres que estudia. Anatomía Humana. Subdivisiones según los aspectos bajo los cuales se estudia la organización. Objeto de la Anatomía Descriptiva. ¿Qué es un órgano? ¿Qué es sistema? ¿Qué es aparato? ¿Qué es función?

Proposición 2.—Para el estudio de la Anatomía como deben dividirse los aparatos. Cuáles son los aparatos de la vida de relación y cuáles son los de la nutrición. De qué partes se compone el aparato locomotor. ¿Qué es un hueso ¿Cómo se dividen los huesos por su forma y dimensiones? Estructura de los mismos. Qué partes se le consideran a los huesos, según sean largos, planos o cortos. Eminencias y depresiones.

Proposición 3.—Manera de determinar la situación de los huesos. Cuántos y cuáles son los planos que deben considerársele al esqueleto. Simetría, división del esqueleto. Partes de que se compone la calavera. Cuántos y cuáles son los huesos de la cara. Coronal o frontal, su situación, descripción y articulaciones.

Proposición 4.—Occipital y parietales, su situación, su descripción y articulaciones.

Proposición 5.—Esfenoides, situación, descripción y articulaciones.

Proposición 6.—Etmoides, situación, descripción y articulaciones.

Proposición 7.—Temporal, situación, descripción y articulaciones.

Proposición 8.—Descripción del cráneo en general y partes que se le consideran para su estudio. Bóveda.

Proposición 9.—Descripción de las tres fosas en que se divide la superficie interior de la base del cráneo.

Proposición 10.—Descripción de las porciones cervical y facial de la superficie exterior de la base del cráneo.

Proposición 11.—División de la cara. Cuántos y cuáles son los huesos de la mandíbula superior e inferior. Situación, descripción y articulaciones de los huesos cuadrados de la nariz, de los unguis y de los pómulos o malares.

Proposición 12.—Situación, descripción y articulaciones de Cornete inferior, de Vomer y de los Palatinos.

Proposición 13.—Maxilar superior: situación, descripción y articulaciones.

Proposición 14.—Maxilar inferior: situación, descripción y articulaciones.

Proposición 15.—Dientes, su división y caracteres generales. Caracteres particulares de los incisivos, caninos y molares.

Proposición 16.—Extructura de los dientes. Dentición temporal y permanente. Evolución de los dientes dentro de los maxilares en la primera erupción. Evolución de los mismos en los adultos y ancianos.

Proposición 17.—Cara en general, regiones que se le consideran y descripción de cada una de ellas.

Proposición 18.—Cavidades de la cara: descripción de las órbitas, de los senos frontales, esfenoidales y etmoidales.

Proposición 19.—Descripción de las fosas nasales, conducto nasal, fosa pterigoidea, fosa zigomática y fosa pterigo-maxilar.

Proposición 20.—Descripción del seno maxilar y de la bóveda palatina.

Proposición 21.—Situación y descripción del hiodes. Tronco de la columna vertebral. Vértebras de cada región, caracteres comunes a todas ellas y diferencias notables del atlas y el axis.

Proposición 22.—División y número de las costillas. Caracteres comunes a todas ellas. Situación, figura y articulaciones del Esternón.

Proposición 23.—Partes en que se dividen las extremidades

superiores: situación y figura de los huesos del hombro, del brazo, del antebrazo y de la mano.

Proposición 24.—Extremidades inferiores. Partes de que se compone. Situación y figura de los huesos de la pelevis.

Proposición 25.—Situación y figura de los huesos que forman el muslo, la pierna, la rodilla y el pie.

Proposición 26.—Definición de artrologia. Partes que concurren a formar las superficies articulares. Ligera idea de los cartilagos, fibrocartilagos, ligamentos y sinoviales.

Proposición 27.—Clasificación de las articulaciones.

Proposición 28.—Articulación témporo-maxilar. Superficies articulares, medios de unión y de deslizamiento.

Proposición 29.—Definición de la miologia y aponeurologia. Usos de los músculos según sus formas y dimensiones. Simetría, dirección, situación, inserciones y relaciones de los músculos en general.

Proposición 30.—Regiones musculares y articulares de la cabeza. Descripción de los músculos y la región.

Proposición 31.—Descripción de los músculos de las regiones superficial, palpebral y nasal.

Proposición 32.—Descripción de los músculos del contorno de la boca y de la barba.

Proposición 33.—Descripción de los músculos de las regiones Témporo-maxilar y Pterigoidea.

Proposición 34.—Regiones en que se agrupan los músculos del tronco. Enumeración de los del cuello y de los de las regiones supra e infrahiodea.

Proposición 35.—Enumeración de los músculos, de las regiones prevertebral- vertebral, posterior y de los lomos.

Proposición 36.—Enumeración de los músculos de las regiones toráxica anterior, lateral y posterior.

Proposición 37.—Enumeración de los músculos de las regiones diafragmática, abdominal anterior y posterior. Ligera idea del arco crural y del conducto inguinal.

Proposición 38.—Enumeración de los músculos del hombro y del brazo.

Proposición 39.—Enumeración de los músculos de las regiones antibraquial anterior, posterior y externa superficiales y profundas.

Proposición 40.—Enumeración de los músculos de la mano.

Proposición 41.—Enumeración de los músculos de las regiones glúteas y crural posterior.

Proposición 42.—Enumeración de los músculos de las regiones crural anterior, externa e interna.

Proposición 43.—Enumeración de los músculos de las regiones anterior y posterior, superficiales y profundas de la pierna.

Proposición 4.—Enumeración de los músculos del pie.

Proposición 45.—Definición de Angiología. Situación y forma del corazón. División de sus cavidades. Ligera idea de la envoltura del corazón. Diferencia entre las arterias y las venas.

Proposición 46.—Nacimiento y división de la Aorta. Ramas más notables de la Aorta descendente. Arteria pulmonar.

Proposición 47.—Ramas superiores de la Aorta. División de estas ramas. Distribución de las ramas colaterales y terminales de la carótida externa.

Proposición 48.—Ramas terminales y colaterales de la carótida interna. Arteria subclavia, su división en ramas principales para los miembros superiores.

Proposición 49.—División terminal de la Aorta descendente y Arterias principales de los miembros inferiores.

Proposición 50.—Consideraciones generales sobre las venas, vasos linfáticos y sus ganglios.

Proposición 51.—Idea general de la Esplacnología y división que de ella se hace. Partes constitutivas del aparato digestivo en general.

Proposición 52.—Descripción minuciosa y detallada de los bordes, caras, estructura, arterias, venas, linfáticos, nervios y desarrollo de los labios y los carrillos.

Proposición 53.—Descripción minuciosa y detallada de las encías, bóveda palatina y velo del paladar.

Proposición 54.—Descripción detallada de las glándulas del velo del paladar y de las amígdalas.

Proposición 55.—Descripción detallada minuciosa de la lengua.

Proposición 56.—Descripción de la parótida y su conducto.

Proposición 57.—Descripción de las glándulas submaxilar y sublingual.

Proposición 58.—Ligera idea de la Faringe, del Esófago y del Estómago.

Proposición 59.—Breve disposición de los intestinos delgados, gruesos y del hígado.

Proposición 60.— Ligera idea del Páncreas. Bazo y Peritoneo.

Proposición 61.—Ligera idea del aparato respiratorio y de las partes que lo componen.

Proposición 62.—Ligera exposición de las partes que componen el aparato Génito Urinario en ambos sexos.

Proposición 62.— Organos del Tacto y Gusto. Su asiento y ne vios que presiden estas funciones.

Proposicinó 64.—Olfato, Organo de la visión, ligera idea de las membranas que lo forman y de sus medios refrigentes. Nervio que preside esta función.

Proposición 65.—Aparato de la audición, partes en que se divide y órganos de que consta.

Proposición 66.—Definición de la neurología. División del sistema nervioso en conjunto.

Proposición 67.— Ligera idea del centro nervioso céfalo raquídeo y de sus cubiertas.

Proposición 68.—Cuántos son los pares raquídeos, cervicales, dorsales, lumbares y sacros y por dónde salen del canal medular.

Proposición 69.—Cuántos y cuáles son los nervios craneales según la clasificación de Willis y caracteres comunes a todos ellos.

Proposición 70.—Nervio Trigémino. Raíces de nacimiento. Ganglio de Gasserio y Ramas que partes de este último.

Proposición 71.—Nervio Maxilar superior. Su salida del cráneo, distribución de los ramos dentarios que da.

Proposición 72.—Ganglio esfeno palatino, su formación, situación y raíces, con la distribución de los ramos palatinos que da.

Proposición 73.—Nervio maxilar inferior, de dónde parte y a dónde van a distribuirse las ramas que da.

Proposición 74.—Nervio hipogloso mayor, su nacimiento. Distribución de sus ramas principales.

Proposición 75.—Ligera idea del Gran Simpático.

FISIOLOGIA

Proposición 1.—De la Fisiología y sus límites. Objeto de la Fisiología. División según los seres que estudia. Fisiología vegetal, animal o comparada y humana. Funciones orgánicas. Clasificación.

Proposición 2.—De los cuerpos organizados. Principios elementales. Principios inmediatos y elementos anatómicos. Los principios elementales de los tejidos no se diferencian de los inorgánicos. Idea general de la vida.

Proposición 3.—Diferencia entre los cuerpos vivos y los inorgánicos. Origen de los cuerpos vivos. Generación espontánea. ¿Puede la materia convertirse en seres vivos por la sola influencia de los agentes Físicos y Químicos que le rodean? Argumentos en pro y en contra. Conclusiones.

Proposición 4.—Funciones de la nutrición. Digestión. Defición. De cuántos actos consta Hambre y Sed: causas determinantes de estas sensaciones. Alimentos. Clasificación de ellos. Necesidad del uso de diferentes clases de alimentos.

Proposición 5.—Principios inmediatos de los alimentos. Sustancias albuminoideas. Amiláceas y Grasas. Bebidas. Clasificación. Agua. Caracteres del agua potable. Bebidas alcohólicas. Bebidas acídulas. Bebidas aromáticas y emulsivas.

Proposición 6.—Prensión de los alimentos. Organos que la verifican. Masticación, su objeto, su mecanismo y órganos que la verifican. Insalivación, su objeto. Composición de la saliva.

Proposición 7.—Acción físico química de la saliva en los alimentos con especialidad en las féculas. Ptyalina o Diastasa salival.

Su obtención. Deglución. Organos que concurren a este acto y tiempos de que consta. Mecanismo de cada uno de ellos.

Proposición 8.—Quimificación. Acción mecánica del estómago en los alimentos. Regurgitación. Eructación. Vómitos. Teorías de la Quimificación. Jugo Gástrico, su composición y acción sobre los alimentos. Quimo, sus caracteres.

Proposición 9.—Quilificación. Mecanismo. Acción del Jugo pancreático. De las bilis y de los jugos intestinales sobre la pasta quimosa.

Proposición 10.—Paso de las sustancias alimenticias de los intestinos delgados a los gruesos. Defecación, su mecanismo y sus causas.

Proposición 11.—Absorción. Definición. Vasos absorbentes. Absorción de los productos de la digestión. Punto donde se efectúa. Propiedades y caracteres del Quilo.

Proposición 12.—Ligera idea de la absorción en los diversos tejidos. Causas de la absorción. Imbibición. Capilaridad. Fenómenos endosmóticos. Circulación del Quilo y la linfa.

Proposición 13.—Circulación de la sangre. Definición de esta función. Ligera idea de la sangre arterial y venosa. Cantidad de sangre en el organismo. Circulación en el corazón. Ruidos del corazón.

Proposición 14.—Circulación de las arterias y capilares. Causas. Circulación de las venas. Circulación en los tejidos erectiles en el cerebro y los pulmones. Influencia del sistema nervioso en la circulación.

Proposición 15.—Respiración, definición. Naturaleza de los fenómenos respiratorios. Fenómenos mecánicos. Inspiración, espiración, contractilidad bronquial. Ritmo respiratorio. Murmullo respiratorio. Actos fisiológicos dependientes de los fenómenos mecánicos.

Proposición 16.—Fenómenos químicos de la respiración. Respiración externa e interna. Aire, su composición. Modificaciones que experimenta en el acto de la respiración. Causas que determinan el cambio de gases entre el aire y la sangre. Influencia del sistema nervioso en la respiración.

Proposición 17.—Calorificación. Fuentes del calor animal. Animales de sangre caliente y fría. Temperatura general en el hombre y temperaturas locales. Circunstancias que favorecen la producción del calor. Pérdidas habituales del calor. Influencia del sistema nervioso en esta función. Discusión sobre la combustión espontánea.

Proposición 18.—Secreciones en general. Organos secretorios. Su división. Fuentes de los materiales para las secreciones. Fenómenos físicos y químicos de las secreciones. Secreción Salival. Ligera idea de la secreción urinaria. Influencia del sistema nervioso en las secreciones.

Proposición 19.—Nutrición, definición. Asimilación y desasimilación. Cantidad de alimentos que necesita el hombre para su conservación. Alimentación insuficiente y superabundante.

Proposición 20.—Funciones de relación, su objeto. ¿Qué es la visión? Ligera idea del órgano donde se verifica. Excitante natural del ojo. Medios refrigerantes. Modificaciones que experimenta el rayo luminoso en su marcha a través de los medios refrigentes del ojo, modo de formarse las imágenes en la membrana nerviosa del mismo y nervio que preside esta función.

Proposición 21.—Audición, su definición y ligera idea del órgano del oído. Mecanismo de la audición. Excitantes del oído interno. Nervio que preside esta función.

Proposición 22.—Olfato, definición. Ligera idea del órgano donde se verifica. Olores. Mecanismo de la olfación y nervios que lo presiden.

Proposición 23.—Gusto, definición. Descripción del aparato donde se verifica. Demostración de la participación que toman en esta función distintas partes de la cavidad bucal. Nervios que presiden esta función. Controversias suscitadas entre los fisiólogos sobre la participación que en esta función tengan los nervios hipo-gloso, faríngeo lingual y cuerda del tambor.

Proposición 24.—Tacto, definición. Organos de esta función. Diferencias de sensibilidad tactil en distintos puntos de la piel.

Proposición 25.—Movimientos. Contracción muscular. Excitante de la contracción muscular. Fenómenos físicos, químicos y fisiológicos que se observan durante la contracción muscular. Movimientos involuntarios de los músculos de la vida vegetativa. Movimientos voluntarios de la vida de relación.

Proposición 26.—Organos de la voz. Influencia de las diversas partes de la laringe en la producción de la voz. Organos que concurren a la formación de la palabra.

Proposición 27.—Generalidades sobre las funciones del sistema nervioso. Clasificación de las fibras nerviosas con arreglo a las funciones que desempeñan. Indicaciones liberas de la médula, cerebro y cerebelo.

Proposición 28.—Funciones de la reproducción. Breve exposición de los aparatos que la desempeñan en el hombre y en la mujer. Menstruación, sus causas e importancia, fecundación.

Proposición 29.—Licor prolífico. Ovulos. Ligera idea del desarrollo del embrión y de las membranas que lo envuelven. Circulación y nutrición del feto. Secciones del feto. Nacimiento. Edades. Temperamentos e idiosincrasias y muerte natural.

PATOLOGIA.

Proposición 1.—Clasificación de las enfermedades que pueden afectar a todos los tejidos. Ligera idea sobre las anomalias y deformidades en general.

Proposición 2.—Lesiones físicas. Causa general de estas lesiones y sencilla manera de expresarlas. Cómo se dividen las lesiones físicas para facilitar sus estudios. Qué son lesiones de continuidad y contigüidad. Caracteres de las lesiones de continuidad en general y su tratamiento.

Proposición 3.—Caracteres de las lesiones de contigüidad en general y su tratamiento.

Proposición 4.—Cuerpos extraños en el organismo. Su procedencia. Accidentes que pueden dar lugar. Esfuerzos del organismo para su eliminación. Enquistamiento, absorción. Tratamiento.

Proposición 5.—Lesiones vitales. Inflamación en general, sus causas, síntomas y fenómenos. Curso y terminaciones.

Proposición 6.—Diagnóstico, pronóstico. Variedades respecto a su curso, a su naturaleza y a sus efectos consecutivos. Tratamiento en general. Tipo de la inflamación franca.

Proposición 7.—Supuración. Caracteres del pus. Su formación y piogenia. Diagnóstico del pus.

Proposición 8.—Abscesos en general. Su definición. Diferencia entre el absceso y el derrame purulento. Caracteres generales y diferenciales de los abscesos flemosos y los fríos. Terminaciones. Diagnóstico y Tratamiento.

Proposición 9.—Gangrena. Su definición, causas en general y las relativas a la circulación e inervación.

Proposición 10.—Curso y terminaciones.

Proposición 11.—Eliminación de la escara. Diagnóstico. Pronóstico y Tratamiento.

Proposición 12.—Podredumbre del Hospital. Definición de Deppech. Caracteres de su forma pulposa y ulcerosa. Causas. Diagnóstico. Pronóstico y Tratamiento.

Proposición 13.—Tumores carbuncosos en el hombre. Sus variedades. Carbunco sintomático; su naturaleza y causas. Carbunco por inoculación e impropiamente llamado idiopático. Animales que los trasmiten al hombre.

Proposición 14.—Síntomas, curso, pronóstico y tratamiento.

Proposición 15.—Pústula maligna. Su naturaleza, causas, síntomas de sus cuatro períodos. Curso.

Proposición 16.—Diagnóstico diferencial de la pústula maligna y el carbunco. Pronóstico. Tratamiento.

Proposición 17.—Ulceración. Teoría de los absorbentes y de los humores corrosivos para explicarla. Cuál es la más aceptable. Diferencia entre la erosión y la ulceración.

Proposición 18.—Definición de la úlcera. Caracteres que ofrecen en cuanto a su forma, sus bordes y su fondo. Circunstancias que deben tenerse presentes en el tratamiento de las úlceras.

Proposición 19.—Definición de la fístula. Fístulas completas e incompletas. Partes que se le consideran a una y otra con los caracteres que presentan. Circunstancias especiales que deben tenerse presentes en el tratamiento de las fístulas.

Proposición 20.—¿Qué son lesiones orgánicas? ¿Cuáles son las del dominio de la Patología externa en general? ¿Qué son lipomas? Causas. Síntomas. Curso. Diagnóstico. Pronóstico y Tratamiento.

Proposición 21.—Definición de los quistes. Clasificación atendiendo a su origen. Caracteres generales de la forma, consistencia, volumen, sitio y material que contienen. Curso, terminaciones, diagnóstico, pronóstico y tratamiento.

Proposición 22.—Definición de los pólipos. Causas. Caracteres de forma, superficie, sitio, volumen y número. Clasificación fundada en la estructuración de estos tumores.

Proposición 23.—Ligera exposición de los caracteres de estructura de los pólipos mucosos, de los lardáceos, de los fungosos, de los fibrosos, de los sarcomatosos, de los cartilaginosos u óseos y de los mixtos o compuestos. Curso que siguen estos tumores. Diagnóstico, Pronóstico y Tratamiento.

Pronóstico 24.—Cáncer, etimología, etiología. Variedades de tejidos-cancerosos y diferencias notables de estructura en estas variedades.

Proposición 25.—Síntomas, curso, diagnóstico, pronóstico y tratamiento.

Proposición 26.—Caracteres generales de los tumores, fibroplásticos y semejanza que ofrecen con los cancerosos.

Proposición 27.—Lesiones traumáticas de los dientes. Fracturas, luxación, causas, síntomas, pronóstico y tratamiento.

Proposición 28.—Anomalías de la primera y segunda dentición, causas, síntomas, diagnóstico, pronóstico y tratamiento. Cuáles son los más frecuentes y su clasificación.

Proposición 29.—Caries de los dientes, causas, anatomía, patología, diagnóstico y clasificación, pronóstico y tratamiento.

Proposición 30.—Necrosis de los dientes, causas, síntomas, diagnóstico, pronóstico y tratamiento.

Proposición 31.—Denudación, abrasión y erosión de los dientes. Causas, síntomas, diagnóstico, pronóstico y tratamiento.

Proposición 32.—Inflamación de la pulpa dentaria, causas, síntomas, diagnóstico, pronóstico y tratamiento.

Proposición 33.—Periodontitis, causas, síntomas, diagnóstico, pronóstico y tratamiento.

Proposición 34.—Atrofia y exostosis de los dientes, causas, síntomas, diagnóstico, pronóstico y tratamiento.

Proposición 35.—Tumores ocasionados por la presencia de uno o más dientes, causas, síntomas, diagnóstico, pronóstico y tratamiento.

Proposición 36.—Neuralgias producidas por anomalías o estados patológicos de los dientes, causas, síntomas, diagnóstico, pronóstico y tratamiento.

Proposición 37.—Depósitos en los dientes, causas y clasificación, síntomas y tratamiento.

Proposición 38.—Inflamación y absceso del seno maxilar. Diversos orígenes que pueden tener las colecciones purulentas en este seno, síntomas, diagnóstico, pronóstico y tratamiento.

Proposición 39.—Periostitis alveolar, causas, síntomas, diagnóstico, pronóstico y tratamiento.

Proposición 40.—Caries y necrosis del maxilar superior; causas, síntomas, diagnóstico, pronóstico y tratamiento.

Proposición 41.—Exostosis del maxilar superior, causas, síntomas, diagnóstico, pronóstico y tratamiento.

Proposición 42.—Diversos tumores que se han tomado por pólipos del seno maxilar y la importancia trascendental que entraña esta confusión bajo el punto de vista del pronóstico y tratamiento. ¿Existen casos de verdaderos pólipos en este seno?

Proposición 43.—Quistes óseos y cánceres del maxilar superior; causas, síntomas, diagnóstico, pronóstico y tratamiento.

Proposición 44.—Periostitis del maxilar inferior, causas, síntomas, diagnóstico, pronóstico y tratamiento.

Proposición 45.—Caries y necrosis del maxilar inferior, causas, síntomas, diagnóstico, pronóstico y tratamiento.

Proposición 46.—Exostosis del maxilar inferior, causas, síntomas, diagnóstico, pronóstico y tratamiento.

Proposición 47.—Quistes del maxilar inferior, causas, síntomas, diagnóstico, pronóstico y tratamiento.

Proposición 48.—Tumor fungoso eréctil del maxilar inferior. Carácter, pronóstico y tratamiento.

Proposición 49.—Osteo sarcoma del maxilar inferior, síntomas, diagnóstico, pronóstico y tratamiento.

Proposición 50.—Estomatitis, variedades, causas, síntomas, diagnóstico, pronóstico y tratamiento.

Proposición 51.—Variedades de úlceras en los labios, sus caracteres y tratamiento. Cáncer de los labios, síntomas, pronóstico y tratamiento.

Proposición 52.—Heridas de la lengua en general, sus caracteres, pronóstico y tratamiento.

Proposición 53.—Ulceras y tumores eréctiles de la lengua. Sus caracteres y tratamiento.

Proposición 54.— Cáncer de la lengua, causas, síntomas, diagnóstico, pronóstico y tratamiento.

Proposición 55.—Heridas de la parótida y sus conductos, caracteres que pueden presentar y accidentes consecutivos. Tratamiento.

Proposición 56.—Cálculos salivares. Fistulas de la Parótida. Caracteres y tratamiento.

Proposición 57.—Parotiditis, causas, síntomas, diagnóstico, pronóstico y tratamiento.

Proposición 58.—Escirro de la Parótida, causas, síntomas, diagnóstico y tratamiento.

Proposición 59.—Ranura, descripción y tratamiento.

Proposición 60.—Inflamación de las amígdalas, causas, síntomas, curso, diagnóstico, pronóstico y tratamiento.

Proposición 61.—Absceso de las amígdalas, causas, síntomas, curso, pronóstico y tratamiento.

Proposición 62.—Hipertrofia de las amígdalas y de la úvula, caracteres y tratamiento. Ulceraciones de la misma, caracteres y tratamiento.

Proposición 63.—Ligera exposición de las diatesis y afecciones constitucionales que producen alteraciones o enfermedades de algunas de las partes constitutivas de la boca, caracteres de estas alteraciones y modo de combatirlas.

Hasta aquí el contenido del primer tomo de la obra "El Cirujano Dentista" publicado por Ignacio Rojas y Quintana en 1887, haciendo constar al final que la obra no ha sido completada, y que pronto daría a la luz el segundo tomo que comprendería la Terapéutica y Materia Médica, la Operatoria y la Mecánica y Metalúrgica.

Pero el segundo tomo ofreció nuevas dificultades, expuestas por el propio autor al decir que tenía escrito el texto conforme al Programa Oficial de entonces, pero ya en prensa, surgió en el Jurado de Examen, la idea de modificar éste por creerlo muy fuerte, extenso y difícil, y más aún ajeno, en algunos puntos, a los conocimientos que al Cirujano Dentista deben exigirse. Al fín realizada la revisión del programa se dió a la luz la segunda parte, pero sin dejar de hacer constar Rojas que jamás fué partidario de mermar las atribuciones ni los estudios correspondientes a esta Profesión, pues entendía que cuantas más formalidades y conocimientos se exigiesen, y mientras más pruebas fueran exigidas a los aspirantes, tanto más se les garantizaría en el mañana, el saber, prestigio consideración individual y colectiva.

Bellas las palabras de Rojas, pero lo más interesante eran las que se referían a la propia Universidad, pues hace constar que es cierto que en la Ley que regía en aquel entonces la materia en Cirugía Dental era defectuosa, y que si bien era cierto que la Universidad no podía modificarla, si podía hacer cumplir lo que se ordenaba, pues en el ánimo de todos los profesores dignos y amantes del prestigio y moralidad profesional existe el convencimiento de que el día que el Excmo e Iltmo Sr. Rector se ocupe debidamente de lo que el ramo de Cirugía Dental compete, cesarán los males que hace catorce años nos tienen lanzando ayes que se pierden en el espacio. (Corría el mes de Julio de 1895).

Si continuamos analizando el segundo tomo de la obra vemos como ya en este hace constar Ignacio Rojas, que es doctor en Medicina, que es Presidente de la Sociedad Odontológica de la Habana y Vocal del Jurado para exámenes de Cirujanos Dentistas, a la vez que es miembro de la Sociedad de Estudios Clínicos y Director Propietario del Colegio Dental de la Habana.

Dedica el segundo tomo el Excmo e Iltmo Sr. Dr. Joaquín F. Lastre, Rector de la Universidad de la Habana y Socio de Mérito de la Sociedad Odontológica de la Habana, a quien le dice:

> "Excmo e Iltmo Señor: Como fiel intérprete de los legítimos deseos y aspiraciones de la Profesión honrada, y como representantes de la Sociedad Odontológica de la Habana, sólo os pido como única recompensa, una cosa que está en vuestras manos hacer; encauzar la Profesión Dental, reglamentando y haciendo que sea una verdad esta enseñanza; extirpar las anomalías que existen y en materia de exámenes, hacer que se cumpla estrictamente la Ley, las soberanas disposiciones vigentes, y con ello ocupareis a más del cariño y estimación que por vuestros méritos os guardamos, una envidiable y gloriosa página en la Historia Dental de este Pueblo".

Y también se dirigió *a los estudiantes*, que es digno de reproducirse por la vigencia que mantiene aún, después de un siglo, en algunas de sus partes:

> "Es tan cierto, que los títulos no dan el saber como que el saber puede darlos, y que sin tenerlos es muy considerado quien posee conocimientos, mientras que no lo son los que los obtienen sin los merecimientos y aptitudes necesarias para ello"
> "Si seguís esta profesión con el fín de libraros la vida honrada y dignamente con ella, siéndonos útil en primer lugar a vosotros, a vuestra familia y a la Sociedad, fijad vuestra atención al dar los primeros pasos y dirigidlos por el camino recto que aconseja la discreción, esto es, de hacer vuestros extudios a conciencia, pues de lo con-

trario perderéis el tiempo y sacrificaréis a vuestros padres o familiares con gastos y dispendios inútiles por completo, porque tendreís que dedicaros a todo menos a ejercer la profesión o si la ejercéis, conformaros cuando más con llevar la existencia raquítica y no pasar de medianías arrinconadas"

"La enseñanza de esta profesión debe ser eminentemente práctica y por lo tanto, no puede concebirse su conocimiento sin ejecutar repetidas veces bajo la inspección y dirección de buenos maestros, las múltiples labores que comprenden sus distintas asignaturas".

Y continuaba dando consejos prácticos a todos, tanto a profesores como a alumnos, pero no dejemos de mencionar las palabras vertidas por Federico Poey en los Anales de la Sociedad Odontológica de la Habana en Octubre de 1895, al describir el segundo tomo de la obra:

"La obra todo original, contiene las materias que exige el programa Oficial, para los que aspiren al grado de Cirujanos Dentistas, y por tanto, está llamada a prestar valiosos servicios a los estudiantes que deseen ingresar en nuestra hermosa profesión".

Expongamos ahora los tres capítulos de que constaba este segundo tomo, y las proposiciones y preguntas de que constaba. Es decir 52 de Terapéutica, Materia Médica y Arte de Recetar; 20 de Operatoria Dental y 32 de Mecánica y Metalurgia. Esta cifra no coincide con lo expuesto al principio de este capítulo, de que iban a ser 85, 54 y 56, pero no cabe duda que fué debido a las modificaciones que hizo el jurado en el lapso de nueve años.

He aquí las preguntas:

TERAPEUTICA, MATERIA MEDICA Y ARTE DE RECETAR

Proposición 1.—Terapéutica. Otras denominaciones propuestas. Definición. División. Estudios médicos que deben preceder al de la Terapéutica, Servicios prestados por las ciencias auxiliares; con ejemplos dentro del arte dental. ¿Cómo adapta la Terapéutica con los materiales que recibe de las ciencias y artes de que es tributaria? La observación y la experimentación en Terapéutica. Servicios y enseñanzas de las vivisecciones. ¿Cómo las debemos aceptar? Imperiosa necesidad de someternos al criterio clínico.

Proposición 2.—Indicación. Definición. Necesitando la indicación de un precedente, indicante y de un consecuente, indicado, definirlos y a su vez los términos, coincidente, coindicación, coindicado, contraindicado, contraindicación y contraincidente.

Proposición 3.—Indicación. División. Subdivisiones. Profiláctica. Diferencia con la Profilaxis higiénica, sintomática, accidental, vital, conservadora, patogenética y apoterapéutica. Invariabilidad de la indicación abstracta. Circunstancias propias del enfermo, de la enfermedad y de las condiciones que rodean al enfermo y a la enfermedad, que nos obligan a modificarlas. Edad, sexo, temperamento, constitución, idiosincracia, extensión, sitio, genio, tipo, periodo, forma, estado de las fuerzas constitución mesogénica y atmosférica, clima, hábito, etc. Indicación. División. La indicación se divide en abstracta y concreta y se subdivide en profiláctica, sintomática, accidental, vital, conservadora, patogénica, apoterapéutica, etc.

Proposición 4.—Métodos terapéuticos. Patogenético. Naturalista. Sintomático. Fisiológico. Empírico y Estadístico. Cómo entendemos y aceptamos la espectación.

Proposición 5.—Idioterapia. Definición. En el estado actual de la ciencia puede admitirse la fuerza medicatriz como la concibió Hipócrates, o bastará el conocimiento de las leyes físicoquímicas que rigen la materia organizada para darnos cuenta de las curaciones espontáneas.

Proposición 6.—Heteroterapia. Definición. División. Diferencia entre el remedio y el medicamento. Definición de ambas y del veneno. Qué entendemos por acción y qué por efectos, tratándose de recursos terapéuticos. A qué puede reducirse toda acción terapéutica. Efectos locales. Definición. División. Efectos generales. Efectos primitivos, secundarios y especiales.

Proposición 7.—Tópicos. Etimología. Definición. División. Tópicos aisladores. Definición. Importancia de éstos en el arte Dental. Polvos inertes. Colodion. Preparación. Estudio de este medicamento fijando sus servicios como medio de protección, de compresión y contención. Tópicos neutralizantes. Definición. Estudio en general de los ácidos y de los alcalinos.

Proposición 8.—Tópicos absorventes. Definición. Carbón vegetal. Condición que debe poseer el destinado a fines terapéuticos. Valor absorbente. Proporción en que absorve el amoníaco y el hidrógeno sulfurado. Decoloración. Inconvenientes. Efectos locales en la boca, estómago e intestinos. Polvos Dentífricos cuya base es el carbón. Posología.

Proposición 9.—Tópicos disolventes. Definición. Servicios. de los aceites, del éter y de algunos otros en el Arte Dental. Tópicos lubrificantes. Definición Estudio de la Glicerina y de la Vaselina.

Proposición 10.—Tópicos heterocromáticos. Definición. Tatuaje. Tópicos desgastadores. Estudio de los polvos dentífricos en general. Tópicos de peso y de expansión. Servicios de éstos en el Arte Dental.

Proposición 11.—Tópicos desodorantes. Antisépticos y desinfectantes. Definición. Motivos porqué los agrupamos. Ligero estudio de la infección local. Historia de la desinfección.

Proposición 12.—Medio de reconocer los agentes antisépticos, cultivo (Pringle). Dosificación del ácido carbónico (Petit). Análisis del medio, antes y después del desarrollo de las colonias. Esterilización del medio. Desenvolvimiento de los gérmenes sembrados. Consideraciones sobre la resistencia de los esporos. Caldos neutralizados (Miquel).

Proposición 13.—Método experimental para apreciar el valor antiséptico. Trabajos de Renault y Dawaine. Inoculaciones. Virus atenuado. Juicio crítico del método de cultivo y experimental. Imposibilidad de establecer por ellos una clasificación terapéutica de los agentes antisépticos. Antisepsia terapéutica. Influencia del tejido invadido y de los productos secundarios de la infección.

Proposición 14.—Antisepsia local. Medios fisicos. Aseo. Ventilación. Lavado. Carbón poroso. Ceniza. Tierra seca. Calor. Estudio sobre la acción de este medio sobre los microbios y la resistencia de sus esporos. Frío, desecación. Vida latente de los microbios. Sustracción del aire. Oclusión. Cura de cuate. Servicios en el Arte Dental.

Proposición 15.—Antiséptica. Medios químicos. Alcohol. Agua oxigenada. Alúmina (sales). Acido acético (vinagres de tocador), arsénico, bórico, sus ventajas; benzoico, pícrico, sus inconvenientes, salicílico, etc.

Proposicinó 16.—Antisépsia. Creosota, sus servicios y sus inconvenientes. Creolina. Acido cresylico. Fenol (Cura de Listerñ Guayacol).

Proposición 17.—Naftoles (variedades). Eucaliptol. Timol. Mentol. Salol.

Proposición 18. — Antisepsia local. Bi-ioduro de mercurio. Bicloruro de mercurio, poder microbicida. Estudio detenido sobre este último producto. Licor de Van Swieten. Posología. Efectos locales de los preparados mercuriales en la cavidad bucal. Faces de hidrorgesismo en la boca. Tialismo. Estado de las encías y de los dientes.

Proposición 19.—Antisepsia local. Iodo. Estudio de este metaloide. Importancia. Efectos locales. Iodismo. Efectos generales. Iodoformo. Sinonimia. Caracteres, efectos locales en la pies, mucosas sanas y en las mismas ulceradas. Indicaciones. Posologia. Alteraciones . Modo de corregir su olor. Iodol. Tetra iodo pirrol. ¿Puede reemplazar el iodoformo? Yodo enina (Scholwein).

Proposición 20.—Antisepsia local. Alcanfor. Alumbre. Cloruro de calcio. Permanganato de potasa. Sulfatos de hierro, de cobre y de zinc. Mirolados.

Proposición 21.—Tópicos astringentes. Definición. División. Nuez de agallas verdaderas y falsas. Tanino. Obtenciónª sabor, color y solublidad. Alteraciones. Acción sobre la albúmina y gelatina, (cueros) sobre las sales de hierro (tinta). Absorción, eliminación. Efectos locales y con especialidad los de la cavidad bucal. Modificaciones gustativas y glósicas. Efectos en sitios sanos y ulcerados y sobre el pus. Efectos generales. Posología.

Proposición 22.—Plantas tánicas exóticas e indígenas.

Proposición 23.—Tópicos emolientes. Definición. División. Emolientes gomosos. Estudio de la goma arábiga. Emolientes mucilaginosos. Estudio de la harina de lino. Emolientes grasos. Consideraciones sobre este grupo. Estudio del aceite de almendra y la manteca de cacao.

Proposición 24.—Agua. División. Su valor como emoliente. Valor del análisis químico, del microscopio, del hidrotrimétrico y de la tradición para juzgar la potabilidad de un agua. Servicios del agua al natural, fria, templada y caliente. Didroterapia.

Proposición 25.—Tópicos anestésicos. Definición. Historia. Frío. Acido carbónico. Bromuro de tilo. Cloruro de metilo. Cocaína. Historia. Obtención Efectos locales

Proposición 26—Cloroformo, Historia Sinonimia Obtención. Cloroformización. Necesidad del examen previo del individuo, indicando las afecciones que lo contraindican. Necesidad de que el cloroformo usado sea puro. Reactivos para demostrar su pureza. Aparatos propuestos para la cloroformización. Razones que abogan a favor de la compresa en forma de cucurucho. Operaciones en que está contraindicada. Condiciones por parte del individuo, explicando las razones. Ayuno. Posición. Modo de respirarlo. Condiciones por parte del que lo aplica, explicando los motivos, sitio, distancia en que debe mantener la compresa, investigación constante del pulso, de la respiración y de la pupila. Conducta que debe observarse en los casos de respiración sollozante, lenta y muy disminuída, cuándo el pulso se encuentra desenvuelto o si por el contrario es intermitente o filiforme. Cuándo la atresia pupilar tiende a desaparecer con un pulso desenvuelto, o cuándo su tendencia a dilatarse coincide con un pulso que haciéndose filiforme. Reglas de conducta en caso de vómitos. Proceder. Inhalaciones bruscas. En pequeñas cantidades a la vez o en dosis progresivas. Peligros en todos los casos de respirar únicamente vapores de cloroformo. Descripción de los accidentes inmediatos, leves o graves y de los consecutivos.

Proposición 27.—Estudio del éter y del protoxido de ázoe, estableciendo un juicio comparativo y de la cloroformización y de la eterización. ¿Debe usarse la anestesia general en las operaciones que se practican en la cavidad bucal? Indicaciones del cloroformo y el éter.

Proposición 28.—Efectos generales de los medicamentos. División de los efectos generales. Digestión medicamentosa. Absorción por la mucosa digestiva y respiratoria. Aeroterapia. Pulverizaciones. Inhalaciones. Vapores. Cigarro medicamentoso. Absorción por la piel. Métodos, supradérmico, entodérmico e hipodérmico. Juicio crítico sobre el método hipodérmico, indicando las sustancias medicamentosas que pueden utilizarse, los vehículos recomendados, los sitios en que pueden practicarse, describiendo el instrumento y el manual operatorio.

Proposición 29.—Circulación medicamentosa. Tolerancia. Intolerancia. Efectividad.

Proposición 30.—Eliminación. Leyes terapéuticas deducidas de este acto. Acumulación.

Proposición 31. —Arte de recetar. Definición. Importancia. Formularios. Farmacopeas. Prescripciones. División. Fórmula. Receta. Asignación. Suscripción. Signatura. Base Ayudante. Escipientes. Correctivo. Intermedio. Título. Cómo deben escribirse los nombre de las sustancias y sus cantidades. Idioma. Fecha. Firma. Cuándo debe recurrirse a la sinonimia o a nombres convencionales. ¿Deben formularse medicamentos secretos? Disposiciones legales, tanto las referentes al médico como al farmacéutico. Precauciones cuando usemos sustancias tóxicas, signos admitidos. Posología. Sistema métrico decimal. Evaluación en peso de las cucharadas. (De sopa, de postres y de café), tazas, tacitas, copas (de agua, de vino de Bonrdeau, de madera y de licores, haciendo notar las diferencias entre el agua, los jarabes, aceites y tinturas.

Proposición 32.—Operaciones farmacéuticas. Calcinación. Carbonización. Concentración. Condensación. Decantación. Decoloración. Decocción. Desecación. Destilación. Digestión. Dialisis. Evaporación. Expresión. Filtración. Infusión Maceración. Pulverización. Solución. Sublimación. Solidificación. Vaporización.

Proposición 33.—Formas medicamentosas. Gargarismos. Colutorios. Polvos (división). Tisanas. Apocemas. Porciones Loks. Emulsiones. Elixir. Jarabes. Electuarios. Vinos, Vinagres, Píldoras. Gránulos. Perlas. Bolos. Cápsulas. Extractos Alcoholados. Alcoholaturas. Tinturas. Sacaruros. Oleo-sacaruros. Conservas. Pastillas. Chocolates. Supositorios. Lavativas. Inyecciones. Wataplasmas. Fomentos. Lociones. Baños. Pomadas. Unguentos. Emplastos. Esparadrapos. Tafetanes Fumigaciones. Jabones. Linimentos. Oleolados. Cáusticos en barras, pastas o liquidos.

Proposición 34.—Opio. Historia. Suertes comerciales. Preparados. Extractos. Tinturas: Láudanos. Elixir paregórico. Proporcionalidad de morfina en estas preparaciones. Masa pilular de cinoglosa. Polvos de Dower. Composición del opio. Motivo del porqué estudiamos la morfina como tipo de los opiados. Tolerancia morfina. Absorción. Eliminación. Efectos locales en la boca, estómago e intestinos. Narcomanía agudo y crónico. Diferencia entre el tebaísmo y el morfinismo. División de los efectos generales de la morfina. Variación en tiempo y en acentuación según las dosis. Efectos psíquicos en la respiración, circulación, calorificación, digestión y en los cambios orgánicos. Modificaciones que se observan en el sistema nervioso y en especial sobre la sensibilidad. Indicaciones de la morfina. Posología. Indicaciones del opio. Posología.

Proposición 35.—Estudio general de los diversos alcaloides encontrados en el opio con exclusión de la morfina.

Proposición 36.—Hidrato de Cloral. Obtención. Efectos locales y generales. Indicaciones. Sus ventajas e inconvenientes como analgésico. Posología.

Proposición 37.—Bromuro de potasio, sodio y litio. Efectos locales y generales. Indicaciones. Posología.

Proposición 38.—Solanáceas virosas. Efectos locales y generales. Posologia de los alcalaoides de las mismas que se usan y de la droga.

Proposición 39.—Amargos puros, aromáticos y astringentes. Efectos locales y generales. Indicaciones. Posología.

Proposición 40.—Quina. Historia. Composición. Preparados. Sales de quinina. ¿Cuál debe preferirse. Sulfato de quinina. Efectos locales y generales. Indicaciones. Posología.

Proposición 41.—Eupépticos. Histogenéticos. Aceite de hígado de bacalao. Efectos generales de este último. Indicaciones. Posología.

Proposición 42.—Maltina. Pepsina. Pancreatina y Papayina. Indicaciones. Posología.

Proposición 43.—Emisiones sanguíneas. División. Ventosas. Escarificaciones. Sanguijuelas. Técnica.

Proposición 44.—Alcalinos. División. Estudio especial del bicarbonato de sosa. Efectos generales y locales. Indicaciones. Posología.

Proposición 45.—Clorato de Potasa. Efectos locales y generales. Indicaciones. Posología.

Proposición 46.—Jaborandi. Descripción de la hoja. Efectos en la cavidad bucal y en los aparatos glandulares de la misma. Efectos en las otras secreciones. Indicaciones. Posología.

Proposición 47.—Evacuantes. División. Purgantes. Teorías que pretenden explicarse su modo de obrar. División. Indicaciones.

Proposición 48.—Vómitos. Teorías sobre su acción. División. Indicaciones.

Proposición 49.—Diuréticos. Relación de algunos y en especial del nitrato de potasa.

Proposición 50.—Rubefacción. Historia. División. Mostaza. Amoníaco. Taphsia. Ortiga. Gálcano-Cáustica.

Proposición 51.—Cantáridas. Historia natural. Composición. Preparados. Efectos locales. descripción del proceso en el sitio de aplicación. Absorción. Eliminación. Accidentes sefroxicales. Posología.

Proposición 52.—Consideraciones sobre la higiene de la boca en los diversos períodos de la vida.

OPERATORIA DENTAL

Proposición 1.—Heridas y contusiones del aparato bucal y de la cara; su tratamiento. Fractura y luxación de los dientes. Reimplantación, su tratamiento. Manual operatorio.

Proposición 2.—Trasplantación o injerto dentario; teoría en pro y en contra. Modus operandi.

Proposición 3.—Extracciones dentarias; reglas generales que deben observarse. Indicaciones y contraindicaciones. Instrumentos que para ello se usan. Dscripción de la llave de Garengeot. Modo de usarse.

Proposición 4.—Diferentes clases de forceps, su descripción. Elevadores, ganchos, tornillos ,lanceta, manera de usarse.

Proposición 5.—Extracción de los incisivos, cúspides, bicúspides, molares y cordales; manera de intervenir en cada caso e instrumentos que deben emplearse. Inconvenientes que presentan, especialmente los cordales y raigones; modo de obviarlos.

Proposición 6.—Accidentes en las extremidades: hemorragia, fracturas alveolares, dislaceración de las encías, fractura del diente: síncope, epilepsia: su tratamiento y proceder operatorio.

Proposición 7.—Anestésicos generales: manera de administrarlos: indicaciones y contraindicaciones. Anestesia local: medios para obtenerla. Juicio crítico sobre su valor en las operaciones de la boca.

Proposición 8.—Depósitos y cuerpos extraños en los dientes. Manera de quitarlos. Clasificación y tratamiento quirúrgico de la caries. Extirpación de la pulpa, indicaciones, contraindicaciones y modo de intervenir.

Proposición 9.—Examen del aparato masticatorio. Instrumentos que se usan. Reglas generales para preparar las cavidades para obturaciones y descripción de los instrumentos que se emplean.

Proposición 10.—Abscesos alveolares y fistulas consecutivas, causas, síntomas y tratamiento. Obturaciones: materiales que se usan: estado en que se emplean y sus propiedades. Contraindicaciones.

Proposición 11.—Instrumentos que se usan en las obturaciones. Diferentes clases de atascadores y condensadores. Martillo automático: diferentes clases de éstos y las reglas que requiere su empleo.

Proposición 12.—Manera de conservar secas las cavidades de los dientes. De la tela de goma o rubber-dam: compresiones de los conductos salivares, de los carrillos, la lengua, etc., y juicio crítico sobre sus ventajas.

Proposición 13.—Operaciones que se practican en los maxilares. Resección parcial o total; procederes operatorios más usados. Desarticulación de la mandíbula inferior.

Proposición 14.—Maxilar inferior. Fractura, luxación, anquilosis, trismus. Adherencias de los labios y los carrillos; aumento de la abertura bucal: desarrollo excesivo de los labios. Causas y tratamiento en cada caso.

Proposición 15.—Labio leporino, simple, doble y complicado. Proceder operatorio en cada caso.

Proposición 16.—Tumores de la boca en general. Tratamiento quirúrgico. Termo cauterio. Manera de usarse. Adherencias de la lengua: su tratamiento.

Proposición 17.—Velo del paladar. Estafilorrafia: aparatos protésicos. Infarto e hipertrofia de la úvula. Extirpación. Proceder operatorio. Perforación de la bóveda palatina: causas, palatoplastia y aparatos obturadores.

Proposición 18.—Amigdalas. Enfermedades en que está indicada su extirpación. Proceder operatorio. Laringe y faringe: heridas y cuerpos extraños: tratamiento quirúrgico.

Proposición 19.—Parótidas: heridas y cálculos del conducto de Stenon. Indicaciones de su extirpación. Proceder operatorio. Fistulas y cálculos salivares: causas, síntomas y tratamiento quirúrgico.

Proposición 20.—Glándulas sub-linguales y sub-maxilares: indicaciones de su extirpación y proceder operatorio. Ránula, causas, síntomas y tratamiento.

MECANICA DENTAL Y METALURGIA.

Proposición 1.—Definición de la Mecánica Dental. Diferentes maneras de aplicar el calórico. Sopletes de boca, automáticos o de alcohol, de fuelle e hidrostáticos.

Proposición 2.—Oro. Su historia, sus caracteres físicos, gravedad específica, punto de fusión, su distribución geográfica y estado en que se encuentra en la naturaleza.

Proposición 3.—Modo de fundir el oro: manera de refinarlo: vía seca y vía húmeda. Influencia de las aleaciones en las propiedades del oro. Aleaciones principales que se usan por los trabajos dentales.

Proposición 4.—Manera de obtener el oro en barras, en alambre, hojas, etc. Modo de forjar y de laminar el oro, grueso que debe tener la plancha que ha de servir para base de dientes artificiales y el que ha de servir para ganchos. Manera de determinar los quilates de una aleación de oro. Soldaduras de oro, modo de hacerlas y de darles forma.

Proposición 5.—Plata: caracteres físicos, gravedad específica, punto de fusión y manera de fundirla. Aleaciones de plata para construir dentaduras. Soldaduras de plata.

Proposición 6.—Platino: caracteres físicos, gravedad específica, punto de fusión, estado en que se encuentra en la naturaleza: modo de fundirlo y de ligarlo; soldaduras para el platino.

Proposición 7.—Aleaciones de platino: metales platinoideos. Paladio. Iridio. Cadmio. Rodio. Rutenio. Diferencias entre el Paladio y el Platino. Aluminio: caracteres físicos, gravedad específica y usos de este metal.

Proposición 8.—Cobre: sus caracteres físicos, gravedad específica y usos de este metal, punto de fusión, aleaciones de cobre-latón, metal de campanas. Plata alemana.

Proposición 9.—Zinc y plomo: sus caracteres físicos, gravedad específica, punto de fusión y sus usos para laboratorio.

Proposición 10.—Estaño: caracteres físicos, gravedad específica, punto de fusión y sus usos en el laboratorio. Antimonio y Bismuto, sus caracteres físicos y sus usos.

Proposición 11.—Dientes artificiales, humanos, de marfil de elefante, de hipopótamo, de porcelana e incorruptible.

Proposición 12.—Tratamiento de la boca antes de colocar una dentadura artificial.

Proposición 13.—Materiales que se emplean para obtener impresiones de la boca. Manera de obtener impresiones con cera en ambas mandíbulas; parciales y totales.

Proposición 14.—Manera de obtener impresiones con yeso para dentaduras parciales y totales de ambas mandíbulas. Impresiones mixtas y de gutapercha.

Proposición 15.—Manera de obtener un modelo de yeso de una impresión de cera y modo de obtenerlo de una impresión de yeso.

Proposición 16.—Manera de hacer los moldes metálicos para estampar las planchas; arenas de fundición, moldes de arena seccionales, caja de G.W. Haves.

Proposición 17.—Propiedades que deben tener los materiales que se usan en la construcción de los moldes para estampar las planchas. Aleaciones fusibles. Dentaduras parciales: medios para asegurarlas a los dientes naturales y a la boca.

Proposición 18.—Dientes de pivota; raíces sobre las que generalmente se colocan, circunstancias que modifican el éxito de las operaciones; manera de preparar las raíces y de ajustar la corona artificial.

Proposición 19.—Espiga de madera, de metal y planchas de espiga. Planchas sujetas por medio de espigas a las raíces, modo de construirlas, ventajas, inconvenientes de este método.

Proposición 20.—Dentaduras sujetas por medio de ganchos, modo de construirlas y manera de ajustar los ganchos a los dientes naturales: ventajas de este método y desventajas. Dentaduras sujetas por medio de cilindros de madera colocados en tubos soldados a las planchas, idem sujetas por ambos medios.

Proposición 21.—Dentaduras parciales sujetas por la presión atmosférica; manera de formar la cámara y reglas que deben tenerse presentes; cámaras estampadas y cámaras formadas de piezas soldadas.

Proposición 22.—Dentaduras completas sujetas por medio de resortes espirales: Su construcción. Indicaciones y contraindicaciones. Juicio crítico.

Proposición 23.—Obtención de las articulaciones en dentaduras parciales y completas y procederes que para esto se emplean.

Proposición 24.—Reglas que deben observarse respecto al lugar y forma de las cámaras en las dentaduras atmosféricas. Dentaduras de presión atmosférica sin cámara: sus ventajas.

Proposición 25.—Porcelana dental, sus componentes, sílice, feldespato, kaolin, materias colorantes.

Proposición 26.—Fabricación de dientes de bloks para una dentadura dada, modo de escultar los dientes. Fabricación de dientes de porcelana por medio de moldes de metal, tanto de bloks como sueltos.

Proposición 27.—Dentaduras de encías continuadas por el sistema del Dr. Allen, manera de construírlas. Modo de hacer dentaduras de metal fusible.

Proposición 28.—Caucho, su origen, propiedades, goma dental, composición de los diferentes colores que se usan por los dentistas. Dentaduras montadas sobre base de goma vulcanizada. Descripción de la manera de hacerlas.

Proposición 29.—Vulcanización, modo de efectuarla. Vulcanizadora de Whitney; de Hays, del Dr. James, de Cincinati (Buckey-Vulcanizer). Fórmulas para preparar la goma roja, la rosada, la morena y la negra.

Proposición 30.—Dentaduras mixtas de metal y goma. Atmosféricas y de gancho. Modo de utilizar para trabajos de goma los dientes preparados para oro. Composiciones y remiendos. Modo de hacerlos. Manera de obtener un exacto duplicado de una dentadura de goma.

Proposición 31.—Dentaduras sobre base del aluminio. Diferentes maneras de construírlas. Celuloide: su composición y manera de obtenerlo. Dentaduras sobre base de celuloide: manera de construírlas y de componerlas o remendarlas.

Proposición 32.—Defectos de la bóveda palatina y modo de remediarlos por medios artificiales. Velo del paladar artificial del Dr. Kingsley. Obturadores. Cielo de la boca artificial. Aparatos para los casos de abertura congénita de la bóveda palatina. Medios de construir estos aparatos.

Al terminar el segundo tomo la observación de que la proposición número 9 de Anatomía del Programa Oficial vigente, pide entre otras cosas:

Craneometría. Puntos. Diámetros y Curvas principales. Indice cefálico. Clasificación de los cráneos. Faciometría. Líneas horizontales y verticales. Angulos faciales. Desarrollo de la calavera. Teoría vertebral del cráneo.

Si analizamos el Programa Oficial vigente entonces, notaremos facilmente que está muy distante de ser lo que hoy día trata nuestra especialidad, en que nuevos conocimientos y nuevas disciplinas han venido a enriquecer nuestra profesión para convertirla en una de las ciencias y las artes que más han avanzado en el siglo XX.

Pero si comparamos la enseñanza que se daba en Europa, en la América Latina y aún en los propios Estados Unidos de Norte América, el país más avanzado en Cirugía Dental por aquel entonces, y pensamos que en solo siete años se había convertido nuestra profesión de Ministrante a Cirujano Dentista, tendremos que reconocer el mérito ingente de estos hombres, colocando a la profesión en un plano avanzado, reconocido así por los autores que se dedicaron mundialmente al estudio de la Historia de la Cirugía Dental.

BILIOGRAFIA:

Mena César A. "La Odontología en Cuba Colonial" Capítulo IX. Páginas 124—153. Gráficas Universo. Habana.

CAPITULO XVII

SOCIEDADES CIENTIFICAS DENTALES DEL SIGLO XIX

Sociedad Odontológica de La Habana. Asociación Libre de Cirujanos Dentistas. Asociación de Estudiantes de Odontología. Sociedad Dental de La Habana. Directivas de la Sociedad Odontológica de La Habana. Labor que realizaron.

Cuatro fueron las Sociedades Dentales que desarrollaron sus actividades en el Siglo XIX, en nuestra patria, pero prácticamente podemos decir que solo una dejó sentadas huellas imperecederas durante ese tiempo, ella fue LA SOCIEDAD ODONTOLOGICA DE LA HABANA.

Fue ella la primera en fundarse, la que más años duró y la que escribió las más bellas páginas en pro de la profesión dental. Las otras fueron La Asociación Libre de Cirujanos Dentistas, y la Asociación de Alumnos, las dos de vida muy efímera. Por último, la cuarta, La Sociedad Dental de La Habana, fue fundada a finales del siglo XIX, y aunque también dejó escritas bellas páginas en pro de la profesión, la estudiaremos en el siglo XX, por ser en este siglo que desarrolló sus actividades.

SOCIEDAD ODONTOLOGICA DE LA HABANA

El día 11 de marzo de 1879, marca una fecha memorable en la Historia, no sólo de la Odontología Cubana, sino de la Odontología de Habla Castellana, ya que ese día se fundó la

Primera Sociedad Dental que tengamos noticias en un país hispano. Ese día los doctores Francisco Justiniani y Francisco P. Rodríguez, recibían autorización para establecer dicha Sociedad, comenzando a funcionar con tan distinguidos compañeros como Presidente y Vice respectivamente.

Se congregaron el 21 de marzo de 1879 y su primer local social estuvo situado en Manrique 113, domicilio de Francisco P. Rodríguez, el que tuvo la feliz idea de su fundación, y el verdadero creador de la institución, que fue la que más hizo por el engrandecimiento de la profesión, llevándola a planos destacados no solo en Cuba, sino fuera de ella.

Fue Francisco P. Rodríguez, según Poey "el que verdaderamente la concibió y le dio todo su calor", pero hombre modesto no aceptó ser su Primer Presidente dando paso a otro distinguido compañero.

La Primera Junta Directiva estuvo integrada por:

Presidente, Francisco Justiniani; Vice, Francisco P. Rodríguez; Secretario de Sesiones, Florencio Cancio; Secretario de Correspondencia, Federico Poey Aguirre; Tesorero, Donato Mejías; Bibliotecario, José A. Rovirosa.

La sesión inaugural se celebró el 15 de mayo de 1879, y rápidamente el 12 de agosto del propio año, ya habían fundado en el Asilo San José un servicio dental para atender a las clases necesitadas.

Su fundación, como dijera uno de los actores que vivió aquel momento fue:

> "una obra verdaderamente civilizadora abordada con fé y entusiasmo. . . y a cada instante hubo de llamar a todos los amantes de la profesión en Cuba para que coadyudaran a la realización de sus caros ideales, ideales que sus fundadores llegaron a plasmar en realidad por su tesón y buena voluntad, y porque así lo reclamaba el estado a que había llegado nuestra profesión en esta capital".

Con el tiempo sus fundadores habrían de sentirse llenos de noble orgullo, a pesar de que los contratiempos que tuvieron que vencer fueron muchos, pero siempre surgió del caos en que trataron de sumirla, al parecer estériles polémicas; pero hoy está colocada en el lugar que les corresponde como PRIMER

TEMPLO CIENTIFICO DEDICADO EXCLUSIVAMENTE AL PROGRESO DE LA CIENCIA DENTAL, no sólo en Cuba, sino en América Latina y en la propia España.

> "Como todas las cosas tuvo que esforzarse para vivir, pero al mismo tiempo tuvo que luchar con obstáculos inmensos. Noble y grandiosa idea fue la fundación de ella, necesidad imperiosa dado el grado de cultura alcanzado, y su creación trajo innumerables bienes a nuestra profesión, pero era una idea nueva y tuvo que trabajar sin tregua ni descanso para llegar vencedora al fin de sus ideales científicos".

La lucha desarrollada dentro del seno de la Sociedad por el mejoramiento de la profesión abarcó todos los campos que puedan imaginarse y nada tiene que envidiarle a la más digna de nuestras actuales sociedades.

Dieron vida a un reglamento y Código de Etica Profesional, que contenía las reglas que debían observar no tan solo los dentistas entre sí, sino con el paciente y la comunidad en que desarrollaban sus actividades.

Fundaron bibliotecas, publicaron trabajos científicos nacionales y extranjeros, asistieron a Congresos, lucharon por fundar Colegios y Academias dentales dentro de normas científicas y honestas, crearon servicios gratuitos para atender a las clases necesitadas, igual que para adquirir experiencia y práctica los alumnos y jóvenes graduados, y para que no siguieran experimentando en cadáveres, como se hacía hasta entonces; propugnaron la creación de asociaciones estudiantiles, y dieron premios con distintos fines, esforzándose por confeccionar en 1882 un Diccionario de Medicina y Cirugía, y Prótesis Dental. En fin, sembraron una semilla, y la regaron, y cuidaron durante cuatro lustros, hasta que esos mismos hombres traspasaron el árbol, ya con frutos, a otros que se les unieron a ellos para dar mayores impulsos a la profesión, pero sin poder restarles a los de 1879 el mérito de haber sido los pioneros y máximos propugnadores del auge de la profesión dental durante todo el resto del siglo XIX.

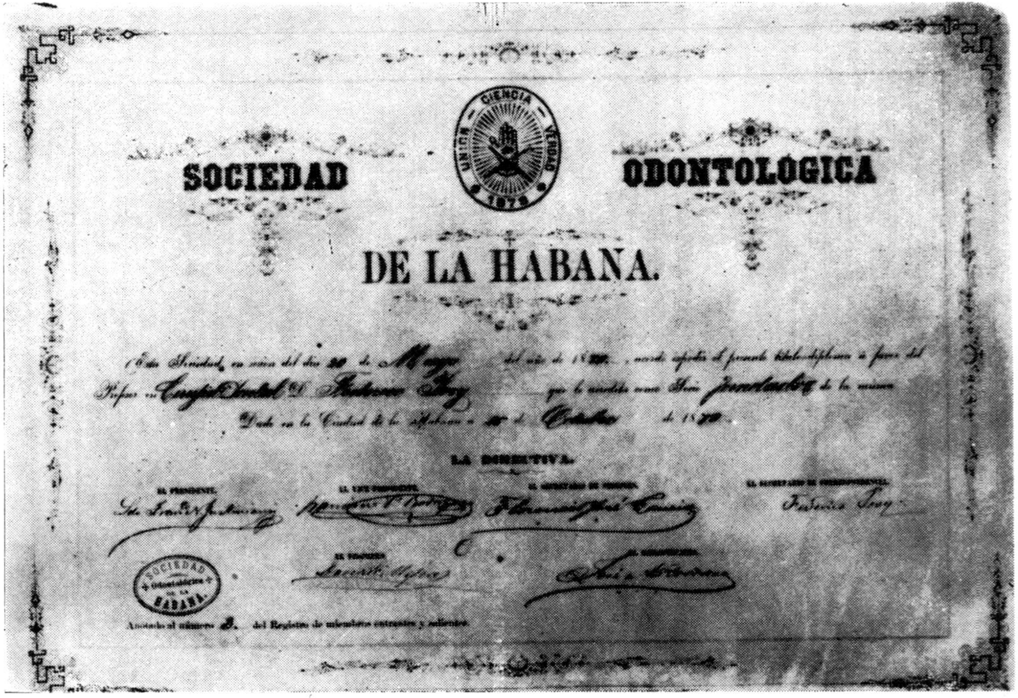

44. *Copia fotográfica del Diploma que otorgaba la Sociedad Odontológica de la Habana a sus miembros.* (Cortesía Escuela Odontología U.H.) *(Archivos Dr. César A. Mena)*

Pero de entre todas sus mejoras en pro del adelanto colectivo es de destacarse la publicación durante cerca de veinte años de un órgano de publicidad que llevó por nombre el de ANALES DE LA SOCIEDAD ODONTOLOGICA DE LA HABANA, del que no nos detendremos en su estudio por corresponder al capítulo XIX sobre revistas dentales de la época.

Fue tal el trabajo de estos hombres, que en 1888, antes de cumplir los diez años de existencia, ya habían celebrado 145 sesiones ordinarias, 31 extraordinarias, y 9 de Gobierno, habiéndose leído en el seno de la Institución 114 trabajos científicos, de los que justo es consignar, 35 pertenecían a Federico Poey y Aguirre, un verdadero paladín de la odontología cubana.

Sólo cuando ya el triunfo había tocado a sus puertas, y la Guerra de Independencia los alejó de esta labor, fue que se impusieron una tregua, pero que una vez terminada la lucha contra España, fundaron una nueva institución que fue digna continuadora de ella. Debemos hacer constar que durante la guerra con España, un español, que también amó a la profesión Ignacio Rojas, hubo de luchar en beneficio de los dentistas con ahinco y entusiasmo.

Ante sus fundadores, Justiniani, Rodríguez, Poey, Cancio, Mejías, Rovirosa, Calvo, Vieta, Beaujardin, Manfredi, Yarini, Piar, Peyrellade, Mediavilla, Villaraza, Rojas, Aguilera, Ariño, Díaz, Meléndez, Núñez, Vélez y los otros que continuaron su obra, justo es que dediquemos un recuerdo de agradecimiento por lo mucho que hicieron por nuestra profesión.

Gracias a LOS ANALES hemos podido recopilar la mayoría de los documentos de la época, y se han conservado las Actas de la Sociedad, y los trabajos científicos que se publicaron. En ellos, y en el Progreso Dental, se refleja el estado de la profesión y su mejoramiento a través de los años, y aunque a veces se advierte la rivalidad entre algunos grupos, siempre se ve que era por la lucha que producía el mejoramiento de la profesión. Si errores hubo, fueron hijos de las pasiones humanas, presentes en todos los tiempos y en todas las latitudes.

Lucharon porque los exámenes se verificaran por bolas, por la creación de un Colegio Dental que fuera regido por la Sociedad, dieron clases nocturnas en el local de la misma, de cursos de especialización. Lucharon por dar clases de inglés gratuitas a sus miembros y, en fin, solicitaron constantemente del Gobierno Central la incorporación oficial de la enseñanza con carácter oficial dentro de la Universidad de La Habana.

Fácil será comprender la labor titánica de aquellos hombres, dándole lectura a los discursos de Poey, Rodríguez y otros en LOS ANALES, para comprender la labor de los mismos, que protestaron contra todo lo que consideraron perjudicial a la profesión y a la enseñanza de la misma.

Combatieron las preferencias dadas a ciertos planteles en los momentos del examen, protestaron por el modo de elegir los examinadores, impugnaron al charlatán de la época, y el anuncio que se apartaba de las normas de ética y moral que correspondía a un profesional digno de su misión.

Dura fue la labor, pero por haber sido dura, fue una conquista consolidada a través del tiempo. Parece que el destino ha despuesto que todas las conquistas de la clase dental cubana hayan sido obtenidas de ese modo, sino sírvanos de ejemplo en pleno siglo XX, la Colegiación Obligatoria, la Ley del Retiro Odontológico, la Nueva Escuela, el Nuevo Edificio del Retiro Odontológico, para sólo dar unos ejemplos.

Poey en diciembre de 1890 hace relación de la solicitud a los poderes públicos para crear una subdelegación dentaria, por lo mal atendidos que se encontraban los intereses profesionales por los subdelegados médicos de quien se dependía (el mal de siempre, en todas las latitudes, la dependencia administrativa de la clase dental a la médica, sin ser tratada con iguales derechos). Decía Poey:

> "Por calles, plazas y callejuelas y callejones, abundan supuestos dentistas que asaltan a los transeuntes para extraerles el dinero del bolsillo, ya que fracasan al intentar la extracción de alguna muela; otros están de plantón en los muelles de nuestro puerto en espera de los barcos de vela, cuya tripulación les ofrece fácil botín;

entrada la embarcación, estos dentistas naviorios la asaltan y ofrecen sus servicios médico-quirúrgicos-dentarios a precios siempre viles, ya que no son, ni han sido nunca dentistas. Otros en fin, son dentistas por la mañana, pintores de puertas al mediodía y por la noche habitantes de la luna en nuestros parques".

Contra ese panorama tuvieron que luchar nuestros antecesores, pero a la vez contra las autoridades gubernamentales propensas a no cumplir con las obligaciones que les estaban conferidas por los cargos que ostentaban, al no tomar en consideración nuestra profesión.

Sin embargo, toda causa justa llega a su fin, por eso en diciembre de 1891, Eladio Rodríguez, entonces Secretario de la Institución dice que:

"La Sociedad Odontológica cumple doce años de existencia, y la fatalidad se ha interpuesto en su camino, siempre que llena de esperanza, en su civilizadora misión ha creído alcanzar la victoria en la tremenda lucha del presente con el pasado. Sin embargo, los que con tanto afán hemos seguido, debemos congratularnos de la progresiva evolución que se ha ido efectuando. Ella, que con esfuerzos tan inmensos fue fundada, no podía verse abandonada,. . . "

". . . he aprendido mucho en ella, he sido testigo de sus luchas y firmemente estoy convencido de su porvenir, el porvenir que concibieron los que tuvieron la satisfacción de poner la primera piedra de tan regenerador edificio, es suyo. Los que seguimos sus pasos debemos ayudarla, prestarle toda clase de auxilio, para que pudiendo salvar los obstáculos que se encuentran en su camino pueda colocar a la Cirugía Dental en La Habana, en las mismas condiciones en que la vemos resplandecer en el extranjero".

Y terminaba con unas palabras dignas de ser repetidas en múltiples ocasiones, las que se dedicaron a los pioneros de nuestra clase, pero podrían ser aplicadas en todos los tiempos, incluyendo los actuales:

> "La fundación de esta Sociedad se impuso voluntariamente. Sus iniciadores fueron sólo los agentes de esta gran idea, lo reclamaba así el estado de prosperidad que había alcanzado nuestra profesión en esta capital. Toda obra por grandiosa y justa que sea, tiene que tener contrariedades, para que en la grandiosa lucha del progreso resplandezca la luz bienhechora de la ciencia, deslumbrando con sus rayos a los contrarios y apareciendo más radiosa cuánto más encarnizada ha sido la lucha. *El triunfo sin un obstáculo, trae consigo el desaliento*, se necesita la agitación, las diversas peripecias que son consiguientes, para que se tome el empeño natural en su conservación. Los que hemos seguido unidos y confiados en nuestras justas aspiraciones , si desgraciadamente vemos desaparecer a la Sociedad Odontológica, no tendremos el sentimiento de vernos omitidos de sus honrosas páginas, los que la abandonen tendrán su castigo en su misma indiferencia".

Rindamos pues, en estas páginas, en señal de justo reconocimiento, nuestro homenaje a los que fueron miembros de la misma, aunque sólo sea colocando el nombre de los mismos y la fecha de su ingreso y egreso. Más tarde haremos una relación de los trabajos científicos presentados por dichos compañeros en el seno de la Institución.

Esta lista ha sido confeccionada tomando como punto de partida otra del doctor Eladio Rodríguez, Secretario de Sesiones de la Sociedad Odontológica de La Habana, y publicada en febrero de 1891, en LOS ANALES. Ha sido completada, hasta donde nos fue posible, hasta el cese de la Sociedad por el autor de este trabajo.

MIEMBROS DE LA SOCIEDAD ODONTOLOGICA DE LA HABANA DESDE SU FUNDACION

Miembros Fundadores
(Ingreso 21 de marzo de 1879)

1. Francisco N. Justiniani
2. Federico Poey Aguirre
3. Francisco P. Rodríguez
4. Francisco J. Cancio
5. Donato Mejías
6. Antonio Rovirosa
7. Pedro Calvo Castellanos
8. M. Vieta Moré
9. A. Beaujardin
10. Arturo M. Aguilera
11. Eladio Aguilera.
12. Mariano Ariño
13. Pedro Díaz
14. Tomás J. Manfredi
15. Ignacio Meléndez
16. Francisco de Paula Núñez
17. Pablo Eduardo Vélez
18. Cirilo Yarini

Hasta aquí los fundadores. Continuemos la lista con fecha de ingreso hasta donde hemos podido encontrar.

19. Francisco J. Piar, junio 19, 1879
20. Federico Urzais
21. Calixto R. Valdés
22. Francisco V. Cataneo, agosto 4, 1879
23. Casimiro Portillo, sept. 21, 1879
24. Cayetano Triviño (español), octubre 21, 1879
25. Manuel Isas, noviembre 16, 1879
26. A. P. Valdés, enero 3, 1880
27. J. G. Villaraza, enero 3, 1880
28. Manuel A. Aguilera, marzo 5, 1880
29. Ignacio Meléndez
 (Reingreso) mayo 1, 1880
30. Antonio Ma. Aguilera, junio 1, 1880
31. J. Gómez de la Maza (Rector), julio 3, 1880
32. Antonio Ma. Gordon (Médico)

33. Nicolás Carballo, octubre 2, 1880
34. Felipe Poey (Naturalista) (padre de Federico Poey), octubre 16, 1880
35. Aurelio Muñoz, diciembre 4, 1880
36. José Ma. Bonelly
37. Federico Peyrellade
38. Rafael Chaguaceda
39. Francisco Chaguaceda, diciembre 11, 1880
40. Antonio Mestre, octubre 16, 1880
41. Nicolás J. Gutiérrez (Médico)
42. Fernando González del Valle (Médico)
43. Cayetano Aguilera, enero 8, 1881
44. Emilio Magitot
45. J. E. Garretson
46. W. H. Atkinson
47. M. S. Castellanos, marzo 5, 1881
48. José Martínez Sánchez (Ext.) mayo 21, 1881
49. Calixto Valdés (Reingreso) agosto 20, 1881
50. José Martínez Sánchez, julio 16,1881 (No sé por qué motivo aparece dos veces)
51. Francisco Chaguaceda (Reingreso) octubre 1,1881
52. Diego Cisneros
53. Alfredo Martos
54. Ignacio Rojas, febrero 18, 1882
55. J. María Bosque
56. José Maceo Chamorro, febrero 18, 1881
57. José Ramírez Tovar, marzo 18, 1882
58. M.B. Trelles, mayo 6, 1881
59. Segundo Rodríguez Lendián, mayo 20, 1882
60. José S. Bassa, julio 18, 1881
61. Francisco de P. Soler
62. Miguel Gutiérrez, noviembre 4, 1882
63. Enrique Giraud
64. Angel Quevedo, enero 20, 1883
65. Antonio Taboadela, enero 20, 1883
66. Javier Ramírez
67. Leopoldo Dolz, enero 20, 1884
68. Joaquín Cordero (fue el padre de Largio Cordero)

69. Vidal Lazcano
70. Manuel Mediavilla, marzo 10, 1884
71. Antonio Radillo
72. Enrique Salas
73. Ramón Valerio, junio 10, 1884
74. Andrés Weber, septiembre 1884
75 José E. Barrena, octubre 1885
76. Carlos Barón
77. J. Warner
78. Oscar Amoedo (dio días de gloria a Cuba en Francia)
79. Ignacio Polo
80. Francisco de P. Soler (Reingreso) diciembre 4, 1884
81. Paulino Beaujardin, abril 18, 1885
82. Francisco Rey, junio 1885
83. Pastor Guerra, julio 4, 1885
84. J. María Bonelly (hijo)
85. Antonio Taboadela (Reingreso)
86. Atilano J. Valdés
87. Angel Quevedo
88. Rafael Chaguaceda (Reingreso)
89. Melquiades Calvo
90. Oscar Beaujardin
91. Ignacio Rabell
92. Federico Peyrellade (Reingreso)
93. Ramón Valdés, agosto 1885
94. James Warner, septiembre 1885
95. José Justiniani
96. Eladio Rodríguez, octubre 17, 1885
97. Enrique Díaz
98. Cándido Mariño, diciembre 5, 1885
99. Alfredo Rodríguez, diciembre 19, 1885
100. Jorge Madan, febrero 1886
101. Enrique Domínguez, marzo 1886
102. Juan Sigarroa, noviembre 6, 1886
103. Leonardo Alemán
104. Alberto Colón, diciembre 4, 1886
105. Salvador Vieta, enero 15, 1887
106. Francisco Andreu, febrero 6, 1887
107. Juan Valdés, marzo 21, 1887
108. José Moreno de Monroy, abril 1887
109. Fulgencio Prieto, enero 21, 1888

110. Francisco de P. Núñez (Reingreso) mayo 21, 1888
111. Tomás J. Reyes, marzo 3, 1888
112. Generoso Rivas, abril 7, 1888
113. Francisco Justiniani (Reingreso) octubre 13, 1888
114. Vicente Laguardia, diciembre 1, 1888
115. Ladislao Borja, diciembre 15, 1888
116. Gabriel Casuso (Médico), octubre 13, 1888
117. Alfredo de Poo, enero 18, 1889
118. Abelardo Jiménez, septiembre 17, 1889
119. Narciso Borrás, octubre 13, 1889
120. Juan E. Valdés, diciembre 7, 1889
121. Federico Horstman (Médico), julio 6, 1889
122. Domingo F. Cubas (Médico)
123. Vicente Laguardia
124. Ramón Valerio
125. Rodolfo Guzmán, febrero 21, 1891
126. A. Calves, septiembre 19, 1891
127. James Warner (Reingreso)
128. Emilio Barrena
129. A. Gómez
130. Miguel Rabanal, septiembre 3, 1892
131. Julio M. Muñoz
132. Ramón Portuondo, octubre 3, 1893
133. C. Pérez Tellechea, noviembre 27, 1884
134. Florestán Aguilar, (dio días de gloria a Cuba en España), abril 14, 1894
135. Antonio M. Gordon, septiembre 1, 1894
136. Antonio Ruiz García
137. Gumersindo Atalay, abril 2, 1892
138. Joaquín F. Lastres, julio 4, 1894
139. A. Zaragoza
140. A. Alberabre

Esta relación adolece de varios defectos, pero hemos querido dejar constancia de los que de una manera u otra durante veinte años demostraron en alguna forma su amor a la profesión.

En abril de 1893, el día 8, la Sociedad Odontológica de La Habana, en sus empeños por mejorar la clase profesional, reunió en su seno a un grupo de dentistas, miembros o no de la misma, para protestar por las irregularidades que venían sucediéndose. Asistieron a la sesión: Rojas, Warner, Poey, Peyrellade, E. Rodríguez, A. Rodríguez, Rebanal, Rivas, Poo, Barrena, Atalay, Weber, Borja, Toboadela, U. Martínez, Aguilera, Baron, Beaujardin, Calvo, Chaguaceda, Güera, A. Reyes, Sigarroa, Valdés, Miró, Madan, Raúl García, Recasens, H. García, Andreu, Márquez, Dolz, Oñate, Pérez y actuó de Secretario Narciso Borrás. (Medio siglo después tuve la satisfacción de convivir episodios de esta época narrados por algunos de los presentes como Atalay, Recasens, Dod, y Oñate).

Abierta la sesión por el Presidente Dr. Rojas, expuso el deseo de la sociedad:

> "que se normalice el ejercicio dental y se reforme la enseñanza, que es la base y el barómetro que señala el estado de la cultura y adelanto en los países civilizados".

(Debemos destacar para futuras observaciones que haremos en el segundo tomo, que el único fundador de la Escuela de Odontología de la Universidad de La Habana, presente en la sesión lo fue el Dr. Pedro Calvo Castellanos, quien no faltó nunca a decir presente en lo que a fundar instituciones se refiere).

Ignacio Rojas dio inmediatamente lectura a un trabajo titulado: "La reforma de la legislación dental vigente en España", en el que se describe cabalmente muchos detalles que son de interés para conocer el verdadero estado de la Cirugía Dental, en la época, y que es lo que pretendían los mejores dentistas de Cuba. Dicho trabajo se encuentra publicado en los Anales de la Sociedad Odontológica de La Habana, de marzo de 1893, y en dicha sesión probó con irrefutables argumentos, lo defectuoso de la ley que nos regía y lo indispensable que se hacía una reforma radical, haciendo constar que el programa era el mejor del mundo, pero lo incompleto de la ley y la falta de cumplimiento de la misma, hacía que ésta no diera los frutos a que estaba llamada a producir.

Señaló que no era posible poder citar en aquellos momentos los modos y forma conque se venía barrenando la ley en los actos del exámen, pero que era necesario ir a la modificación antes dicha, y que era preciso alzar muy alta la voz, y decir sin rodeos que la enseñanza y el ejercicio dental exigían prontas y radicales reformas en las que estaba empeñada la dignidad de todos los dentistas.

El Dr. Rivas "hizo juiciosas consideraciones sobre el estado pasado, presente y futuro de la instrucción dental y calificó duramente a los perturbadores del orden profesional, que querían perpetuar el estado de cosas existentes, obteniendo un lucro a costa del valor y prestigio de los otros".

El Dr. Poo insistió en "que era llegada la hora de que se significara que el movimiento reformista, que tanto se ha repetido, venía siendo motivo de lucha de la Sociedad Odontológica de La Habana, en defensa del prestigio profesional, y que ella cumplía con su deber al reunirse en señal de aquiescencia y para obtener la consecución del objetivo".

Muchos dentistas usaron de la palabra en idéntico sentido que los anteriores, todos animados en el deseo de que se introdujeran las reformas ya repetidas y hemos mencionado esta sesión para demostrar que allí quedó prácticamente establecida la campaña para que se hicieran oficiales los estudios de Cirugía Dental en la Universidad de La Habana.

La Guerra de Independencia paralizó estas gestiones, guerra provocada en parte por la ignorancia que tenían las autoridades españolas para las peticiones justas de la isla, que se mantenía lejos de las costas españolas. Por otra parte queremos destacar que ya los dentistas cubanos pedían que se hicieran oficiales los estudios de Cirugía Dental en la Universidad de La Habana, muchos años antes de la Primera Intervención Americana, que aunque reconocemos que oficialmente en su período interventor se creó la Escuela de Cirugía Dental, no cabe duda que ello venía siendo solicitado desde hacía años por la Sociedad Odontológica de La Habana y destacar la presencia de Pedro Calvo Castellanos, que no sólo fue fundador de la Sociedad Odontológica de La Habana, de la Escuela Privada de Dentistas, y que junto con Poey libró las batallas más grandes en pro de la profesión.

Tanto fue lo que hizo la Sociedad Odontológica Cubana, que ya desaparecida o destruida por la guerra, cuando viene la paz, da origen a la Sociedad Dental de La Habana, digna sucesora de ella que continuó la lucha en forma ejemplar en pro de la profesión como veremos en el volúmen número 2.

Para terminar con el capítulo, rindamos homenaje a las distintas directivas que tuvo la Sociedad en su fructífera existencia:

Presidentes

Francisco Justiniani	1879
Pedro Calvo Castellanos	1880
Cirilo Yarini y Ponce de León	1881
Manuel Aguilera	1882–87
Ignacio Rojas	1888–90
Federico Poey Aguirre	1891
Andrés Weber	1892
Ignacio Rojas	1893–95
Emilio Barrenas	1896

Vice-Presidentes

Francisco P. Rodríguez	1879
Francisco N. Justiniani	1880–92
Federico Poey Aguirre	1883
Florencio Cancio	1884–87
Calixto R. Valdés Silva	1888
Pedro Calvo Castellanos	1889
Andrés Weber	1890
Manuel Mediavilla	1891
Francisco N. Justiniani y y Mediavilla	1892
James Warner	1893
José E. Barrena	1894–95
Juan Torres Reyes	1896

Secretarios de Sesiones

Florencio Cancio	1879–80
Manuel A. Aguilera	1881
Cirilo A. Yarini	1882–83
Ignacio Rojas	1884–87
Alberto Colón	1888
Manuel Mediavilla	1889
Eladio Rodríguez	1890–91
Ignacio Rojas y N. Borrás	1892

Eladio Rodríguez	1893–94
J. E. Barrenas	1895
Ceferino Pérez Tellechea	1896

Vice-Secretarios de Sesiones

Antonio M. Aguilera	1884–85
Manuel Mediavilla	1886–88
Juan Sigarroa	1889
M. Borrás	1890–91
N. Borrás y A. Poo	1892
Adolfo Poo	1893–94
Ceferino Pérez Tellechea	1895
Gumersindo Atalay y Atalay	1896

Secretarios de Correspondencia

Federico Poey y Aguirre	1879
Cirilo Yarini	1880
A. M. Aguilera	1881
Pedro Calvo	1882–83
Federico Poey	1884–90
Andrés Weber	1891
Federico Poey	1892–96

Tesoreros

Donato Mejías	1879
Francisco de P. Núñez	1880-81
Florencio Cancio	1882–83
A. Beaujardin	1884–85
José E. Barrena	1886–91
F. Peyrellade	1892–96

Bibliotecarios

José E. Rovirosa	1879–83
Calixto Valdés	1884
J. Villaraza	1885
Eladio Rodríguez	1886–89
A. Rodríguez	1890–91
Generoso Rivas	1892
Gumersindo Atalay	1893–95
Generoso Rivas	1896

ASOCIACION LIBRE DE CIRUJANOS DENTISTAS

Fundada en 1886, fue patrocinada por el Dr. Pedro Calvo y Castellanos, quien en colaboración con Federico Poey y Aguirre le dieron vida y calor. Fueron estos dos hombres los verdaderos fundadores de la profesión dental en Cuba, ya que no solo fundaron esta Asociación en 1886, sino que fundaron también la Sociedad Odontológica de La Habana en 1879, lucharon por fundar la Escuela de Odontología en la Universidad de La Habana en 1900, llegando Pedro Calvo y Castellanos a ver coronado sus esfuerzos no así Federico Poey, a quien lo sorprendió la muerte. Si eso no fuera suficiente diremos que fundaron la Revista de la Sociedad y dejaron escritas durante veinte años las páginas más bellas en pro de la cirugía dental en Cuba. La misión de ellos dentro de la "Asociación Libre de Cirujanos Dentistas" *fue luchar contra el uso desmesurado del cloroformo*, y una vez cumplida su misión dejó de tener razón la existencia de la asociación.

Contó con su órgano de publicidad: "La Crónica Dental" que vio a luz en enero de 1886, y en el capítulo XIX dedicado a las Revistas Detales, haremos una breve descripción de la misma, así como insertaremos su portada.

ASOCIACION DE ESTUDIANTES. ACADEMIA DENTAL

La otra Asociación aunque no formada por graduados, sino como su nombre lo dice, por estudiantes, no podemos dejar de nombrarla ya que hay que destacar el interés mostrado por los futuros profesionales, que desde entonces se agruparon para engrandecer la cirugía dental.

Fue denominada ACADEMIA DENTAL, y fue fundada en 5 de abril de 1894, llegando a tener también su órgano de publicidad que recibió por nombre LA DENTISTICA. Desconocemos los años que duró, que no pueden haber sido muchos dado que al año escaso surgió la Guerra de Independencia en febrero de 1895, y vino un estancamiento en todos los órdenes profesionales en la Isla, pero sabemos que su primer Presidente lo fue el Dr. Gumersindo Atalay y Atalay, quien llegó a ser Profesor de Prótesis de la Escuela Dental de Rojas y más tarde Miembro de Honor del Colegio Estomatológico de La Habana en pleno siglo XX.

Los jóvenes que la fundaron llegaron a obtener felicitaciones no solo en Cuba, sino de la propia península, que no contaba entonces con asociacones estudiantiles de este tipo, por lo que fue la primera sociedad de alumnos de cirugía dental de que tengamos noticias.

Ignacio Rojas, en los Anales de la Sociedad Odontológica de La Habana en 1894, dedica un extenso artículo a esta Asociación de Estudiantes que tituló: "Necesidad de Asociarse los Estudiantes" y en él nos dice:

> "El objeto, tendencia y fin no pudo ser más elevado; aunar, hermanar a todos los estudiantes entre sí a fin de trabajar, discutir, y deliberar sobre todo aquello que más pudiera instruirlos durante el curso de sus estudios".

Al iniciarse tuvieron como domicilio el de la Sociedad Odontológica y designaron como Presidente honorario de la misma al Dr. Ignacio Rojas. En ella los estudiantes presentaron trabajos científicos, y lucharon también por la modificación de los planes de enseñanza, produciéndose en forma enérgica contra los usurpadores de la profesión.

A todos ellos que fueron los máximos responsables de nuestros adelantos, que tuvieron fe en el porvenir de la profesión, y que no cesaron de luchar incansablemente para dignificar la clase dental cubana, les decimos aquí solamente: MUCHAS GRACIAS.

Finalizaba el siglo XIX, ya con la intervención americana en nuestro país desde el 1ro. de enero de 1899, cuando muchos de los que laboraron en la Sociedad Odontológica de La Habana volvieron a reagruparse después de terminada la Guerra de Independencia para fundar otra sociedad dental, en este caso LA SOCIEDAD DENTAL DE LA HABANA, fundada en 13 de diciembre de 1899, y presidida por Federico Poey y Aguirre, y quien en 1900 entregó el cargo a la nueva directiva, pero dejemos su estudio para el siglo XX, no sólo por pertenecer a este período, sino por coincidir con la fundación de la Escuela de Odontología de la Universidad de La Habana y el comienzo de la era republicana.

BIBLIOGRAFIA:

Mena, César. "La Odontología en Cuba Colonial". Gráficas Universo. Habana, 1955.

CAPITULO XVIII

Historia de la Prensa en Cuba. Primer trabajo publicado por Teodoro Esswein.— Trabajo de Ignacio Fantini. Otros trabajos científicos de la época. Folletos y libros publicados en el siglo XIX. Trabajos presentados en la Sociedad Odontológica de la Habana, en los Anales de la Sociedad, en la Revista El Progreso, y en el extranjero.

HISTORIA DE LA PRENSA EN CUBA

Cuba fué de los países que más pronto asimiló los adelantos científicos de la época, y que también mas pronto empezó a utilizar los grandes descubrimientos del siglo, en beneficio de la colectividad.

Introducida la imprenta en Cuba, según Manuel Pérez Beato y otros historiadores, alrededor de 1720, por Carlos Habré, ya por 1764 existía en nuestra Isla una Gaceta que tenía noticias y disposiciones oficiales, aunque ésta parece haber durado, según Llaverías, solamente unos dos años. Años más tarde surge "con penas y fatigas una primera publicación que llega en 1805 a trisemanal, debido al atrevido esfuerzo de Tomás Agustín Cervantes [1], pero aquella miniatura de periódico se convierte en diario ante la sorpresa de los mismos patrocinadores. Como muy bien dice José M Labraña, el Gobierno no puede permitir en manos de los cubanos un arma demasiado poderosa y eficáz, y pasa el Diario de la Habana a ser nombrado por él, con el nombre de Gaceta de la Habana.—

Pero cuando más progresos obtiene Cuba en el sentido de las Letras es a partir del Gobierno de Las Casas, que como hemos visto en capítulos anteriores, es el verdadero fundador de la civilización en Cuba, logrando que en su período de gobierno viera la luz el "Papel Periódico de la Habana".

Es a partir del 24 de Octubre de 1790 que cobra gran impulso la publicación del periódico en Cuba. Al "Papel" lo sustituye el "Aviso" en 1805 y en 1809 toma el nombre del Aviso de la Habana. Desde entonces variados son los nombres que se dan al mismo, "Diario de la Habana" en 1810, "Diario del Gobierno de la Habana" en 1812, "Diario Constitucional de la Habana" en 1823, "Diario del Gobierno de la Habana" en 1825, "Diario de la Habana" hasta 1848 y a partir de esta fecha quedó transformada en "Gaceta de la Habana" [2]

No todos los ejemplares de referencia, han llegado a nuestras manos, pero los que nos han llegado han sido de gran valor para reconstruir el pasado histórico de nuestra profesión, como hemos visto, pues no sólo hemos conocido de los nombres de los compañeros que nos precedieron, sino de sus anuncios, de sus especialidades, de su sexo, en fín, de cuantos datos hemos podido publicar en capítulos anteriores, pero también han sido de gran valor para conocer los trabajos de la época, trabajos que aunque no sean lo científico que son en el día de hoy, era la única forma y costumbre de hacerlo en aquella época.

PRIMER TRABAJO PUBLICADO

Es en 1 de Marzo de 1829, cuando encontramos publicado por vez primera un artículo en relación con nuestra profesión y pertenece a Teodoro Esswein, quien dedicaba dos páginas del Diario de la Habana a tratar sobre "OBSERVACIONES SOBRE EL ESPASMO Y CONVULSIONES EN CONSECUENCIA DE EXTRACCIONES CON LOS ESPECIFICOS PARA CALMAR LOS DOLORES".

Pero antes de adentrarnos en la inserción de este artículo digamos quien fué Teodoro Esswein.

Hemos dicho en el Capítulo VII página (80) que en 25 de Febrero de 1829 se anunciaba Teodoro Esswein en el Diario de la Habana haciendo constar que es Cirujano Dentista de la Fa-

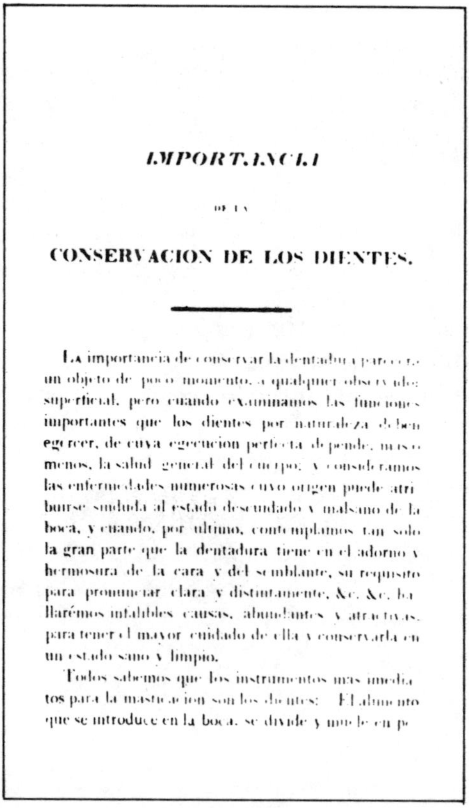
IMPORTANCIA

DE LA

CONSERVACION DE LOS DIENTES.

La importancia de conservar la dentadura parece un objeto de poco momento, a qualquier observador superficial; pero cuando examinamos las funciones importantes que los dientes por naturaleza deben egercer, de cuya egecucion perfecta depende, mas o menos, la salud general del cuerpo; y consideramos las enfermedades numerosas cuyo origen puede atribuirse sin duda al estado descuidado y malsano de la boca, y cuando, por ultimo, contemplamos tan solo la gran parte que la dentadura tiene en el adorno y hermosura de la cara y del semblante, su requisito para pronunciar clara y distintamente, &c. &c. la llarémos infalibles causas, abundantes y atractivas, para tener el mayor cuidado de ella y conservarla en un estado sano y limpio.

Todos sabemos que los instrumentos mas inmediatos para la masticacion son los dientes: El alimento que se introduce en la boca, se divide y muele en p...

45. "Importancia de la Conservación de los Dientes" de Teodoro Esswein. (Cortesía del Dr. Milton B. Asbell).

cultad de París y que tenía su domicilio en Aguiar No. 31, en la ciudad de la Habana. Debe haber sido autorizado para ejercer en Cuba por el Real Protomedicato, ya que hasta 1836 no aparece el primer dentista capacitado a ejercer por la Real Junta Superior Gubernativa de Medicina y Cirugía.

Pero no quedaron limitadas las publicaciones de Esswein a la isla de Cuba, como vimos en dicho capítulo, página (80) ya que también se dio a publicar en 1827, dos años antes, otros trabajos dentales, en el idioma castellano, en los propios Estados Unidos de América.

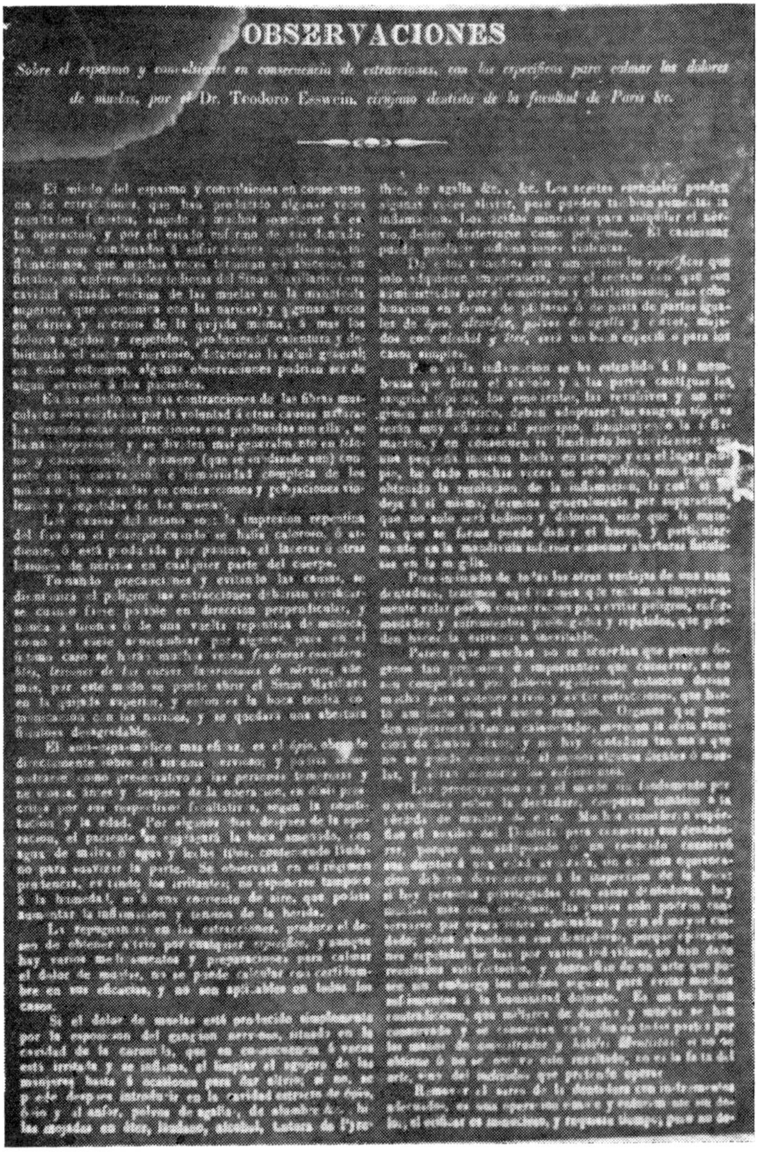
OBSERVACIONES

Sobre el espasmo y convulsiones en consecuencia de extracciones, con los específicos para calmar los dolores de muelas, por el Dr. Teodoro Esswein, cirujano dentista de la facultad de Paris &c.

46. Copia fotostática del Diario de la Habana de 1 de marzo de 1829 del trabajo de Teodoro Esswein. *(Cortesía Soc. Económica de Amigos del País.)*

(Archivos Dr. César A. Mena)

[illegible]; el limar se siente mas ó menos segun las cáries y la irritabilidad nerviosa del individuo: la sensibilidad á la impresion del frio y calor en los dientes y muelas las que se han limado y orificado, se desvanece tambien en poco tiempo. Destruir nervios y las extracciones, aunque operaciones dolorosas, son de momento: las inflamaciones ó hinchazones que podrian suceder á veces en consecuencia, se contienen fácilmente. La cura de las enfermedades de las encías, se obtendrá por un tratamiento racional y seguido, segun las causas que las produjeron, muchos padecen de este mal: algunos tienen las encías inflamadas y sangrientas producidas por una irritacion local, como el sarro, tambien por irregularidades ó supresiones de evacuaciones sanguíneas, por enfermedades internas &c., las de otros son fungosas y esponjosas, despidiendo mucha sangre al tocarlas, lo que puede ser una tendencia escorbútica; otros las tienen en estado de supuracion y otros con separacion y flojedad de los dientes, y estas enfermedades han durado algunas veces por tanto [illegible] se pueden obtener curas, como las obtenemos [illegible] y que siguieron muy pronto [illegible] &c.

Como lo publicado mas preciso, de los cuales hay un arancel impreso, que se puede obtener en mi Laboratorio, en el cual se hallan representaciones [illegible]. El valor de cada operacion está especificado, y el importe general dependerá del estado de la boca, y del [illegible] de hacer ejecutar todas las operaciones [illegible] de la dentadura puede requerir, ó solo una parte.

[illegible] por los interesados, [illegible] el género de operaciones que se practican [illegible]

Cuando las operaciones son hechas, segun las reglas del arte, no debe existir ninguna picadura sobre los dientes ó muelas, tampoco quedar hoyos ó agujeros, en los cuales las secreciones de la boca podrian estancarse y reproducir la enfermedad, y en el modo adecuado y hábil de ejecutar estas operaciones y cumplir con estos requisitos, dependerá la conservacion de los órganos y consiste la diferencia del mérito del Dentista.

Hay aquí bastantes personas, que me deparan componer sus dentaduras enteramente, segun mi método y mi fantasía, y les convido á ver si encuentran una picadura sobre toda la dentadura; hasta las grandes muelas que estaban picadas á los lados, se han separado y orificado, operacion importante, siendo [illegible] en peligro de perderse, la cual sin embargo no se encontró practicada en ninguna boca: en las dentaduras que se me han dado á componer por parte, tampoco se descubrirán picaduras sobre los órganos que he operado; pero en lugar de componer las dentaduras de una familia en una semana, requiero por una persona, segun el estado de la boca, [illegible] y unas sesiones para orificar á veces [illegible] 10 y 20 agujeros, con número correspondiente de [illegible] cáries á los lados de dientes y muelas, y de aquí [illegible] del costo, pero yo llego y puedo confiar con [illegible], con mis operaciones existentes, la asercion [illegible] operaciones, como yo las ejecuto, [illegible] mas bajos, pues que opero diferentemente á [illegible] arreglados sobre los aranceles (en mi posesion) de Dentistas [illegible] Estados-Unidos del Norte, y los que [illegible] yo [illegible] en mi laboratorio allí, de los cuales no me desviaré.

Si el orificar es una operacion demasiado costosa, yo puedo llenar las cavidades de las personas que gusten, con metales inferiores, como estaño, plomo &c. lo que no solo será mas barato, sino tambien ejecutado con mas prontitud; pero [illegible] aquí [illegible] operaciones [illegible] provechosa.

La diferencia de las piezas artificiales es muy fácil á demostrar por las muestras que tengo en mi laboratorio y la [illegible] de los dientes [illegible] no mudan de color, ni afectan el aliento [illegible] dientes de muertos, y los que son fabricados [illegible] animales, que se pudren en la boca.

He hecho estas últimas observaciones para demostrar que hay una diferencia en la ejecucion de operaciones sobre la dentadura, tan grande, que el órgano se conserva ó se pierde segun se cumple con los requisitos; entiendo que el arte practicado segun los principios de la cirugía, pone medios de salvar muchos dientes y muelas, y de curar la mayor parte de las enfermedades de las encías, tambien observaré aquí, que no pretendo que haga imposibilidades y que no suceden accidentes, que dependen de la naturaleza y disposicion catarral del individuo, como las inflamaciones é hinchazones, que pueden seguir á la extraccion, destruccion de nervios &c.; que se contienen sin embargo fácilmente por apropiados remedios. Aviso siempre lo que puede suceder, las precauciones que deben tomarse y los remedios que deben aplicarse, y siguiendo las prescripciones se limitan las consecuencias.

Dr. Teodoro [illegible]

Cirujano dentista de la facultad de Paris &c.

Calle de Aguiar n.º 31.

HABANA—Oficina del Gobierno—[illegible]

47.

Este trabajo "Importancia de la Conservación de los Dientes", publicado, repetimos, en castellano, es mencionado por Milton B. Asbell [3] como el primer trabajo publicado en un idioma extranjero en los Estados Unidos y la primera publicación dental que viera la luz en Carolina del Sur en los Estados Unidos de América.

Dediquémonos ahora en hacer una descripción detallada del artículo que en 1829 publicara Teodoro Esswein en Cuba, que aunque será fácil observar contiene una serie de falsedades científicas, no deja de ser el primero escrito por un profesional dentista de aquella época.

Este trabajo merece ser reproducido íntegramente, ya que repetimos es el primero de que tengamos noticias se publicara en Cuba en relación con la profesión. Decía Teodoro Esswein, que:

> "El miedo del espasmo y convulsiones en consecuencia de estracciones, que han producido algunas veces resultados funestos, impide a muchos someterse a esta operación, y por el estado enfermo de sus dentaduras, se ven condenados a sufrir dolores agudísimos, inflamaciones, que muchas veces terminan en abscesos, en fístulas, en enfermedades tediosas del Sinus Maxilaris (una cavidad situada encima de las muelas en la mandíbula superior que comunica con las narices) y algunas veces en caries y necrosis de la quijada misma; a más de los dolores agudos y repetidos, produciendo calentura y debilitando el sistema nervioso, deterioran la salud general; en estos extremos, algunas observaciones podrían ser de algún servicio a los pacientes".
>
> "En un estado sano las contracciones de las fibras musculares son excitadas por la volutad a otras causas naturales: cuando estas contracciones son producidas sin ella, se llaman espasmos y se dividen más generalmente en tétano y convulsiones; el primero (que se subdivide aún) consiste en la contracción e inmovilidad completa de los músculos; las segundas en contracciones y relajaciones violentas y repetidas de las mismas".
>
> "Las causas del tétano son: la impresión repentina del frío en el cuerpo cuando se halla caluroso, o ardiente, o está producida por puntura, el lacerar u otras lesiones de nervios en cualquier parte del cuerpo".
>
> "Tomando precauciones y evitando las causas, se disminuirá el peligro: las estracciones deberían verificarse cuan-

do fuese posible en dirección perpendicular, y nunca a tirones o de una vuelta repentina de muñeca, como se suele acostumbrar por algunos, pues en el último caso se harán muchas veces fracturas considerables, lesiones de las encías, laceraciones de nervios, además, por este modo se puede abrir el Sinus Maxilarias en la quijada superior, y entonces la boca tendrá comunicación con las narices, y se quedará una abertura fistulosa desagradable".

"El anti-espasmódico más eficaz, es el opio, obrando directamente sobre el sistema nervioso y podría administrarse como preservativo en las personas temerosas y nerviosas, antes y después de la operación, en dosis prescriptas por sus respectivos facultativos, según la constitución y la edad. Por algunos días después de la operación, el paciente se enjuaga la boca a menudo, con agua de malva o agua y leche tibia, conteniendo laudano para suavizar la parte. Se observará en el régimen prudencia, evitando los irritantes; no esponerse tampoco a la humedad, ni a una corriente de aire, que podría aumentar la inflamación y tensión de la herida".

"La repugnancia en las estracciones, produce el deseo de obtener alivio por cualquier específico, y aunque hay varios medicamentos y preparaciones para calmar el dolor de muelas, no se puede calcular con certidumbre en sus eficacias, y no son aplicables en todos los casos".

"Si el dolor de muelas está producido simplemente por la esposición del ganglio nervioso, situado en la cavidad de la coronilla, que en consecuencia a veces está irritada y se inflama, el limpiar el agujero de los manjares basta en ocasiones para dar alivio; si no, se puede después introducir en la cavidad estracto de opio, opio y alcanfor, polvos de agalla, de alumbre & hilas mojadas en éter, laudano, alcohol, tintura de Plerethre, de agalla, &, &. Los aceites esenciales pueden algunas veces aliviar, pero pueden también aumentar la inflamación. Los ácidos minerales para aniquilar el nervio, deben desterrarse como peligrosos. El cauterizar puede producir inflamaciones violentas".

"De estos remedios son compuestos los específicos que sólo adquieren importancia, por el secreto con que son administrados por el empirismo y charlatanismo; una combinación en forma de píldoras o de pasta de partes iguales de opio, alcanfor, polvos de agalla y clavos, mojados con alcohol y éter, será un buen específico para los casos simples".

"Pero si la inflamación se ha extendido a las membranas que forra el alveolo y a las partes contiguas, las sangrías tópicas, los emolientes, los revulsivos y un régimen antiflogístico, deben adoptarse: las sangrías tópicas serán muy eficaces al principio, disminuyendo la inflamación y en consecuencia limitando los accidentes: con una pequeña incisión hecha en tiempo y en el lugar propio, ha dado muchas veces no sólo el alivio, sino también obtenido la resolución de la inflamación, la cual si se deja a sí misma termina generalmente por supuración, que no sólo será tedioso y doloroso, sino que la materia que se forme puede dañar el hueso. y particularmente en la mandívula inferior ocasionar abertura fistulosa en la megilla.

"Prescindiendo de todas las otras ventajas de una sana dentadura, tenemos aquí razones que reclaman imperiosamente velar por su conservación para evitar peligros, enfermedades y sufrimientos prolongados y repetidos, que pueden hacer la estracción inevitable".

"Parece que muchos no se acuerdan que poseen órganos tan preciosos e importantes que conservar, si son compelidos por dolores agudísimos; entonces darían mucho para obtener alivio y evitar estracciones, que harto a menudo son el único remedio. Organos que pueden sujetarnos a tantas calamidades, merecen la seria atención de ambos sexos, y no hay dentadura tan mala que no se pueda conservar, al menos algunos dientes o muelas, y serán menores los sufrimientos".

"Las preocupaciones y el miedo sin fundamento por operaciones sobre la dentadura, cooperan también a la pérdida de muchas de ellas. Muchos consideran supérfluo el auxilio del Dentista para conservar sus dentaduras, porque un antepasado o un conocido conservó sus dientes a una edad avanzada, sin él; esta equivocación debería desvanecerse a la inspección de la boca; si hay personas privilegiadas con sanas dentaduras, hay muchas más con enfermas, las cuales sólo podrán conservarse por operaciones adecuadas y con el mayor cuidado; otros abandonan sus dentaduras, porque operaciones repetidas hechas por varios individuos, no han dado resultado satisfactorios, y desconfían de un arte que posee sin embargo los medios seguros para evitar sin contradicción, que millares de dientes y muelas se han conservado y se conservan cada día en todas partes por las manos de amaestrados y hábiles Dentistas; si no se obtiene o no se obtuvo este resultado, no es la falta del arte, sino del individuo que pretende operar".

"Remover el sarro de la dentadura con instrumentos adecuados, es una operación simple y enteramente sin dolor; el orificar es minucioso, y requiere tiempo; pero no doloroso; el limar se siente más o menos según las caries y la irritabilidad nerviosa del individuo: la sensibilidad a la impresión del frío y calor en los dientes y muelas que se han limado y orificado, se desvanece también en poco tiempo.

Destruir nervios y las estracciones, aunque operaciones dolorosas, son de momento: las inflamaciones e hinchazones que podrían suceder a veces en consecuencias, se contienen fácilmente. La cura de las enfermedades de las encías, se obtendrá por un tratamiento racional y seguido según las causas que las produjeron, muchos padecen de este mal: algunos tienen las encías inflamadas y sangrientas producidas por una irritación local, como el sarro, también por irregularidades o supresiones de evacuaciones sanguíneas, por enfermedades internas, &, las de otros son fugaces y esponjosas, despidiendo mucha sangre al tocarlas, lo que puede ser una tendencia escorbútica; otros las tienen en estado de supuración y otros, con supuración y flojedad de los dientes, y estas enfermedades han durado algunas veces por años: con paciencia se pueden obtener curas, como las obtuvieron aquellos que he operado, y que siguieron mis prescripciones hasta el fin".

"Como he publicado mis precios, de los cuales hay un arancel impreso, que se puede obtener en mi Laboratorio, no creí se harían representaciones erróneas. El valor de cada operación está especificado, y el importe general dependerá del estado de la boca, y el deseo de la persona de hacer ejecutar todas las operaciones que la dentadura puede requerir, o sólo una parte".

"Desafortunadamente por los interesados, demasiadas bocas demuestran el género de operaciones que practicaron, algunas tan malas, que no dejan recursos para remediarlas: cortando la lámina interna de los dientes y dejando la lámina esterna sin apoyo, no se puede orificar entonces, y el diente se pierde irremediablemente: se lima y se dejan las caries, que continúan a destruir el órgano; para ejecutar más pronto, se limpia la dentadura con líquidos, que contienen ácidos minerales al detrimento del esmalte; se pone cualquier metal en agujeros, sin contener antes la enfermedad, que las ha producido, y se llena tan flojo que las secreciones de la boca pueden entrar; la consecuencia en que la picadura sigue bajo el metal, y el órgano se pierde".

"Cuando las operaciones son hechas, según las reglas del arte, no debe existir ninguna picadura sobre los dientes ni muelas, tampoco quedar hoyos o agujeros ,en los cuales las secreciones de la boca podrían estancarse y reproducir la enfermedad, y en el modo adecuado y hábil de ejecutar estas operaciones y cumplir con estos requisitos, dependerá la conservación de los órganos y consiste la diferencia del mérito del Dentista".

"Hay aquí bastantes personas, que me dejaron componer sus dentaduras enteramente, según mi método y mi fantasía, y les convido a ver si encuentran una picadura sobre toda la dentadura; hasta las grandes muelas que estaban picadas a los lados, se han separado y orificado, operación importante, siendo dos las muelas en peligro de perderse, la cual sin embargo no encontró practicada en ninguna boca: en las dentaduras que se me han dejado componer por parte, tampoco se descubrirán picaduras sobre los órganos que he operado; pero en lugar de componer las dentaduras de una familia en un mañana, requiere por una persona, según el estado de la boca, de 2, 4 y más sesiones para orificar a veces 5, 10 y 20 agujeros, con número correspondiente de limaduras de caries a los lados de dientes y muelas, y de aquí la diferencia del costo; pero yo niego y puedo confutar con hechos, con mis operaciones existentes, la aserción, que las mismas operaciones, como yo las ejecuto, se practican aquí a precios más bajos; sino que opero diferentemente a precios arreglados sobre los aranceles (en mi posesión) de Dentistas operadores en los Estados Unidos del Norte), y los que obtengo yo mismo en mi laboratorio allí, de los cuales no me desviaré".

Si el orificar es una operación demasiado costosa, yo puedo llenar las cavidades de las personas que gusten, con metales inferiores, como estaño, plomo, & lo que no sólo será más barato, sino también ejecutado con más prontitud; pero oxidándose será menos durable; economía que en estas operaciones nunca será provechosa".

"La diferencia de las piezas artificiales es muy fácil a demostrar por las muestras que tengo en mi laboratorio y la superioridad de los dientes incorruptibles es manifiesta, porque no mudan de color, no afectan el aliento, como los dientes de muertos, y los que son fabricados de sustancias animales, que se putrifican en la boca".

"He hecho estas últimas observaciones para demostrar que hay diferencia en la ejecución de operaciones sobre la dentadura, tan grande, que el órgano se conserva o se pierde según se cumple con los requisitos; sostengo que el arte praticado según los principios de la cirugía, posee medios de salvar muchos dientes y muelas, y de curar la mayor parte de las enfermedades de las encías; también observaré aquí, que no pretendo que haga imposibilidades y que no suceden accidentes, que dependen de la naturaleza y disposición catarral del individuo, como las inflamaciones e hinchazones, que pueden seguir a la estracción, destrucción de nervios, &: que se contienen sin embargo fácilmente por apropiados remedios. Aviso siempre lo que puede suceder, las precauciones que deben tomarse y los remedios que deben aplicarse, y siguiendo las prescripciones se limitan las consecuencias".

Un año más tarde de publicado este artículo, y tres años después de publicar en Carolina del Sur su trabajo sobre "Importancia de la Conservación de los Dientes", apareció una segunda edición del mismo, publicada esta en Cuba, ya que repetimos la primera fué publicada en Charleston.—

Tenía 58 páginas. Esta segunda edición, reseñada por Carlos Criner [4] ,fué localizada por el autor de este libro en la Biblioteca de la Sociedad Económica de Amigos del País, en la Habana, Cuba, y fué mencionada también en la Revista "El Faro" de Octubre de 1846, que se publicaba en la Habana.

TRABAJO DE IGNACIO FANTINI

Si dejamos a un lado los Reglamentos para el ejercicio de la profesión y el Arancel que podía cobrarse en las distintas ramas de las ciencias médicas, el otro trabajo que encontramos después de estos anteriores de Teodoro Esswein, pertenece a Ignacio Fantini, quien en 1837 publicó un "Tratado Sobre la Curación y Conservación de la Dentadura". No hemos podido encontrar el trabajo, pero sí su anuncio en el Diario de la Habana de 18 y 19 de Julio del propio año, en la página cuatro, que dice lo siguiente:

Tratado Sobre la Curación y Conservación de la Dentadura D.Ignacio Fantini. C. Dentista.

> "Deseando pagar de alguna manera la deuda de gratitud que he contraído con este generoso y respetable público, que tantas pruebas de su aprobación me ha dado en las operaciones de mi facultad, en las cuales he tenido la bondad de dispensarme su protección decidida, me he determinado a dar a luz un pequeño tratado que he escrito sobre el modo de conservar la dentadura, e indicando al mismo tiempo las causas que producen los males de la boca. En este tratadito he procurado presentar de una manera clara y sencilla el modo más apropiado para su curación y conservación desde la infancia hasta la edad avanzada".

"Al difundir tan útiles conocimientos, no he tenido otro objeto que el de hacer ver los medios seguros que hay para cortar de raíz los males que afectan la dentadura y que tanto imperfeccionan el rostro. El tener este tratado es a mi ver útil a todos, pero particularmente a los padres de familia, y personas encargadas del cuidado de los niños".

"El método se reduce a un cuadernito como de 80 páginas, en 8° y los señores que a él gusten suscribirse podrán hacerlo en casa No.79 de la calle Obispo, donde se servirán dejar el nombre de la persona, calle y número de la casa. Su importe es de 5 reales adelantados".

Fué Ignacio Fantini uno de los dentistas que más se anunció en la prensa diaria de la época, (ver capítulo VII, página (82) y fué uno de los primeros dentistas autorizados a ejercer en Cuba por la Junta Superior Gubernativa de Medicina y Cirugía, 5 de Junio de 1836, ya que es el primero que hemos encontrado oficialmente en las Memorias que anualmente publicaba la Universidad de la Habana.

No sólo se anunció cuando llegó a Cuba, sino que anunció que iba a publicar el libro, anunció que ya lo había terminado, y meses después, el 12 de Septiembre de 1837, que se estaba agotando y que podían recogerlo los que lo hubieran abonado. No cabe duda que hace más de 150 años este compañero Fantini, aprovechó la propaganda como medio de atraer clientela.

Otro que también publicó folletos en este época fue Carlos F. Koth, que según Arques Miarnau [5] "pusieron a Cuba en lugar destacado entre las Repúblicas hispano-americanas". Este Mauricio Carlos F. Koth fué autorizado a ejercer, también por la Junta Superior Gubernativa de Medicina y Cirugía el 22 de Febrero de 1841, según las propias Memorias de la Universidad de la Habana, y tiene varios anuncios en la prensa diaria (ver Capítulo VII).

En 1846 el Lcdo D.Ambrosio González del Valle, que era licenciado en Ciencias Médicas y que llegó a ser Rector de la Real Universidad de la Habana, publica en La Habana, en la oficina de Boloña, un "MANUAL DE FLEBOTOMIANOS SANGRADORES Y DENTISTAS" que consta de 82 páginas y grabados. Tampoco hemos encontrado el Manual en cuestión, pero sí en la forma que lo describía el Diario de la Habana de 13 de Septiembre de 1846,

Manual de Flebotomianos

"Tal es el título de un cuaderno que acaba de publicar su autor, el Licenciado en Ciencias Médicas, D.Ambrosio González del Valle, el cual contiene utilísimas prescripciones para los flebotomianos o sangradores. Extraños como somos a las ciencias médicas, no nos es posible hacer un análisis facultativo de la obra en cuestión, pero sí el buen sentido puede servir de juez en estas materias, la mayor parte de las cuales nos son familiares por haber tenido desgraciadamente que someternos más de una vez a las operaciones de que la obra se ocupa, creemos que el Sr. Valle trata con conocimiento esta parte de la ciencia y que los flebotomianos hallarán en el Manual excelentes consejos que deben seguir en obsequio de la humanidad doliente, y que les ahorrarán el trabajo de emprender estudios de mayor consideración y que sólo corresponden verdaderamente a los médicos o cirujanos, de quienes no son los sangradores más que unos meros instrumentos".

"Esto lo explica muy bien el autor, en el primer párrafo del prólogo que precede al manual, y que reproducimos a continuación: "El adelanto progresivo de la época, dice el Sr. Valle, exigía ya más estudio a los flebotomianos o sangradores. La Anatomía y Fisiología vascular reclamaban un derecho que les pertenecía: el que era atrevido operador, se ha convertido en prudente y sabio cirujano. La antigua intervención del sangrador en los enfermos, acaba de espirar mero subalterno del facultativo, obedece y cumple lo que él ordena. Reducido a su manual, no tiene necesidad de perderse en la profundidad de las causas patológicas y funciones, bástele conocer la parte en que opera y socorrer los accidentes y dificultades momentáneas. Con todo, participando la flebotomía, cirugía dental, etc, de este adelanto referido, creemos indispensable iniciarse a sus prácticos en todos los pormenores que hasta aquí no habían tenido, para cuyo objeto hemos consultado obras de mucha recomendación científica, como son las de Vidal, (de Casis), Berard Ritchard, Blandin Leufolon, etc."

"Al concluir este primer párrafo en que manifiesta las razones que ha tenido para escribir la obra en cuestión, pasa a ocuparse del plan que en ella ha seguido del modo siguiente:

"Hemos dividido el trabajo en tres secciones: en la primera tratamos de la sangría en general; en la segunda de las operaciones que se hacen en la piel, y en la tercera de las que se hacen en la dentadura".

"Al exponer cada operación describimos la anatomía precisa e indispensable de la parte que se opera, si es necesario también la parte funcional, y por último los pormenores del proceder operatorio".

"Nosotros, por nuestra parte (dice el Diario de la Habana), recomendamos este trabajo ilustrado con láminas a los flebotomianos, por considerarle útil por las buenas prescripciones que contiene".

Poey menciona este libro como el primero que fué publicado en Cuba, y así lo hace constar también Trelles en su Bibliografía Universitaria, pero nosotros no compartimos por completo dicho criterio, toda vez que hemos mostrado los de Esswein y Fantini.—

El Diario de la Habana, publicó durante los días 11, 13, 14, 15, 18 y 20 de Marzo de 1851 un largo artículo sobre "Higiene de los Dientes" y que fué firmado por un tal José León, que demuestra el deseo continuado no sólo de dar a la publicidad sus trabajos, sino el afán de mejorar por todos los medios el estado general de la salud de sus conciudadanos; y no tenían otro medio para expresarlo que por la prensa diaria, toda vez que carecíamos de publicaciones científicas donde exponer sus puntos de vista. No era ajeno, como es natural cierto interes de reclamo profesional.

En 1854 González del Valle publicaba la 2da edición de su Manual de Flebotomianos, años más tarde se publicaría una tercera, aunque no sabemos porque motivos fué editada en París.

En 1866 Rafael Agustín Cowley, publicaba una Agenda Médica, que hemos descrito anteriormente y que contenía mucho material en relación con nuestra profesión.

En 1868 Erastus Wilson publicaba la Revista Médico Quirúrgica y Dentística, de la que hablaremos en próximo capítulo, y en 1874 el propio Wilson publica un Catálogo Dental que lo hace destacarse como uno de los dentistas que a cada instante se preocupó más por el engrandecimiento de la profesión.

Por estos años, Federico Poey y Aguirre, que se había graduado en Ginebra, Suiza, en 1871, publicaba sus trabajos en Revistas extranjeras, principalmente españolas, como la Revista Odontológica en 1872, donde llegó a ser uno de sus colaboradores más distinguido. Los trabajos de Poey pueden verse en el capítulo que al mismo le hemos dedicado.

Más tarde el propio Poey, logra que los Anales de la Sociedad Odontológica de la Habana comiencen a publicarse en 1879, y que no se interrumpiera su publicación por cerca de veinte años consecutivos.

Mencionemos algunos de los trabajos que fueron publicados en los Anales de la Sociedad Odontológica de la Habana, en El Progreso, en Los Anales de la Academia de Ciencias Médicas, Físicas y Naturales, la Crónica Médica Qurúrgica, en fín en un número de revistas médicas y dentales para que se vea el interés de los compañeros del pasado siglo por mejorar el nivel profesional.

CRONICA MEDICO QUIRURGICA DE LA HABANA

Esta revista médica se hizo eco de varios trabajos dentales y así vemos publicados en ella:

1875. Afecciones óculo-dentarias consecutivas a la dentición: Galezcwski. Empleo del Colodión en la caries dentaria. Ladice. Dentición 3a a los 73 años. Echerac. Congestión Cerebral en la 2da dentición. Bouchut.

1878. Indicaciones de la Prótesis en las divisiones de la bóveda palatina, y del velo del paladar. Ehermann.

SOCIEDAD ODONTOLOGICA DE LA HABANA.

Mencionamos ahora los trabajos leídos en el seno de la Sociedad Odontológica de la Habana, haciendo constar que esta labor ha sido simplificada gracias a la recopilación efectuada en 1891 por Eladio Rodríguez, distinguido miembro de la institución. Lo único que hemos hecho es extenderla hasta 1896 y a darle comienzos en 1879 pues ignoramos los motivos por los que el Dr. Rodríguez omitió el principio y el final.

He aquí la relación de los trabajos que se presentaron en la Sociedad:

AUTOR		FECHA
Rodríguez, F. de Paula	Enfermedades de la pulpa dentaria	15 mayo 1879
Poey, Federico	De la primera dentición y sus accidentes	5 junio 1879
Calvo, Pedro	De la goma y de la celuloide	3 junlio 1879
Núñez, F. de P.	Refutación al trabajo anterior	17 julio 1879
Rovirosa, J. A.	Etiología de la caries dental	2 agosto 1879
Cataneo, F. V.	Necrosis sifilítica de los maxilares	24 agosto 1879
Justiniani, F. N.	Impugnación a las razones en que se apoya el Dr. Poey para reconocer dos tratamientos en la caries infantil y caries de los adultos	24 agosto 1879
Manfredo, T. J.	¿Reconoce la caries de los dientes, siempre una causa externa?	24 agosto 1879
Yarini, Cirilo A.	Accidentes que pueden presentarse en las extracciones de los dientes	7 septiembre 1879
Ariño, Mariano	Observaciones sobre la caries dental	7 septiembre 1879
Portillo, Casimiro	Tratamiento de la pulpa dentaria	21 septiembre 1879
Mejias, Donato	Higiene Dental	21 septiembre 1879
Manfredo, T. J.	Periodontitis	5 octubre 1879
Rodríguez, F. de Paula	Contestación sobre los efectos del cobre en los dientes, al Dr. Poey	21 septiembre 1879
Núñez, F. de P.	Irregularidades de los dientes en su desarrollo	2 noviembre 1879
Piar, J. F.	Las orificaciones	16 noviembre 1879
Calvo, Pedro	Tratamiento de la pulpa expuesta en los molares de la primera dentición	7 diciembre 1879
Yarini, Cirilo A.	Ortodoncia	2 enero 1880
Poey, Federico	Sobre ingertos dentarios. Análisis de la tesis sostenida en la Fac. de Paris por el Dr. David	17 enero 1880
Cataneo, F. V.	Caries dental	7 febrero 1880
Borrero, E.	Contribución al estudio de la reimplantación de los dientes por el doctor Luis B. Nicomedo. Traducción	5 marzo 1880
Calvo, Pedro	Protección de las paredes de las cavidades de los dientes por el doctor A. W. Bronson. Traducción	18 abril 1880
Yarini, Cirilo A.	Caso práctico	19 junio 1880
Núñez, F. de P.	Consejos a los padres de familias sobre desarrollo de los dientes en los	

AUTOR		FECHA
	niños	3 julio 1880
Poey, Federico	Preguntas e informes para el Dental Directory.—Illinois	7 agosto 1880
Yarini, Cirilo A.	De la reimplantación como procedimiento para cohibir la hemorragia consecutiva a la extracción	21 agosto 1880
Aguilera, M. A.	Aplicación del acetato neutro de plomo cristalizado en la práctica de la Cirugía Dental	18 septiembre 1880
Beaujardin, A. M.	Observaciones sobre un caso de estomatitis ulcerosa simple	2 octubre 1880
Yarini, Cirilo A.	Método para rehacer una dentadura de celuloide sin tomar nueva moldura y articulación	16 octubre 1880
Maza, Juan G. de la	Observacion clínica. Resección de la mitad izquierda del maxilar inferior y extirpación de un tumor fibro-plástico situado en la cara externa de su ángulo y rama. (Presentación de la pieza patológica resecada)	
	Anestesia, por el Dr. U. C. Barret-Buffalo. Traducción	7 noviembre 1880
Calvo, Pedro	Tratamiento de los dientes con pulpa muerta y abscesos alveolares, por	8 enero 1881
Rovirosa, José A.	el Dr. C. R. E. Koche	
	Enfermedades del seno maxilar. (Cueva Highmoro)	5 febrero 1881
Aguilera, M. A.	Dientes con pulpa muerta y su tratamiento	26 febrero 1881
Calvo, Pedro		17 septiembre 1881
Calvo, Pedro	Tratamiento de la pulpoperiostitis, por el bromuro de alcanfor	15 octubre 1881
Aguilera, M. A.	Metalurgia aplicada a la prótesis dental	5 noviembre 1881
Yarini, Cirilo A.	Desventajas que trae consigo la limadura de los dientes	10 diciembre 1881
Rovirosa, José A.	El tabaco y sus efectos en la cavidad oral	14 enero 1882
Poey, Federico	Bibliografía. Historia de las anomalías del sistema dentario del hombre y demás mamíferos, por E. Magitot	18 marzo 1882
Poey, Federico	Legislación dental del estado de Illinois	7 octubre 1882
Poey, Federico	Aforismos dentarios agenos y propios	15 abril 1883
Poey, Federico	Amor considerado como entidad patológica	17 febrero 1883
Poey, Federico	Bibliografía. Aumento numérico del sistema dentario, por Magitot	17 febrero 1883

AUTOR		FECHA
Maceo Chamorro, José	Patología de la boca	15 marzo 1883
Poey, Federico	Proyecto de Reglamentación dental en Cuba	25 abril 1883
Rojas, Ignacio	Ponencia sobre el trabajo anterior	5 mayo 1883
Poey, Federico	Jurisprudencia dental. El ejercicio de la profesión dental en Francia. Traducción de J. Redier	2 junio 1883
Poey, Federico	Juicio crítico del Repertorio Dental del Dr. Villaraza	2 septiembre 1884
Rojas, Ignacio	Observaciones sobre los casos de muerte ocasionados por extracción intempestiva, verificados por los que operan por las calles	2 septiembre 1884
Poey, Federico	Legislación Dental	20 septiembre 1884
Rojas, Ignacio	Indicaciones, contraindicaciones y posología del arsénico	20 septiembre 1884
Cisneros y G. D.	El empleo del ácido crómico en algunas enfermedades de la cavidad bucal	4 octubre 1884
Rojas, Ignacio	Alteraciones del sistema dentario en los alcoholistas	4 octubre 1884
Rojas, Ignacio	Las estomatitis y la caries dental, en la patogenia de la parotiditis sobrevenidas en el curso de fiebres graves	16 noviembre 1884
Quevedo, Angel	Consideraciones sobre la electricidad aplicada a las extracciones dentarias	17 enero 1885
Poey, Federico	El D. D. S. en Europa	7 febrero 1885
Poey, Federico	Legislación Dental en Francia	18 abril 1885
Rojas, Ignacio	De la anestesia general etérea por el recto para las grandes y pequeñas operaciones de la boca	2 mayo 1885
Poey, Federico	Historia del Gran Tomas, célebre charlatán, sacador de muelas en plazas públicas bajo el reinado de Luis XV	6 junio 1885
Rojas, Ignacio	Manera de conocer la conducta de la criandera con el niño por su primera dentición	6 junio 1885
Rojas, Ignacio	Refutación al trabajo de Poey sobre Legislación Dental	16 mayo 1885
Rovirosa, José A.	Observación de un caso de neuritis consecutivo a una extracción dentaria	4 julio 1885
Rojas, Ignacio	¿Dónde están los intérpretes de la Cirugía Dental en Cuba?	18 julio 1885
Mediavilla, M.	Estado de la Cirugía Dental contemporánea	5 septiembre 1885
Justiniani y Molina J.	Historia clínica de un caso de epulis tratado por las cauterizaciones iódi-	

AUTOR		FECHA
	cas, ácido crómico y extracciones de dos incisivos	5 septiembre 1885
Rojas, Ignacio	Clínica quirúrgica. Observaciones de un caso de fractura de la mandíbula inferior, verificada por un barbero, curada en 48 días	19 septiembre 1885
Poey, Federico	Compendio de Terapéutica Dental	17 octubre 1885
Rojas, Ignacio	Empleo del cloroformo para las extracciones dentarias	7 noviembre 1885
Poey, Federico	Memoria de la Biblioteca	6 febrero 1886
Rojas, Ignacio	Observaciones de un caso de resección parcial de la mandíbula superior	6 febrero 1886
Poey, Federico	El cloroformo en la Práctica Dental	17 abril 1886
Rojas, Ignacio	Manera de colocar la dentadura sin plancha en el cielo de la boca y sus inconvenientes	1 mayo 1886
Rojas, Ignacio	Desconcierto de los Colegios y Academias Dentales de la Habana y remedio que necesitan	6 noviembre 1886
Poey, Federico	Refutación al anterior	7 diciembre 1886
Poey, Federico	La primera dentición en una época crítica en el niño	5 febrero 1887
Colón, Alberto	Empleo de los anestésicos en las avulciones dentales	19 marzo 1887
Rojas, Ignacio	Ligero juicio sobre algunas de las tesis del Colegio Español de Dentistas de Madrid	2 abril 1887
Poey, Federico	legislación Dental en Alemania	16 abril 1887
Monroy, Moreno	Los tumores osteomeloplaxomas	7 mayo 1887
Rodríguez, E.	Dualidad del periostio alvéolo-dentario	7 mayo 1887
Colón, Alberto	Influencia del raquitismo en la evolución dentaria	7 mayo 1887
Rojas, Ignacio	¿Puede conocerse en el adulto, por la forma y dirección de los dientes, si se ha mamado los dientes?	18 junio 1887
Rojas, Ignacio	¿A qué llama el vulgo mano ligera en las extracciones dentarias?	4 junio 1887
Poey, Federico	Una visita a los Colegios Dentales de Europa	2 julio 1887
Poey, Federico	Oración fúnebre del doctor en Medicina, Antonio Mestre	6 agosto 1887
Colón, Alberto	Modificaciones que requiere nuestra legislación dental	4 febrero 1888
Poey, Federico	¿Quién es el autor de la anestesia general?	4 febrero 1888

AUTOR		FECHA
Mediavilla, M.	El ácido arsenioso en sus aplicaciones en la terapéutica de la caries dentaria	18 febrero 1888
Poey, Federico	La Cirugía Dental no es una especialidad de la Medicina	3 marzo 1888
Weber, Andrés	Injerto dentario. Reimplantación y trasplantación	24 marzo 1888
Colón, Alberto	Proyecto reglamentario para el establecimiento de Dispensarios dentales en las escuelas primarias municipales	5 mayo 1888
Beaujardin, A.	Hipertrofia parcial de las encías	19 mayo 1888
Rodríguez, E.	Resumen histórico de la Sociedad Odontológica de la Habana	2 junio 1888
Poey, Federico	Proyecto de Legislación Dental	2 junio 1888
Reyes, Juan	Examen crítico comparativo de los anestésicos generales y locales en su aplicación a la Cirugía Dental	2 junio 1888
Poey, Federico	Honorarios profesionales	21 julio 1888
Rojas, Ignacio	Estudio sobre los tumores de las encías llamados Epulis	21 julio 1888
Poey, Federico	Aplicaciones del alumbre en la Terapéutica Dental	21 julio 1888
Colón, Alberto	Consideraciones profilácticas para después de las extracciones dentarias	21 julio 1888
Sigarroa, Juan	Infiltración calcárea de la pulpa	3 noviembre 1888
Poey, Federico	Mi credo dentario	19 enero 1889
Borja, Ladislao	Descrédito profesional	16 febrero 1889
Poo, Adolfo de	Fracturas y luxaciones del maxilar inferior	16 marzo 1889
Calvo, Pedro	Eburnitis	6 julio 1889
Rodríguez, E.	Periostitis alveolodentaria	17 agosto 1889
Rojas, Ignacio	Cómo debe ser considerada la cocaína bajo el punto de vista de su aplicación en las operaciones dentarias	23 noviembre 1889
Poey, Federico	La cocaína ante el Congreso Dentario Internacional de París	7 diciembre 1889
Rodríguez, E.	Reformas de utilidad e interés para la Sociedad Odontológica de la Habana	1 febrero 1890
Colón, Alberto	Anestesia sugestiva aplicada a la práctica dental	12 abril 1890

AUTOR		FECHA
Rodríguez, E.	Neurosis de origen dentario	7 marzo 1891
Weber, A. G.	Pericementitis	16 mayo 1891
Poey, Federico	Tratamiento de la pulpa dentaria	4 abril 1891
Mediavilla, M.	Estomatitis de los navegantes	18 abril 1891
Poey, Federico	Pulpitis	2 mayo 1891
Weber	La periodontitis	20 junio 1891
Weber, A. G.	Consideraciones de los dientes desde la niñez hasta la pubertad	3 octubre 1891
Poey, Federico	Enfermedades de las encías	21 noviembre 1891
Weber, A. S.	Origen de la caries dentaria	5 diciembre 1891
Weber	Observaciones sobre ciertos escritores infalibles	2 abril 1892
Atalay, Gumersindo	El yodo y sus aplicaciones en terapéutica dental	2 julio 1892
Rojas, Ignacio	La enseñanza práctica en los Colegios Dentales	3 septiembre 1892
Weber	Un caso de autoinfección	3 septiembre 1892
Albarrán, J.	Formación del alveolo de los dientes de reemplazo	3 septiembre 1892
Poey, Federico	La cocaína en Cirugía corriente. Traducción	diciembre 1893
Rojas, Ignacio	Afecciones más frecuentes de la pulpa dental	19 marzo 1893
Atalay, Gumersindo	El arophene	28 abril 1893
Rodríguez, Eladio	Conservación de la pulpa dental en la caries simple de tercer grado	4 junio 1893
Rodríguez	Dualidad del periostio alveolar	12 agosto 1893
Rojas, Ignacio	Accidentes de las orificaciones	19 agosto 1893
Muñoz Bustamante, J. M.	Un caso de cálculo salival	enero 1894
Rojas, Ignacio	Utilidad de asociarse los estudiantes	21 abril 1894
Peyrellade, F.	Etiología de los accidentes causados por la muela del juicio	21 abril 1894
Rodríguez, E.	Conservación de la primera dentición	14 agosto 1894
Pérez Tellechea	La profesión dental ante la Ley y la Sociedad	27 noviembre 1894
Poey, Federico	Los exámenes de Cirujanos Dentistas	16 marzo 1895
Poey, Federico	Miscelánea Dental	22 diciembre 1894

Debemos hacer constar que estos son solamente los trabajos leídos o presentados en el Seno de la Sociedad, pues los que se publicaron en los Anales de dicha sociedad no están incluídos en esta relación, ya que sería hacer una repetición innecesaria, es más al recorrer las revistas dentales en próximo capítulo expondremos los trabajos publicados en las mismas.

OTRAS REVISTAS: **Trabajos publicados.**

Dejemos las revistas cubanas para próximo capítulo, pero expongamos aquí algunos de los publicados en revistas extranjeras por dentistas cubanos, para demostrar que extendieron sus conocimientos fuera de la Isla.

L'Odontologie hubo de reproducir un trabajo de Rovirosa sobre el tabaco y sus efectos en la boca.

Igualmente hubo de reproducir una serie de trabajos de Oscar Amoedo, cubano por nacimiento, graduado en Cuba el 3 de Junio de 1885, llegando a publicar en París para consagrarse su célebre obra L'Art Dentaire en Medicina Legale.

Anteriormente y en distintos folletos habían sido publicados otros trabajos de dentistas cubanos que deben destacarse. Tales son:

1880. Epulis, de Francisco P. Rodríguez.
1881. Enfermedades del Seno Maxilar o Cueva de Higmoro, por Manuel R. Aguilera. Un tomo.
1881. Manual de Dentición por el Dr. López Villa.
1881. Monografía Odontológica por Federico Poey.
1881. Vademecum del Estudiante de Cirugía Dental.Federico Poey.
1882. Dientes de pulpa muerta y su tratamiento. Pedro Calvo Castellanos.
1882. Tratamientos de la dentina sensible por el óxido de calcio. Pedro Calvo Castellanos.
1889. La Eburnitis de Pedro Calvo Castellanos.

Queremos destacar aquí de nuevo la producción de Poey y Calvo que a la fundación de Escuelas dentales privadas, a la fundación de sociedades dentales, a la fundación de revistas científicas, a su lucha porque se incorporaran oficialmente los estudios en la escuela de Cirugía Dental de la Universidad de la Habana, unen ahora su producción científica, la que lamentablemente fué olvidada años más tarde.

En la Sociedad de Estudios Clínicos hubo de presentar un trabajo sobre el Cloruro de Etilo el Dr. Oscar Amoedo.

En el Repertorio Médico y Farmecéutico, del año III, número 6 aparece un trabajo sobre "El Acido Bórico" de Ignacio Rojas.

Finalizaba el siglo XIX cuando José A. Taboadela publicaba una Anatomía, Histología y Fisiología de los Dientes. Estaba impresa en tipo de la Gaceta Oficial y mereció la aprobación de los compañeros de entonces.

Se conocen de esos años, también los siguientes trabajos:

1889. Clorihidrato de Cocaína. Oscar Amoedo. de S. Spíritus en Crónica Médico y Quirúrgica, Habana.

1889. Dos resecciones del maxilar superior por pólipos basilo faringeos y naso maxilares. Ignacio Plasencia. Crónica Médica Quirúrgica, Habana..

1889. Los dientes muertos. Relleno inmediato de sus raíces por Oscar Amoedo de S. Spíritus. Crónica Médico Quirúrgica y Dentística de la Habana. Este trabajo fué leído en la Exposición Universal de París de 1889 y también en el Congreso Internacional el 2 de Septiembre del propio año. (Estos trabajos demuestran que Amoedo, graduado en Cuba en 1885, todavía ejercía en Cuba en 1889).

1890. Ignacio Rojas, Aplicaciones de la cocaína a la Cirugía Dental. Trabajo presentado en el ler Congreso Médico Cubano. Crónica Médico Quirúrgica Habana.

1890. La gingivitis expulsiva en la Isla de Cuba. Francisco P. Rodríguez . Primer Congreso Médico Cubano. Crónica Médico Quirúrgica Habana.

1891. Biografía del Dr. Paul Poiria. Oscar Amoedo. C.M.Q. H.

1891. El Aristol como sucedáneo del iodoformo en el tratamiento de los dientes muertos. Oscar Amoedo. París. C.M. Q. H.

1891. Observaciones sobre los tumores de las encías. Francisco P. Rodríguez Leído en la Sociedad de Estudios Clínicos, 12 de Agosto de 1890.

1892. Insensibilizador de la dentina. O Amoedo. París, publicado en la Odontología de Madrid.

1892. Latigazos. Carlos García Velez. La Odontología de Madrid.

1893. Devitalización de la pulpa dentaria. Federico Poey. La Odontología de Madrid.

1894. Osteosarcoma del maxilar inferior. Ignacio Rojas. La Odontología de Madrid.

1894. Epitelioma Bucal. Ignacio Rojas. La Odontología de Madrid.

1895. De los usos dentales de la. . .L. Cañizares. La Odontología de Madrid.

Al finalizar el siglo, en 1892, ya figuraba como colaborador de la Odontología de Madrid nuestro admirado Federico Poey, y esta revista la dirigía otro dentista nativo de Cuba, el Dr. Florestan Aguilar.—

En esta revista vieron la luz ciertos trabajos del propio Federico Poey, como fueron:

1892. El carbón en los dentífricos. Bibliografía del Congreso dental de París.

1893. Ventajas del Nitrato de Plata en la Práctica Dental, Influencia de la menstruación sobre los accidentes de origen dentario.

Observaciones sobre la enseñanza dental y sus reformas.

Reformas del plan de estudios de la enseñanza dental.

Mas adelante dedicaremos un capítulo especial a Federico Poey y Aguirre, por haber muerto en los comienzos del siglo XX, y por haber sido junto con Pedro Calvo y Castellanos, en mi concepto, los dentistas que más hicieron por encauzar la profesión dental en Cuba, y los verdaderos fundadores de Colegios y Sociedades Dentales en Cuba.

BIBLIOGRAFIA

1. Labraña José M. "La Prensa en Cuba" "Cuba en la Mano" Pag. 649.— La Habana 1940.— Reprinted in 1969 by Ninemosyne Publishing Luc. Miami Fla.
2. Monturo Adrian G. "La Enciclopedia de Cuba" Tomo 4. Enciclopedia y Clásicos Cubanos Luc. San Juan y Machard.
3. As Bell, Milton B. " A. Bibliography of Dentistry in America" 1790—1840. Sussex House Publications.— USA. 1973 Pag. 34.
4. Criner Carlos A. "Contribución a la Historia de la Odontología Cubana" Habana. 1946.
5. Miarnau Arques. "Historia Anecdótica de la Odontología" Barcelona.
6. Mena César A. "La Odontología en Cuba Colonial" Editorial Gráficas Universo" Habana 1955.

CAPITULO XIX

Revistas Dentales del Siglo XIX. Revista Médico—Quirúrgica-Dentística (1868). Anales Sociedad Odontológica de la Habana (1879). El Progreso Dental (1880). La Crónica Dental (1886). Revista Dental (1891). La Dentística (1894). Publicaciones en el Extranjero.

Hemos descrito anteriormente como surgió la publicación de la prensa diaria en nuestra isla y como se aprovecharon los dentistas para publicar sus trabajos en ella, más tarde surgen las revistas médicas, siendo la primera el "Repertorio Médico Habanero", que en 1840 fué fundada por el insigne cubano Nicolás José Gutiérrez, quien años más tarde fundara también la Academia de Ciencias Médicas, Físicas y Naturales de la Habana.

A partir de entonces fueron varias las publicaciones médicas, que se publicaron en Cuba: El Boletín Científico, el Repertorio Económico de Medicina y Farmacia, Farmacia y Ciencias Auxiliares en 1851, la Gaceta Médica de la Habana en 1852, el Repertorio Económico de Medicina, Cirugía y Ciencias Auxiliares en 1854, la Bandera Homeopática de la Habana en 1856, la Revista Médica de la Isla de Cuba en 1858 y otras muchas que llegan a culminar la ambición de la profesión médica, hasta la publicación de los Anales de la Academia de Ciencias en 1864, que se continuó publicando hasta la fecha (1960).

En más de una de estas revistas se publicaron trabajos en relación con la Cirugía Dental, como hemos visto en el capítulo anterior.

REVISTA MEDICO QUIRURGICA Y DENTISTICA

Pero no es hasta 1868 cuando podemos decir que nace en Cuba la Prensa Dental, al ver la luz la Revista Médico Quirúrgica y Dentística de Erastus Wilson.

¿Quién fué Erastus Wilson?

La primer noticia que tenemos de Erastus Wilson es en 1866, cuando anuncia su llegada a la Habana, Cuba, para ejercer la profesión dental después de 20 años en los Estados Unidos y después de haber sido Profesor Agregado por los años 59 y 60 del New York Preparatory School of Medicine.

Fijó su gabinete dental y de mecánica en Habana 110, al lado de la entonces fotografía de Frederick y Darre, junto a un socio de apellido González.

Era Médico además de dentista, y su socio González era dentista.

Fueron numerosos los anuncios que aparecen en la prensa diaria de Erastus Wilson, quien se mantuvo en Cuba por más de 44 años.

Nosotros tenemos la satisfacción de haber obtenido para el Museo de la Escuela de Odontología, como obsequio del Dr. Martínez Fortún, un libro, perfectamente encuadernado, que era propiedad de Erastus Wilson, y que contenía las hojas clínicas de su consulta de los años 1873 a 1877.

Fué tal el ordenamiento de Erastus Wilson que dichas hojas clínicas están ordenadas por orden alfabético y contienen una serie de datos acerca de cada uno de sus pacientes que nos asombran más de un siglo después de haberlas confeccionado. Quiera Dios que dicho libro se conserve aún en Cuba.

El periódico fué descrito por Pedro Calvo y Castellanos en un artículo que publicó bajo el nombre de Historia de la Prensa Dental Cubana, y menciona que tenía alrededor de 62 páginas, y que era publicado trimestralmente. Desconocemos el tiempo que duró su publicación. Carlos Criner, años mas tarde, vuelve a mencionar esta Revista y lo mismo hace Martínez Fortún y Foyo.

Nosotros ya en el exilio tuvimos la suerte de localizar el primer ejemplar en la Biblioteca de Medicina de Maryland, y hoy tenemos la satisfacción de publicar la portada del primer número que hubo de ver la luz en Abril de 1868.

En ella puede apreciarse que efectivamente su director lo fué Erastus Wilson, que hace mención a que es D.M., Dentista, con domicilio para la Revista en la Habana. Sin embargo, fué impresa en Nueva York, en la Imprenta de Halley y Breen, situada en la Calle de Fulton Nos. 58 y 60.

Hace constar igualmente que los que deseen suscribirse pueden hacerlo en Habana 110, es decir, la misma dirección que había puesto para su consulta dental hacía dos años, lo que demuestra su dedicación a la cirugía dental, pero que sin embargo

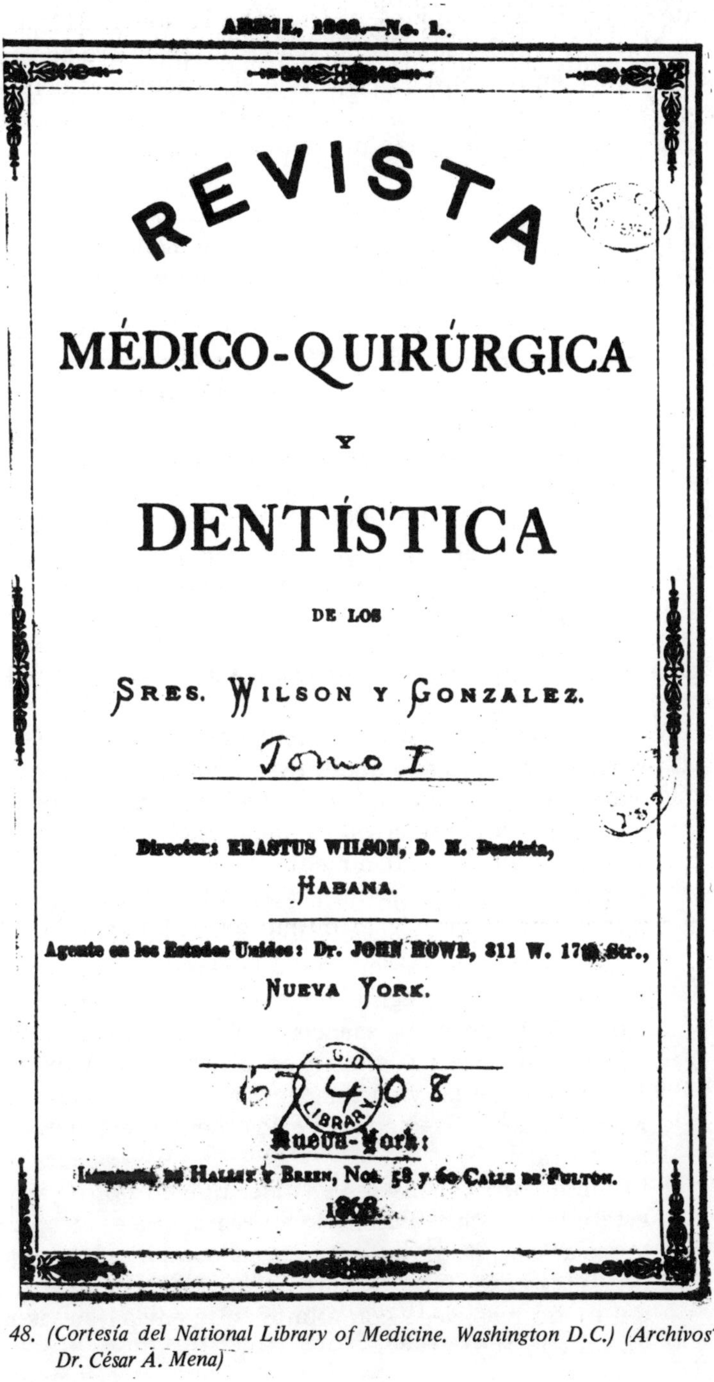
ABRIL, 1868.—No. 1.

REVISTA

MÉDICO-QUIRÚRGICA

Y

DENTÍSTICA

DE LOS

SRES. WILSON Y GONZALEZ.

Tomo I

Director: ERASTUS WILSON, D. M. Dentista,

HABANA.

Agente en los Estados Unidos: Dr. JOHN HOWE, 311 W. 17th Str.,

NUEVA YORK.

57408

Nueva-York:

Imprenta de Hallet y Breen, Nos. 58 y 60 Calle de Fulton.

1868.

48. *(Cortesía del National Library of Medicine. Washington D.C.) (Archivos Dr. César A. Mena)*

los que deseen suscribirse en Nueva York pueden hacerlo con su agente en los Estados Unidos, el Dr. John Howe en 311 W. 17 St en Nueva York. La suscribción era de $4.25 en oro adelantados y explica en su contraportada que el periódico saldría a la luz cada tres meses, en Abril, Julio, Octubre y Enero. Aclarando que las cuatro entregas harán un volumen de más de 400 páginas.

No nos podemos extender en la narración de todo lo que contiene este primer número, pero exponemos al menos unos párrafos de la Introducción que aparece en el primer número:

> "Al presentar a nuestros compañeros de profesión el primer número de este periódico, no creemos que sería conveniente decir acerca de nuestro objeto más de lo que hemos expuesto brevemente en el prospecto que hemos repartido, y del cual hacemos a continuación un extracto".
>
> "Guiados por la dignidad y la honra de la profesión esperamos que el objeto que nos proponemos merecerá el apoyo de cuantos aspiran a fomentar el progreso de la humanidad"...

Y para demostrar que fué su dedicación a la Cirugía–Dental, dice:

> "Volviendo a nuestros compañeros del ramo especial a que hemos dedicado nuestra vida, debemos observar que hace apenas treinta años que nuestra ocupación ha llegado al grado de desarrollo general que requiere la dignidad de una especialidad médica".
>
> "El numeroso cuerpo de los dentistas se entregó a ella como a una mera especulación, y aún como tal, lo que ahora se considera como rudas faenas del arte, se limitaba a la sazón a corregir el organismo defectuoso de la cavidad de la boca. La ciencia dental, considerada como dominio de nuestro gremio en general, no ha existido. La cirugía dental y su terapéutica han ido escasamente mas allá de la extracción de los dientes o muelas que mortificaban".
>
> "Limitar hoy los intereses vitales que en pos de sí trae este ramo especial a un mero artesano, que es incapaz de apreciar esos intereses o las graves complicaciones patológicas, por su falta de ilustración, equivaldría a jugar del modo mas ciego con asuntos que envuelven las más graves consecuencias".

> "Hace treinta años empezó a sentirse lo inadecuados que eran meros artesanos para cumplir lo que en este ramo se requería, y ya se iba reconociendo la importancia de confiar esta especialidad de la ciencia médica a hombres que la hubiesen estudiado".

Firmaba esta introducción en Noviembre de 1867, es decir cinco meses con anterioridad en ver la luz el primer número de la Revista. Esta es a grandes rasgos la publicación del primer número de la primera revista dental que hubo de publicarse en idioma castellano, no sólo en Cuba, sino en el Mundo entero.

En 1883 Erastus Wilson traslada su consulta de Habana 110 al 108, y a los dos años, en 1885 la traslada de nuevo a Prado 115 entre Dragones y Teniente Rey.

Es de sorprendernos la longevidad y claridad en su mente de este dentista que llegó a Cuba en 1866 después de ser Profesor por varios años en New York y todavía en 1901 presentó un trabajo en la Sección de Odontología del 3er Congreso Médico Pan Americano celebrado en la vieja Universidad de la Habana, de la calle O'Reilly del 4 al 7 de Febrero.

En las postrimerías del siglo XIX y principios del XX Erastus Wilson presidió el Círculo Médico de Cuba, institución que dió grandes días de gloria a Cuba.

Falleció en la Habana en el Mes de Marzo de 1910.

ANALES DE LA SOCIEDAD ODONTOLOGICA DE LA HABANA.

La segunda revista que se publica en castellano en Cuba, y a la vez en todos los países de habla hispana son los Anales de la Sociedad Odontológica de la Habana. Fué la primera publicada por una Sociedad Dental, y su vida se extendió hasta las puertas del siglo XX gracias al esfuerzo tesonero de un grupo de hombres, pero por encima de todos, de Federico Poey y Aguirre, que fué considerado por ello "el padre adoptivo de los Anales". Representa el esfuerzo inconmensurable de un grupo de hombres, que sin recursos de ninguna clase y sólo con una labor titánica mantuvieron encendida durante todo el resto del siglo XIX, una llama ardiente en pro del mejoramiento colectivo de la profesión.

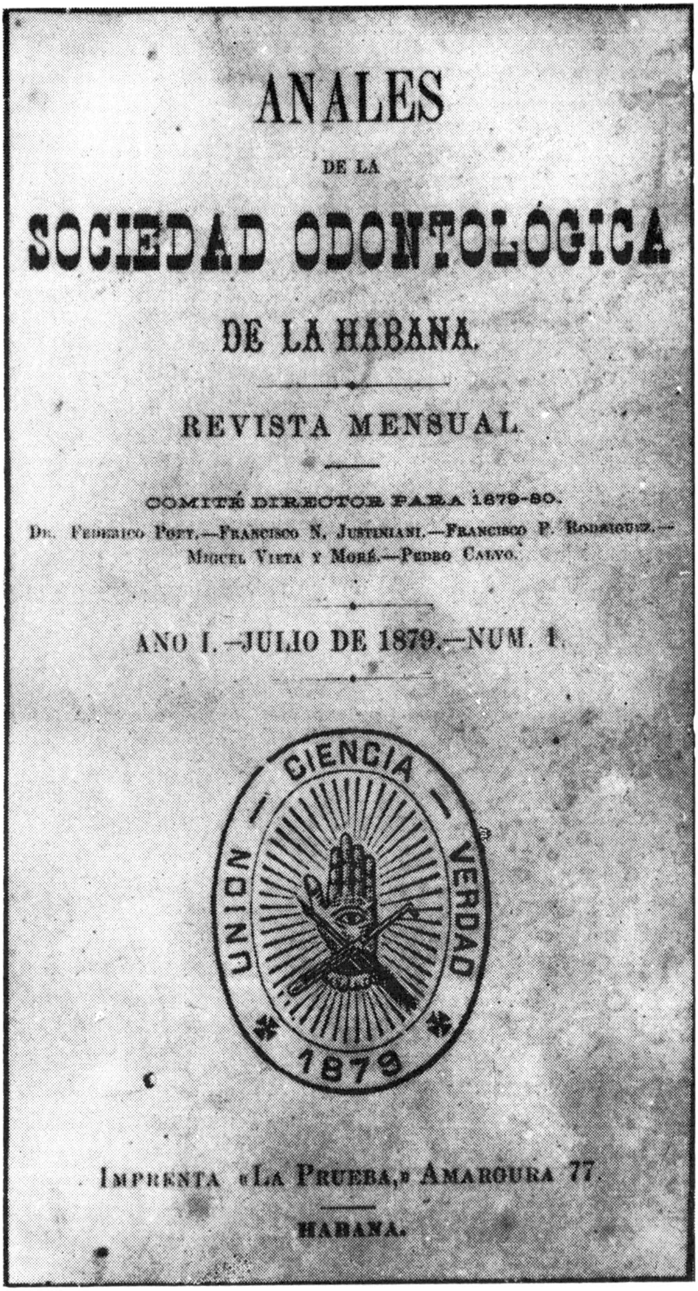

ANALES

DE LA

SOCIEDAD ODONTOLÓGICA

DE LA HABANA.

REVISTA MENSUAL.

COMITÉ DIRECTOR PARA 1879-80.

Dr. Federico Poey.—Francisco N. Justeniani.—Francisco P. Rodriguez.—
Miguel Vieta y Moré.—Pedro Calvo.

AÑO I.—JULIO DE 1879.—NUM. 1.

Imprenta «La Prueba,» Amargura 77.

HABANA.

49.
Portada del primer número de los Anales de la Sociedad Odontológica de la Habana. (Cortesía Academia de Ciencias.)
(Archivos Dr. César A. Mena)

Su primer número vió la luz en Julio de 1879 y su comité de redacción estaba constituído por los Doctores Federico Poey y Aguirre, Francisco Justiniani, Francisco P. Rodríguez, Miguel Vieta Moré y Pedro Calvo Castellanos.

Fué Poey el primer presidente del Comité de Redacción.

Durante casi toda su existencia fué impresa en los talleres de La Prueba, que estaban situados en Amargura 77 y más tarde en Habana 178. Al final de su larga y fructífera vida, en 1895, trasladó su domicilio para Galiano 136, editándose en los talleres de José Simón y Sánchez, calificado por la Sociedad como "hombre modesto, probo e incansable", en mérito a la ayuda que había prestado a la publicación de los Anales.

En 1896 por causas que desconocemos comenzó a publicarse en "El Aerolito" cuyos talleres estaban situados en Salud 4.

Estaba formada la revista por varias secciones, tales como Actas de la Sociedad, Trabajos Científicos, Variedades, Preguntas y Respuestas, Miscelánea, etc. todas de un marcado interes, ya que se ocuparon tanto de la materia científica como de la clasista, informando a la profesión de cuanto decreto—ley u orden real era necesario conocer. Fué en fín, el faro de la profesión durante sus veinte años de existencia.

Su redacción varió constantemente de domicilio, pues parece que iba trasladándose a los domicilios de los distintos compañeros que facilitaban en ellos su instalación. Así la vemos en Manrique 113, primer domicilio de la Sociedad, a la vez que del Doctor F.P.Rodríguez.

En sus años finales estuvo en Villegas 111 que fué el domicilio de la Academia del Dr. Ignacio Rojas y también estuvo en Galianos 136 que debemos recordar era el de los talleres de José Simón.

La suscripción costaba $1.50 oro al semestre en la Habana y en el interior de la Isla; pero para Ultramar y el resto del extranjero era de $3.25 al año. Los números sueltos se vendían a $o.25.

Los anuncios, que por cierto eran bastante escasos, tenían la siguiente escala: Una página $5.00; media página $3.00, un cuarto de página $2.00. Un sólo anuncio $1.50 y medio anuncio $1.00. (Parece que estos dos últimos se referían a pequeños anuncios).

De entre los anuncios se destacan los del Depósito Dental de Aurelio Llata, El Cirujano Dentista, libro publicado por Ignacio Rojas, uno de la casa Claudius Ash & Sons; Dorsenia, un compuesto medicinal anestésico y varias boticas y farmacias que prestaron su apoyo económico a tan ilustres compañeros. (Estos anuncios los expondremos mas adelante, para conocimiento general de lo que era la profesión dental en Cuba a fines del siglo pasado).

Antes de continuar en el estudio de esta publicación, es necesario que demos a conocer las palabras que en el prólogo de la obra dejaron escritas los primeros miembros del Comité de Redacción:

> "Mucha falta ha hecho hasta ahora a la Habana, una publicación especial destinada a revelar a nuestros comprofesores los adelantos de la Cirugía Dental. Privados de este recurso, los dentistas que se han dedicado al cultivo de estudios odontológicos, se han visto obligados a remitir sus escritos a periódicos extranjeros o a conservarlos manuscritos, sin esperanza de lograr el fruto de sus desvelos. Estos anales serán pues, para todos los dentistas de Cuba un aliciente en medio de sus trabajos".
>
> "Los artículos que salgan a la luz en estos anales serán producciones originales de sus autores; sin perjuicio de reproducir aquellos que interesen altamente a nuestra profesión y se hallan esparcidos en compilaciones extranjeras de costosa adquisición".
>
> "Los anales se presentan hoy como un núcleo alrededor del cual se agruparán, así lo esperamos, los descubrimientos e ideas útiles, y no dudamos que la constancia de los colaboradores llegue a levantar una obra digna del país y de nuestra Sociedad Odontológica, bajo cuyo patronato ve la luz esta publicación".

Imposible detallar uno a uno todos los trabajos que vieron la luz en los Anales de la Sociedad Odontológica de la Habana, en sus casi veinte años de existencia, muchos de los cuales los hemos mencionado a su vez en el capítulo dedicado a la Sociedad. Enumeremos al menos, por orden alfabético, los que sin haber sido presentado en la misma, vieron la luz en los Anales, exponiendo la página y el año en que vieron la luz. Deseamos hacer constar que la colección completa de los Anales de la Sociedad Odontológica de la Habana, existía en la Biblioteca de la Academia de Ciencias Físicas y Naturales de la Habana, y que otra bastante incompleta existía en la Biblioteca Federico Poey de la

INDICE ALFABETICO DE MATERIAS DE LOS ANALES DE LA SOCIEDAD ODONTOLOGICA DE LA HABANA

La sola lectura de los títulos de estos trabajos, añadidos a los que hubimos de presentar de trabajos discutidos en el seno de la Sociedad, bastaría para levantarles un pedestal en señal de homenaje a los profesionales que intervinieron en su publicación. Es por todo ello que impusimos a la Biblioteca de la Escuela de

Odontología, de la Universidad de la Habana, a la mitad del siglo XX el nombre de Federico Poey Aguirre, en justo reconocimiento por todo lo que luchó por el engrandecimiento de la profesión, habiéndose sin embargo mantenido su nombre en el silencio mas profundo durante casi un siglo de ingratitud.

EL PROGRESO DENTAL

Pero no desmayaron estos hombres en sus empeños, y cuando un grupo de ellos, transitoriamente abandonan la Sociedad Odontológica de la Habana, por no estar de acuerdo como se estaba tratando los asuntos de la clase en el seno de la misma, se dan a la tarea de dar a la vida otra revista dental, que con el nombre de EL PROGRESO, compitió con aquella en grado de perfección y amor a la clase durante cerca de un lustro.

"El Progreso Dental" fué la tercera revista dental publicada en Cuba en orden cronológico, pero fué la segunda en años de duración.

Comenzó a publicarse en Mayo de 1880, es decir, al año siguiente de los Anales de la Sociedad Odontológica de la Habana, pero podemos observar que su cuerpo de redacción y administración estuvo formado por una gran parte de los mismos que fundaron los Anales y que con honrosas excepciones fueron los mismos que se dedicaron no sólo a sostener ambas revistas sino lo que es más a luchar en beneficio de la clase, en todas las esferas en que les fué posible. No fueron sus deseos competir con los Anales y así lo manifestan en su primer editorial.

Se destacaron en la misma Francisco P. Rodríguez, el incansable Federico Poey, Donato Mejías, y Tomás Manfredi, todos fundadores de la Sociedad Odontológica de la Habana. Veamos que decían en su primer Editorial:

A NUESTROS LECTORES

> "Nada más claro si me preguntas lo que es, nada más difícil si quieres que lo explique".
> San Agustín.
> "Al emprenderse la publicación de esta revista no se nos ocultan los sacrificios y responsabilidades que vamos a imponernos; sin embargo, estamos resueltos a seguir con enérgica constancia el propósito que nos hemos propuesto, por la íntima convicción que tenemos de que esta publicación aumentará el interés en la mejora de la profesión dental, ya iniciada por la Sociedad Odontológica".
> "Gracias a la ilustrada cooperación de varios comprofe-

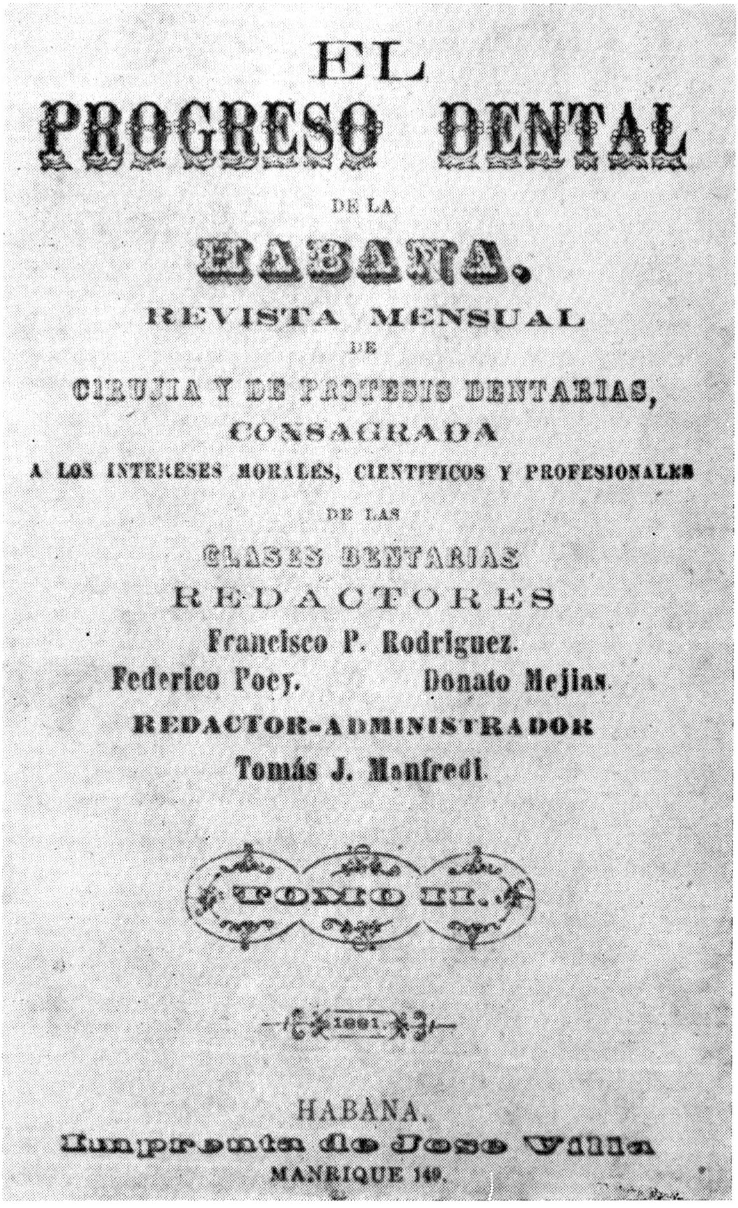
EL
PROGRESO DENTAL
DE LA
HABANA.
REVISTA MENSUAL
DE
CIRUJIA Y DE PROTESIS DENTARIAS,
CONSAGRADA
A LOS INTERESES MORALES, CIENTIFICOS Y PROFESIONALES
DE LAS
CLASES DENTARIAS
REDACTORES
Francisco P. Rodriguez.
Federico Poey. Donato Mejias.
REDACTOR-ADMINISTRADOR
Tomás J. Manfredi.
TOMO II.
1861.
HABANA.
Imprenta de Jose Villa
MANRIQUE 149.

50. Portada de "El Progreso Dental". (Cortesia Dr. Gumersindo Atalay.)
(Archivos Dr. César A. Mena)

sores que deseen trabajar con nosotros en el terreno de las reformas indispensables, no dudamos el poder augurar un benéfico porvenir a la profesión dental en la Habana''.

''Ninguna presunción ni deseo de lucro nos anima al emprender esta publicación, nuestras escasas economías y nuestros aún mas escasos conocimientos, los emplearemos en el sostenimiento de nuestras acariciadas convicciones, a nuestros firmes deseos de propagar la verdadera ciencia, matando al empirismo, y ofrecer a nuestros comprofesores ya un palenque donde discutir, ya un conjunto de opiniones sobre asuntos dados, ya los conceptos y enseñanzas de eminentes prácticas''.

''Para elevar nuestra profesión a la altura que nos proponemos, basaremos nuestros principios, no en el egoísmo, no en la injusticia, sino en la verdad, y en el más absoluto desprendimiento, para que se comprenda en toda su latitud la sinceridad de nuestros propósitos y la lealtad a nuestras convicciones''.

''Compulsaremos todas las publicaciones nacionales y extranjeras consagradas a nuestra especialidad, y daremos de ella un extracto, para de este modo ofrecer a nuestros lectores los trabajos más interesantes publicados en español, francés, inglés, alemán e italiano. Inútil, pues, de insistir sobre las ventajas que sacarán nuestros abonados de esta traducción de artículos escogidos''.

''En fín, demostraremos siempre el firmísimo propósito de sustraer a la publicidad cuestiones de carácter personal y privado, sin permitirnos nunca escudriñar intenciones y publicar hechos que no pertenezcan al dominio público''.

''Y para concluir diremos como Descartes: ''Yo pienso'', y como Loke: ''Yo siento''. Si nosotros pensamos que nuestra profesión debe hallarse a la altura que merece, ocupando el lugar que la ciencia le señala. Nosotros pensamos que en los esfuerzos iniciados por la Sociedad Odontológica, estaremos siempre con ella y la ayudaremos. Nosotros sentimos; si, sentiríamos que uno sólo de nuestros comprofesores residentes en ésta, dejase de inscribirse en nuestras filas, para levantar la obra que ha de perpetuar nuestra generación dental''.

''No terminaremos estas mal trazadas líneas sin ofrecer nuestro más cordial saludo a la prensa de esta capital, esperando que acoja con su acostumbrada benevolencia esta nueva publicación''.

¡Que grandioso! Ellos pensaron, y así lo hicieron, que su obra fuera la que perpetuara la clase dental, colocándola en el lugar que merecía.

Dedicaron una sección de la revista a realizar un estudio de las sesiones de la Sociedad Odontológica de la Habana que titularon "Revista Analítica de la Sociedad Odontológica de la Habana" y si en los Anales vemos la reproducción de las actas de la misma, en ésta lo que encontramos es la crítica de dichas sesiones, pues repetimos, la primera era el órgano oficial de la misma, no así "El Progreso Dental".

Otras secciones fueron "Revista de la Prensa" y "Variedades" que estudiaban lo publicado en la prensa científica nacional y extranjera, que despertaba interés en ellos. Publicaban informes sobre casas dentales, legislación vigente, anuncios de profesionales, que por falta de ética debían ser combatidos, etc, y por último tenían una sección de "Preguntas y Respuestas", para dar claridad a cuantos lo deseasen.

Según nuestras noticias la publicación se mantuvo hasta Mayo de 1884. Insertamos un resumen de los trabajos que vieron la luz en la misma, de los números que hemos logrado revisar:

	Pág.	*Tomo*
Epulis.—Francisco P. Rodriguez.	3	I
Sindicato de Dentistas.—Federico Poey.	18	I
Caries, sobre la- T. J. Manfredi.	10	I
Colegios Dentales.—Federico Poey.	21	I
Higiene de la boca.—Donato Mejias	40	I
¿Puede verificarse la avulsión de los dientes en la época del embarazo?.—Tomás J. Manfredi.	42	I
¿Cumple con su deber y su conciencia el dentista que extrae una muela por exigencia del cliente?—Francisco P. Rodriguez.	92	I
Colegio Dental de Filadelfia.—Tom;s J. Manfredi.	106	I
Opiniones de diferentes Cirujanos Dentistas sobre injerto dentario.—F. P. Rodriguez.	35	II
Los dientes naturales y artificiales.—James W. White.	49	II
Escuelas dentales de París y Ginebra	165	II
Juicio crítico al opúsculo del Dr. Manuel Aguilera sobre enfermedades del antro o cueva de Himoro.	167	II
Evolución patológica del cordal.	2	III
El ácido arsenioso.	18	III
Atrofia sifilitica de los dientes (Siglo médico) Ramón Serret.	30	III
La Cirugia Dental y no la mecánica dental.	37	III
Vademecun del estudiante de Cirugia Dental	1	III

Hemorragia por avulsión.—Federico Poey.	155	IV
Responsabilidad de los dentistas en la administración del gas óxido nitroso.	157	IV
Máquina de vapor para estampar planchas metálicas.—Dr. Rose.	14	IV
Legislación dental.—Federico Poey.	16	V
Extracto del curso de Terapéutica del Colegio El Progreso.—F. Poey.	40	V

Como vemos la labor de "El Progreso Dental" fué también sobresaliente, sólo opacada por los Anales, pero es que los mismos hombres que fundaron uno, dieron origen a la obra, especialmente Federico Poey. Tan es así que cuando en 1884 reeligen a Poey, Secretario de Correspondencia en la Sociedad Odontológica de la Habana, y pasa a ocupar el cargo de Presidente del Comité de Redacción de los Anales, da muestras de su amor a la Institución, dedicándose a publicar los Anales, por ser estos el órgano oficial de la Sociedad, que no podía dejar de publicarse, y con el lema de "Unidad, Ciencia y Verdad", mantuvo durante casi todo el siglo XIX la publicación de los mismos.

La labor de estos hombres trajo como consecuencia que en los comienzos del siglo XX, gracias a sus esfuerzos, y a los de otros que se le unieran en la recta final, se lograra que las autoridades se dieran cuenta de la necesidad de crear los estudios de Cirugía Dental de manera oficial en la Universidad de la Habana. Habían realizado la mas meritoria de las jornadas la del comienzo.

En justo homenaje a Federico Poey, terminemos con un párrafo de él, que también aparece en su biografía:

> "Todas las grandes instituciones creadas y por crear, no existirían, si siempre hubiésemos repetido : Debería hacerse tal o cual cosa. La satisfacción de poderse titular iniciador de una Sociedad como la nuestra pide y exige mayores merecimientos conquistados. El verdadero iniciador y fundador de una institución es aquel que después de haber aceptado la idea, la madura, la estudia, consagra a ella todo su entusiasmo, toda su actividad toda su inteligencia, que por ella hace sacrificios pecuniarios y no descansa hasta ver realizadas sus nobilísimas aspiraciones. Una cosa es predicar y otra dar trigo, como decía el cura de Alcandello".

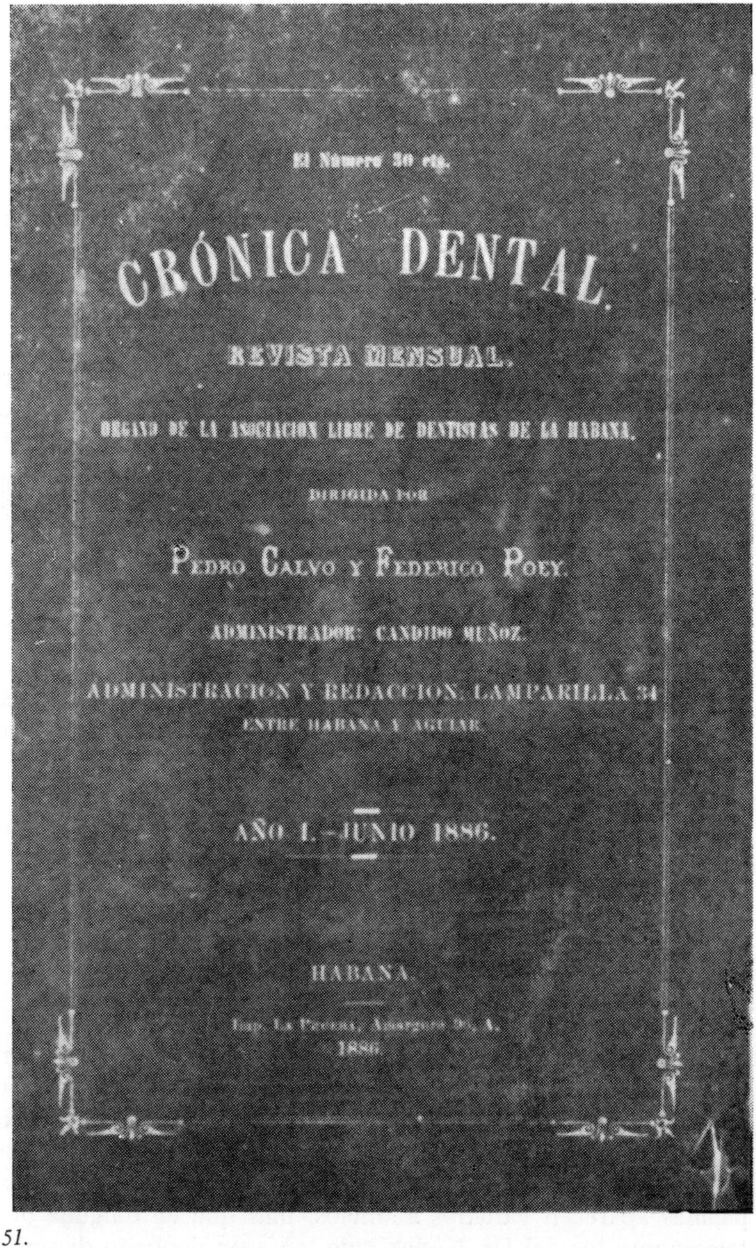

51.
Portada de la "Crónica Dental". (Cortesía Soc. Económica Amigos del País.)
(Archivos Dr. César A. Mena)

LA CRONICA DENTAL

Al "Progreso Dental" le siguió en orden cronológico "La Crónica Dental de la Habana", que comenzó a publicarse en 1886, y aunque desconocemos la duración de la misma podemos aseverar que en 1892 había desaparecido, según se desprende de la lectura de los Anales de la Sociedad Odontológica de la Habana, que en Enero de 1893, la menciona como la "Fenecida Crónica Dental de la Habana". En la Biblioteca de la Sociedad Económica de Amigos del País, se encuentra el número 6, correspondiente al mes de Junio de 1886, y al ser una revista mensual podemos pues decir que dió comienzos su publicación en Enero de 1886.

Era el órgano oficial de la "Asociación Libre de Cirujanos Dentistas,"que tuvo como máximos propulsores a Pedro Calvo y Castellanos y a Federico Poey y Aguirre, y cuyas páginas fueron dedicadas a combatir el uso del cloroformo en forma indiscriminada. Fué su administrador Cándido Muñoz y la Redacción y Administración radicaban en Lamparilla 34. Se imprimía en La Prueba de Amargura 96—A.

Uno de sus más brillantes trabajos, debido a la pluma de Federico Poey fué el titulado "Martiriologio del Cloroformo", el que más tarde fué reproducido en los Anales de la Sociedad Odontológica de la Habana.

En el número de Junio de 1886 que encontramos en la Sociedad Económica de Amigos del País, aparecen los siguientes trabajos:

1. De la caída de los dientes en la ataxia locomotriz progresiva.
2. Procedimientos de fermentación.
3. Sobre ciertas bacterias gasógenas del tuvo digestivo.
4. La resorcina.
5. Formulario.

Es lamentable que no hayamos podido encontrar otros ejemplares de dicha revista, aunque no perdemos las esperanzas de tropezar algún día con ellos, como sucedió con la Revista Médico Quirúrgica y Dentista encontrada en el Exilio en Washington.

Digamos para terminar con "La Crónica Dental", que en sus páginas aparecen variados anuncios, mas que en ninguna otra, tales como los del Dr. Núñez, que tenía un depósito dental en Habana 110, es decir el mismo domicilio que tenía el depósito dental de Erastus Wilson en 1868, con su socio el Dr. González. ¿Fué que adquirió Núñez el depósito dental de Wilson y González?. Otros anuncios son los de Calixto Valdés, Cirujano Dentista en Aguila 88, el del Dr. A. Carnot en Gelabert 65 en Matanzas, Chaguaceda en Aguiar 110, y Joaquín Cordero en Galiano 101 esquina a San José.

REVISTA DENTAL

La quinta Revista fué la"*Revista Dental*" que vió la luz en 1891 y fué el órgano oficial del Colegio Central de Cirujanos Dentistas que dirigía Florencio Cancio.

Fué su Redactor Jefe el Dr. Alberto Colón y Silva, fallecido a mediados del siglo XX, y cuya biblioteca fué cedida con grandes documentos del pasado a la Biblioteca Federico Poey de la Escuela de Odontología, así como para el Museo de la Escuela parte de sus documentos.

No sabemos el tiempo que se mantuvo su publicación, pues en la donación de la familia Colón, solo encontramos números sueltos de la misma, pero podemos aseverar por la lectura de la Propia Revista y de los Anales de la Sociedad Odontológica de la Habana, que tuvo dos etapas. La primera etapa había desaparecido en 1892, volviendo a reaparecer en Enero de 1893, si leemos el editorial correspondiente a dicho número de la propia revista.

Figuraron entre sus colaboradores oficiales los Doctores Mediavilla y Poey (El Insustituible).

Sin embargo, Poey que arremetía contra todo lo que consideraba injusto le sale al paso en los Anales al primer editorial de la primera etapa de la Revista Dental, ya que esta dice en dicho editorial que han creado la Revista "por carecer de medios donde manifestar la importancia y necesidades de la profesión dental". Por ello sale Poey para decirles que ya desde 1879 existían los Anales y que desde entonces venían trabajando en defensa de la profesión, añadiendo Poey, que ellos lo sabían, ya que el propio Dr. Colón había colaborado con ellos y que debía considerar la Revista como hija de los Anales.

En 1892 la Revista Dental hace una descripción de los exámenes en las escuelas privadas que es de gran interés, pues trajo como consecuencia que otras publicaciones se hicieran eco de la misma.

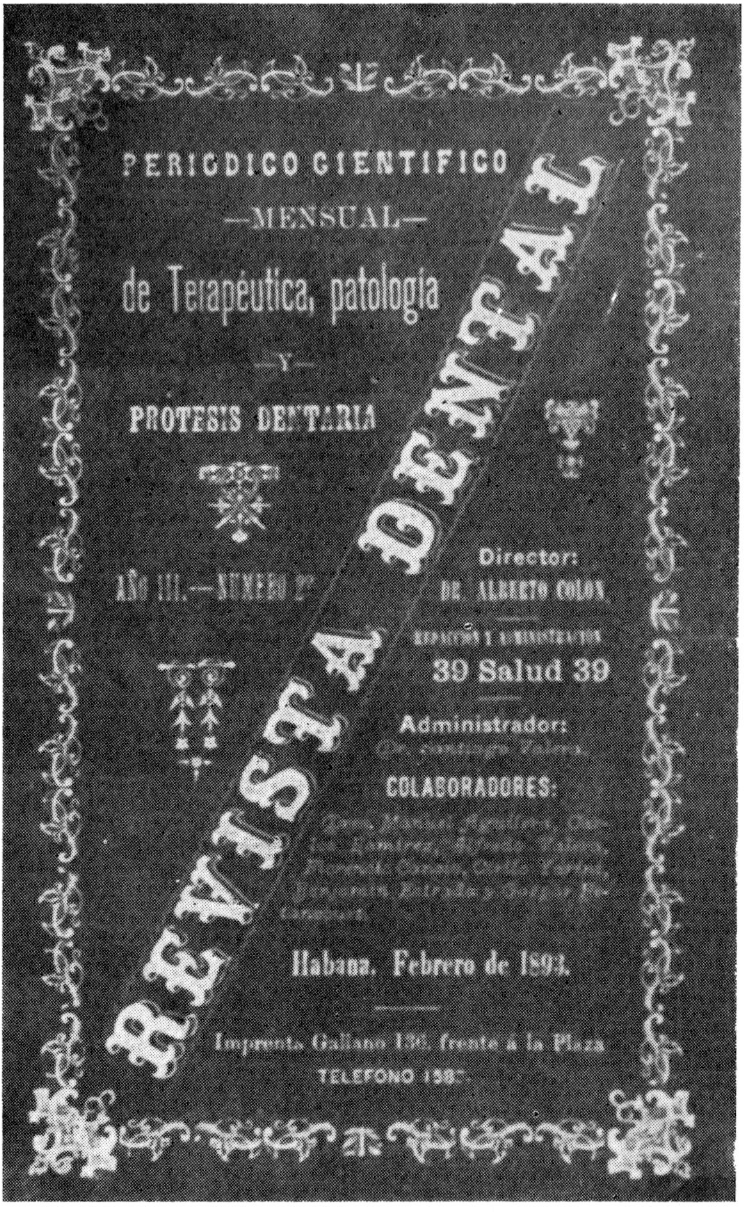

52.
Portada de la "Revista Dental". (Cortesía Soc. Económica Amigos del País.)
(Archivos Dr. César A. Mena)

Hemos dicho que la segunda etapa comenzó en Enero de 1893 y en ella aparece ahora de Director el Dr. Alberto Colón y como administrador Santiago Varela, contando como colaboradores a Manuel Aguilera, Carlos Ramírez, Alfredo Varela, Florencio Cancio, Cirilo Yarini, Benjamían Estrada y Gaspar Betancourt. En la Biblioteca de la Sociedad Económica de Amigos del País existen desde el número uno de Enero de 1893 hasta el número 6 que corresponde a Octubre de 1893.

La redacción y administración en esta segunda etapa estuvo situada en Salud 39, y fué impresa en Galiano 136, frente a la plaza, aunque revisados sus seis números se advierte tuvo varios impresores. El de Marzo se imprime en Angeles 17, el de Abril en la Imprenta Militar del Batallón Mixto de Ingenieros y el de Septiembre en El Aerolito de Canalejo y Xiqués de Galiano 136. Relacionemos los trabajos publicados en los seis números de la segunda etapa:

1. Implantaciones dentarias de O. Amoedo.
2. La Gingivitis.
3. Preparaciones de los canales radiculares.
4. Alteraciones dentarias por el uso del mercurio en la infancia.
5. Apuntes de Terapéutica. Hipnótica Sugestiva.
6. Sección de Miscelánea.
7. Osteoma del Maxilar Inferior.
8. Importancia del tratamiento de los dientes con pulpa desvitalizada. G.A. Betancourt.
9. Canadol. Anestesia Local.
10. Estomatitis empetiginosa.
11. La gutapercha como sustancia obturadora.
12. El dentista modelo.
13. Reglas de administración de la cocaína.
14. Consideraciones generales sobre Odontología.
15. Del uso del colodión estíptico en la práctica dentaria.
16. Importancia de la salud de los padres para la buena textura de los dientes.
17. El bromuro de etilo.
18. Inyecciones de Tropocaína como anestésico local en la Cirugía Dental.
19. Terapéutica con bicloruro de mercurio.
20. Tratamiento de los dientes permanentes cuyas pulpas han sido destruídas o desvitalizadas recientemente.

Entre otros tópicos que trata la revista podría decirse que hace comentarios del estado de la profesión en Cuba, hace referencia a una dentadura de caucho hecha por el Dr. Cancio que habría de ser llevada a la Exposición de Chicago y que mereció grandes "Aplausos".

Sin embargo, en lo que a enseñanza se refiere fue contraria a la idea de los miembros de la Sociedad Odontológica de la Habana, ya que se opuso a que la enseñanza fuese llevada a la Universidad de la Habana, aduciendo que ello traería la centralización de la enseñanza, creyendo mas prudente que siguiera impartiéndose en distintos colegios privados, pues la competencia traería mayores beneficios. Consideraron también que no era necesario exigir el título de Bachiller para estudiar Cirugía Dental.

Varios son los anuncios que aparecen en la Revista, entre ellos el del Gran Depósito Dental del Dr. Gutiérrez, y *el de un mecánico dentista* que es el primero que encontramos en dicha especialidad. Se llamaba Eligio Polo, y manifestaba que "se hacía cargo de todos los trabajos de prótesis dentaria que tengan que realizar los señores dentistas, efectuándose con prontitud y equidad". Recibía órdenes en Villegas 51—A.

Pero entre todos los anuncios sobresale uno, que a pesar de referirse a un Colegio de Primera y Segunda Enseñanza, tiene para la clase dental un significado que nos hace dedicarle breves palabras.

El anuncio es del Colegio San Anacleto, que estaba en Salud 30 y era propiedad del Dr. Francisco Casado, padre del Dr. Rafael Casado Romay distinguido ex-presidente del Colegio Estomatológico Nacional en pleno siglo XX, ex-presidente del Colegio de la Habana y figura destacada de la profesión dental en gran parte de la época republicana. En este colegio estuvo breve tiempo nuestro Apóstol José Martí, y había sido fundado por D. Rafael Sixto Casado, padre de Francisco y por tanto abuelo de otro ex-presidente del Colegio Estomatológico Nacional y miembro de la primera caja del Retiro Odontológico, el Dr. Rafael Casado Quirós. Muy lejos estaba en 1893 el anunciante Francisco Casado en pensar que años después su hijo y su sobrino, habrían de destacarse en la dirección de la clase dental cubana.

LA DENTISTICA

A la Revista Dental la siguió la sexta publicación del siglo XX, la Dentística, que fué la Primer Revista de que tengamos

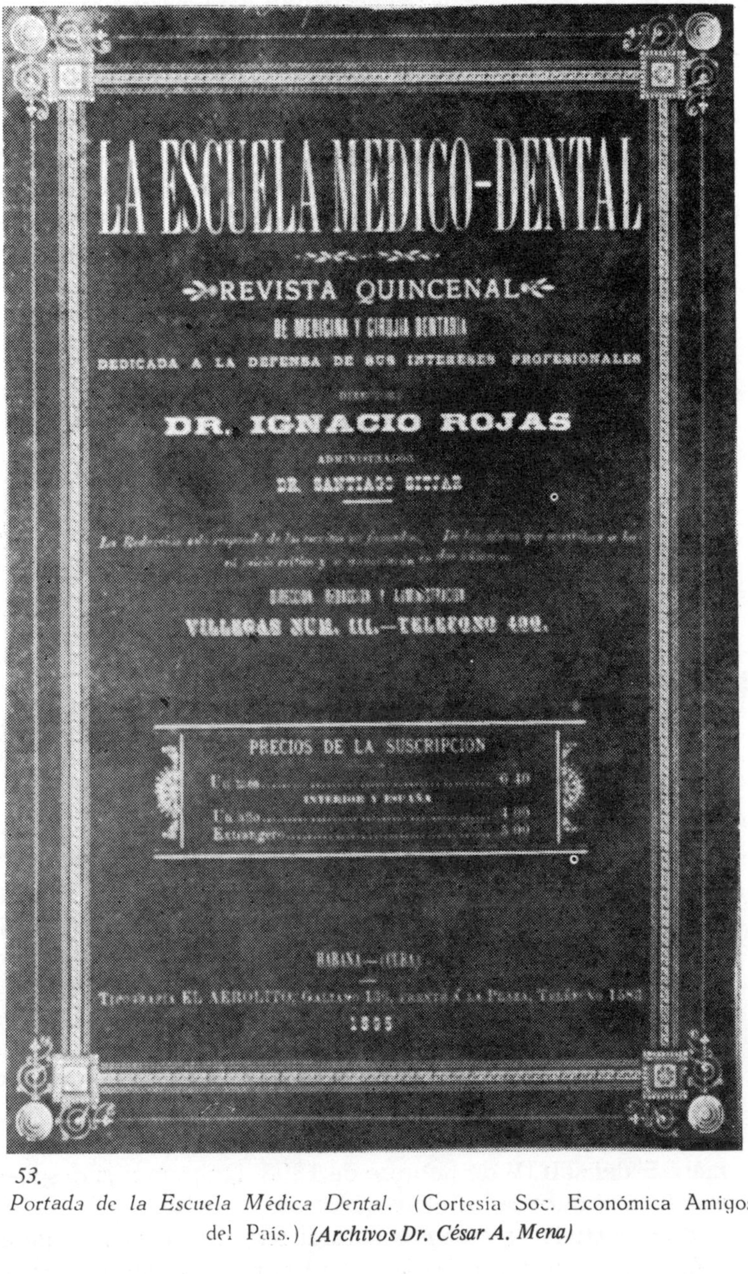
LA ESCUELA MEDICO-DENTAL

REVISTA QUINCENAL

DEDICADA A LA DEFENSA DE SUS INTERESES PROFESIONALES

DR. IGNACIO ROJAS

VILLEGAS NUM. 111.—TELEFONO 400.

PRECIOS DE LA SUSCRIPCION

53.
Portada de la Escuela Médica Dental. (Cortesía Soc. Económica Amigos del País.) *(Archivos Dr. César A. Mena)*

noticias fuera publicada en español como órgano oficial de una Asociación de Estudiantes de Odontología.

Vió la luz en Mayo de 1894 y era el órgano oficial de la Asociación de Estudiantes. Fungió como Jefe de Redacción de la Revista el estudiante Victor Manuel García, y sabemos, por la referencia que hacen otras publicaciones, que dedicaron el primer número a reseñar la fiesta inaugural de la Sociedad.

Parece que su vida fue efímera, por lo poco que sobre ella se escribió, y posiblemente por el comienzo de la Guerra de Independencia en manos de un año de fundada, pero debe haberse distinguido sobremanera en ese breve tiempo por los elogios que de su actuación hace La Odontología de Madrid en uno de sus números.

La revista fué editada en 4o y a dos columnas y el primer número contenía 10 páginas. Algunas revistas dentales de la época mencionan tuvo un año de vida.

LA ESCUELA MEDICO—DENTAL

La última revista del siglo XIX es " LA ESCUELA MEDICO —DENTAL ", publicada desde— 1895 a 1898. Fué el órgano oficial del Colegio Dental de Ignacio Rojas, que por ser español de origen, siguió con la enseñanza en su colegio y la publicación de la revista en plena Guerra de Independencia.

Tenía carácter de quincenal, y mantuvo como lema la lucha en defensa de los intereses científicos, morales y materiales de nuestra colectividad.

El primer número fué publicado en Octubre de 1895, es decir en plena Guerra de Independencia, cuando ya Martí había caído en Dos Ríos y en la Invasión de Máximo Gómez y Maceo era un hecho.

Su artículo de fondo del primer número llevó por título el de "Esperemos", y en él se hace una llamada a la clase dental para que se asocie y poder cambiar impresiones y deliberar sobre asuntos científicos, y que fuera mas atendida la colectividad. No olvidemos que todavía se publicaban los Anales, que vineron a desaparecer en 1896.

Clamaba la Escuela Médico Dental porque los servicios sanitarios y municipales fueran dotados de profesores dentistas y en la Biblioteca de la Sociedad Económica de Amigos del País se encuentra una colección de ejemplares, que termina con el número 5 del año IV de Febrero de 1898. Ignoramos si después de éste fueron publicados otros números.

Fue su Director como es natural Ignacio Rojas y el administrador lo fué Santiago Sitjar. Tuvo por colaboradores otros cubanos distinguidos pero ya desde el extranjero, a donde tuvieron que emigrar a causas de la guerra, entre los que recordamos a Leandro Cañizares y Pedro Calvo en México, a Federico Poey en la Florida, USA, a Oscar Amoedo que hacía algunos años residía en París y a otros.

Debemos suponer la gran influencia que tuvieron los que publicaron esta revista por la cantidad de anuncios que tiene la revista en plena Guerra de Independencia, varias son las farmacias, casas de efectos dentales, y un sin número de comerciantes y profesionales. El tamaño de la Revista era mayor que el de las mencionadas anteriormente y contó no solo con material nacional, sino extranjero, y entre los que más nos interesan podemos mencionar los siguientes:

1. La cirugía dental en Chile.
2. De las encias en la tuberculosis.
3. Jarabes para la primera dentición.
4. Bacteriología de la caries dental.
5. Luis Pasteur.
6. Nociones de higiene dentaria.
7. Osteitis tuberculosa de la bóveda palatina.— I. Rojas.
8. Estomatis urémica.
9. Las odontalgias en los reumáticos.
10. Trabajos de coronas y puentes.
11. Lecciones de Fisiología.
12. Sobre los intrusos.
13. Necrosis del maxilar inferior.—I. Rojas.
14. La obturación mixta de Weil.—L. Cañizares.
15. Fístula facial de origen dentario.—I. Rojas.
16. Quistes del maxilar superior.
17. Más sobre los intrusos.
18. El cloroformo en la dentística.
19. Hipodermia en Odontología. Forma lenticular.
20. La Boca.
21. Bacteriología bucal.—Bacilo de Escherick.
22. Sarcomas de la mandíbula inferior.
23. Anatomía de la glándula sub-maxilar.
24. Del alargamiento de los dientes aplicado como tratamiento en algunos casos de erosión dentaria.
25. Cálculo del conducto de Warton.
26. Siguen los intrusos.
27. Horacio Wells.
28. Absceso subperióstico facial.
29. Obturación inmediata de las raíces.
30. Caso de prótesis inmediata inferior del maxilar inferior.
31. Acción de la pasta arsenical sobre la pulpa dentaria.

32. Reglamento del Instituto Dental del Centro-Guatemala.
33. Medio de reconocer la antipirina en la quinina.
34. Acción del benzeno sobre los microorganismos.
35. Medios de favorecer la digestibilidad de la leche.
36. Erosión de los dientes.
37. Pulpitis.
38. Antipiréticos.
39. Peligro de la cocaína.
40. Estadística de anestesias.
41. Epulis.—F. Valverde.
42. Reimplantación de los dientes.
43. La creosota como elemento para curas.
44. La fuerza de los maxilares.
45. Retención salivar aguda en el conducto de Wharton.
46. Las nuevas medicaciones.
47. El muguet en los niños.
48. Pericementitis crónica.
49. Peligros de la tintura de yodo mal preparada.
50. Nociones de higiene dentaria.
51. Estomatitis.
52. Las obturaciones temporales.
53. Oclusión de los canales radiculares.
54. Lesión parasitaria de la lengua del recién nacido.
55. El primer molar permanente.
56. Dispensario para niños pobres.
57. Hemiatrofia de la lengua.
58. Tratamiento quirúrgico de las leuco-keratosis bucales.
59. Tratamiento del tic doloroso de la cara por inyecciones de antipirina y cocaína.
60. Tratamiento de la odontalgia.
61. Anestesia local dentaria.
62. Teoría de la derivación de la dentición humana.
63. Anestesia por infiltración.
64. Hemorragia por extracciones dentarias.
65. Ulceraciones superficiales buco linguales en la fiebre tifoidea.
66. Ejercicio dental en Trinidad.
67. Fracturas alveolares.
68. Caucho mejicano.
69. Cocaína y guayacol como anestesia local.
70. Peligros de la anestesia en los diabéticos.
71. Pulimento de las placas de caucho.
72. Ictiosis lingual mercurial.
73. Eucaína. Nuevo agente anestésico.
74. El arte dental hace 300 años.
75. Baño oxidante para los instrumentos.
76. Ventajas de las dentaduras de aluminio.
77. Gutapercha aluminizada.
78. Modo de quitar el óxido metálico.

79. Utilidad de los desperdicios de caucho.
80. Airol.—Sucedáneo del yodoformo.
81. Glicerolado.—Bórico salicílico.
82. Variación de la forma de los dientes según las razas.
83. Curación de supuración rebelde del seno maxilar.
84. Tratamiento de la piorrea alveolodentaria.
85. Anginas pseudo membranosas.
86. Prótesis inmediata.
87. Osteomas del maxilar inferior.
88. Aneurisma de la bóveda palatina.
89. Cuerno del labio inferior.
90. Acido tricloroacético disolvente del tártaro dentario.
91. La verdadera causa de la caries dentaria.
92. Tumores mixtos de glándulas salivares de los labios.
93. Reemplazamiento de un primer molar permanente por dos bicúspides a los 7 años.
94. Ulceración sublingual y subglositis.
95. Exantema bucal de la roseola.
96. Estomatitis eritemato-pultácea.
97. Constricción permanente de la mandíbula.
98. Higiene de la boca en los antiguos.
99. Antiséptico preferible para el conducto de raíz.
100. Envenenamiento de la sangre por extracción dentaria.
101. Ulceraciones de la lengua en la tuberculosis.
102. Guayacol.
103 Osteoperiostitis alveolo dentaria.
104. Prótesis mecánica.—Pedro Calvo.
105. Accidentes infecciosos peribucales por extracción dentaria.
106. Aplicaciones de la cocaína.
107. Cámara atmosférica de presión permanente.
108. De las afecciones de la pulpa dental.
109. Los médicos y los dentistas.
110. Aplicaciones de la cocaína.
111. Modificaciones de la técnica del diente de espiga.
112. Tratamiento inmediato de los dientes muertos.
113. Higiene de la boca.
114. Clorato de potasa como antiséptico y germicida.
115. Edema de los párpados por inyección de cocaína para extracción dentaria.
116. Saco dentario extraalveolar en un recién nacido.
117. Los dientes de Luis XIV.
118. Ventajas de colocar piezas artificiales inmediatamente a una extracción.
119. Eucaína y cocaína.
120. Tratamiento del Muguet del recién nacido.
121. Tratamiento de las leucoplasias.
122. Actinomicosis.

123. Empiema del seno maxilar.
124. Contribución a la corrección del prognatismo.
125. La Eucaína en Cirugía Dental.
126. Etiología de las aftas en los niños.
127. Sarcomas de los maxilares.
128. Extirpación de la pulpa dentaria y obturación inmediata de los conductos radiculares
129. Las cosas de los dentistas.
130. Los olores de la boca.
131. Trombosis venosa por avulsión dentaria.
132. Prótesis mecánica.—Gonzalo Fernández.
133. Identificación de cadáveres y los Cirujanos Dentistas.
134. Dentaduras de aluminio.
135. La decadencia dental del animal en cautiverio.
136. Extracciones dentarias.
137. Fractura, infección y absceso consecutivo a extracción dentaria.
138. Acido arsenioso y pulpa dentaria.
139. Acónito para caras hinchadas.
140. Dientes supernumerarios en cavidades nasales.
141. El ejercicio del arte dentario.
142. Misión de los dentistas en la identificación de cadáveres de la catástrofe del Bazar de la Caridad en París. O. Amoedo.
143. Cocainismo agudo.
144. Cómo conservar buena dentadura.
145. Modo de sustituir el alambre en las dentaduras de base metálica con encía.
146. Materiales para obturar dientes.
147. Asepsia y antisepsia de la boca.
148. Microbiología de la boca.
149. Contra el intrusismo.
150. Distrofias dentarias pseudo sifilíticas.

PUBLICACIONES EN EL EXTRANJERO

Debemos destacar que los cubanos no sólo sobresalieron en Cuba, en lo que a publicaciones dentales se refiere, sino que desde el extranjero, o en el extranjero dieron también días de gloria a Cuba.

Oscar Amoedo y Valdés, una gloria de la Odontología Cubana, fue designado redactor de la Crónica Médica Quirúrgica de la Habana, y Redactor de la Odontología de Madrid, que dirigía Triviño, y mas tarde colaborador de la Odontología que en Madrid dirigió otro cubano de nacimiento, Florestán Aguilar.

La Revista Odontológica de Madrid designó a Carlos García Véles, dentista cubano, hijo del General Calixto García, que residía en Madrid, uno de sus colaboradores, y más tarde él mismo funda otra revista que lleva por nombre Revista Estomatológica, de la que fué su Director, fungiendo como Redactor de la misma otro cubano L.Whitsmarsh. Esta revista adquirió gran fama mundial y recogió en sus páginas los mejores trabajos de la época, cuando el deber llamó a García Véles a tomar las armas para luchar por la independencia de Cuba.

García Velez había progresado enormemente en la madre patria y había adquirido gran fama y clientela pero prefirió dejar la vida muelle y acogedora para venir a sufrir los sinsabores de la guerra.

Pero no pensaron los españoles lo que era el deber y el amor a la libertad y por eso "La Odontología de Madrid" le dedica un escrito insultante a García Véles y a otros cubanos dentistas que tomaron las armas. Para ellos no fue baldón sino blasón, la actitud que tomaron. He aquí el escrito de "La Odontología":

> "MALOS PATRIOTAS. En la pasada guerra figuraron en el campo insurrecto varios dentistas que se hicieron notables como cabecillas al mando de partidas que luchaban contra las armas de España. Los nombres de Sabater, Arango y otros sonaron mucho en aquella época. En las guerras coloniales que España sostiene actualmente figuran también otros dentistas que han abandonado sus tareas profesionales para dedicarse a capitanear partidas en la insurrección.
>
> D.Calixto García Vélez, erudito director que fué de la Revista Estomatológica y que constaba ya en Madrid con una numerosa y escogida clientela, olvidando sagrados deberes de gratitud a la madre patria que ya en una ocasión le perdonó la vida y protegió a su padre, el famoso Calixto García, se encuentra con éste en la manigua peleando contra España.
>
> La prensa ha hablado mucho en estos días del dentista Ruíz, insurrecto que escudándose en su pretendida ciudadanía americana, trataba de eludir el debido castigo por sus actos de sedición.
>
> Arévalo el dentista mas afamado de Manila, peninsular de nacimiento pero establecido en la capital del Archipiélago desde hacía muchos años, donde tenía numerosísima clientela que le ha permitido acumular algunos bienes, es uno de los cabecillas de la insurrección taga-

la que ha sido preso por el General Polavieja y está sujeto al fallo de un consejo de Guerra.

Zayas, otro dentista, forma parte del comité de Cuba Libre en Nueva York, y por último más de un dentista cubano está emigrado para esquivar la persecución de la justicia por haber significado sus simpatías a la causa de la insurrección. Nos dicen que entre estos se encuentra un asiduo colaborador de una de las revistas dentales que se publicaban en la Habana".

Esta página escrita en "La Odontología de Madrid", tiene que llenar de satisfacción a la clase dental cubana, hoy día, pues demuestra la reacción de los dentistas cubanos al llamado de la patria, abandonando una vida tranquila y sosegada para tomar en sus manos el machete redentor para cumplir el sagrado deber de ver una Cuba libre y soberana. Dejemos para el próximo capítulo una breve descripción de aquellos cubanos que abandonaron todo por darnos una Cuba mejor, que desgraciadamente hubimos de perderla sesenta años mas tarde para caer de nuevo en manos de otra dictadura extranjera.

BIBLIOGRAFIA:

Mena César A. "La Odontología en Cuba Colonial" Gráficas Universo. Habana—1955.

CAPITULO XX

Dentistas Cubanos en la Guerra de Independencia. Muertos en la Guerra o por la Guerra. Sobrevivientes de la Guerra.

En el capítulo XII hubimos de mencionar los tres dentistas camagüeyanos que se levantaron en armas en contra de España en la guerra del 68 sacrificando todo en aras de un ideal, y narramos como murieron los tres, bien en acción de guerra, o fusilados por el enemigo. En dicho capítulo le rendimos homenaje de recuerdo y gratitud a Angel Castillo Agramonte, a Pedro Betancourt y Viamonte y a Luis Magin Díaz y Zayaz Bazán. Igualmente les rendimos tributo de reconocimiento a los deportados a Fernando Poo como fueron Martín Agüero, a Rafael Forts y a Federico Poey.

Nos toca ahora cumplir con los de la Guerra de Independencia, que por ser la Guerra Grande, por sus años de duración y por los cubanos que tomaron parte en la misma, y por ser más bien un levantamiento de la clase media, contó con más de 33 dentistas en el campo insurrecto. Hagamos esta narración por orden alfabético, poniendo con negritas el nombre de los que murieron a causa de la guerra, aunque trataremos de ser breves dada la cantidad de dentistas que dijeron presente en la manigua. A los interesados en conocer algo más de la biografía de dichos compañeros los remitimos a Prótesis Clínica, revista dental del siglo XX, publicada en la Habana, que contiene todos los meses la biografía de uno de ellos, o estamos dispuestos a facilitarles, si así nos lo solicitan, una biografía más detallada.

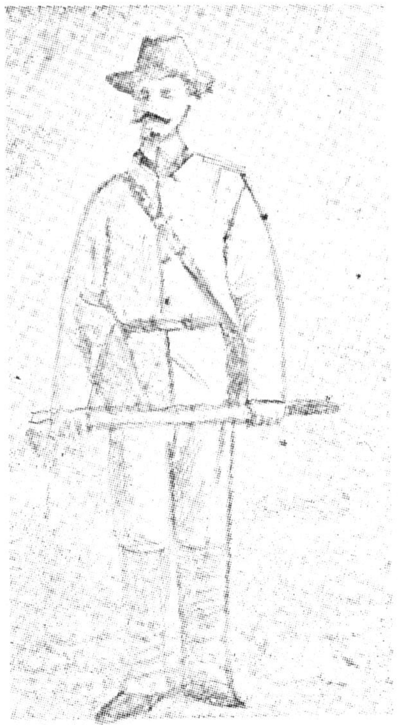

54. (Archivos Dr. César A. Mena)

CAPITAN FRANK J. AGRAMONTE Y AGRAMONTE. (Prótesis Clínica Octubre de 1957, Volumen XVIII, Número 10).

De origen camagüeyano, ya que su padre era Emilio Agramonte y Piña, natural de camagüey y su madre Manuela Agramonte y Zayas, natural de Santiago de Cuba hubo de nacer nuestro biografiado en New York el 23 de Octubre de 1871 hubo de graduarse de dentista el 11 de Marzo de 1893 en THE NEW YORK COLLEGE OF DENTISTRY. Estuvo a las órdenes del General José Miguel Gómez, con el grado de Capitán de Artillería, distinguiéndose en el ataque al Jívaro y Arroyo Blanco. En Cuba Libre fué profesor de inglés en el Instituto de Santa Clara, llegando a Director del mismo. Falleció el 21 de Noviembre de 1937. Fué el padre de Armando Agramonte Pichardo, dentista de la promoción del 1938, que fué un distinguido dirigente de la clase dental cubana en pleno siglo XX.

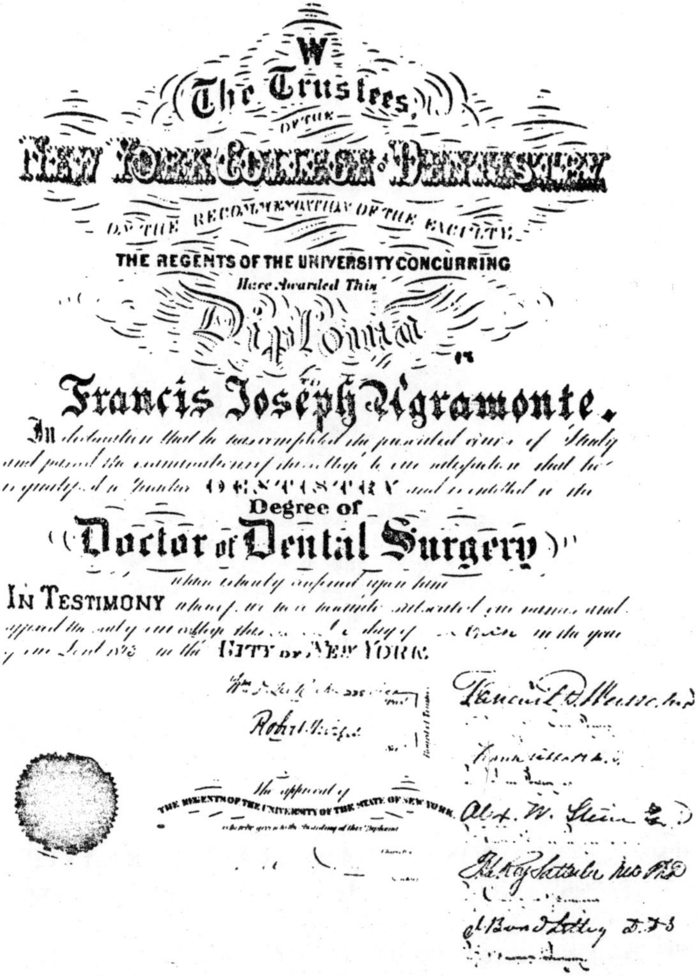

55. Título de dentista de Frank J. Agramonte (Archivos Dr. César A. Mena)

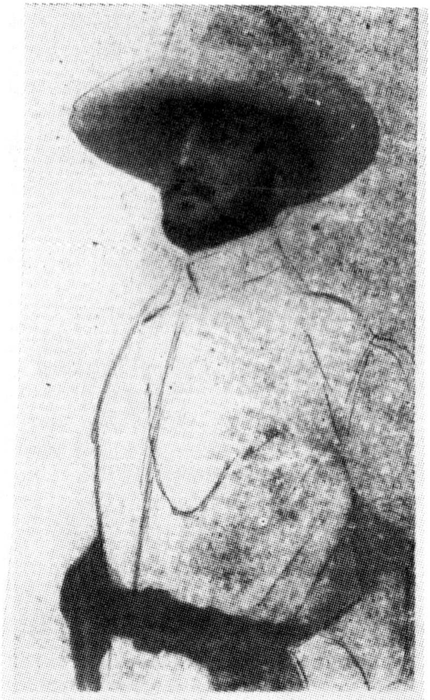

Al pie de esta fotografía del doctor Charles Aguirre, hay una nota de su puño y letra, que dice: "Cuando llegué de la guerra, 15 de Nov., 1898".

. 56. *(Archivos Dr. César A. Mena)*

TENIENTE CORONEL CHARLES AGUIRRE SANTIUSTE.
(Prótesis Clínica, Junio de 1958. Vol XIX Número 6).

Hijo de un licenciado en Medicina, José Ramón Aguirre y de Isabel Santiuste, nació igual que el anterior en New York, pues su familia estaba refugiada por la guerra del 68. Se graduó de dentista en el Barnes Dental College de la ciudad de San Luís. Que ejerció la profesión lo atestigua Federico Poey en su diario, pues narra como Aguirre le extrajo un "colmillo superior izquierdo" a su esposa cuando vivían en Tampa. Estuvo en la guerra en la zona de la Ciénaga de Zapata y en Calimete al comienzo y más tarde se destaca a las órdenes de Rafael de Cárdenas y de Nestor Aranguren. Terminada la guerra tuvo la satisfacción de entrar en la Habana al lado del Generalísimo Máximo Gómez. En la República fué Capitán del Puerto de la Habana y de la Jefatura de Policía. Vivía en 1955 retirado en su hogar después que tuvo la desgracia de perder un hijo en un incidente en una plaza de toros de Madrid.

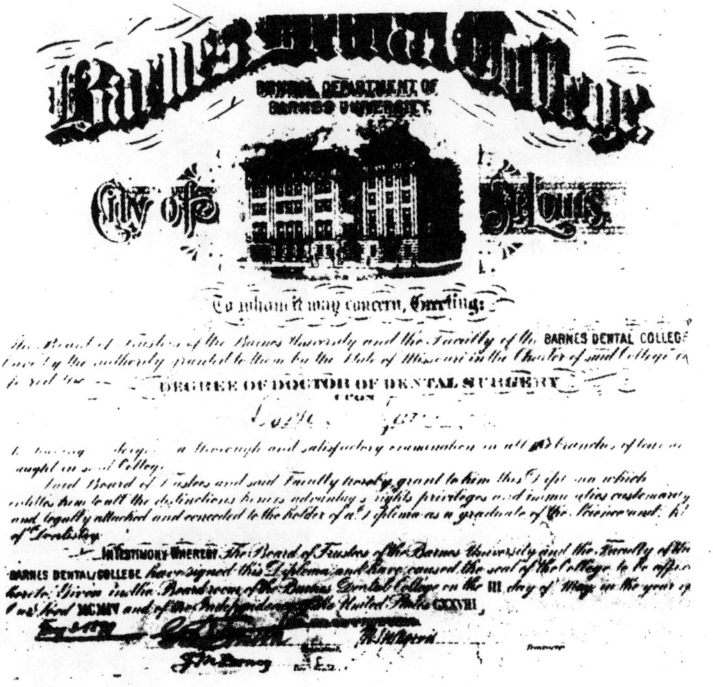

Barnes Dental College

DENTAL DEPARTMENT OF BARNES UNIVERSITY

City of St. Louis

To whom it may concern, Greeting:

[illegible] the Board of Trustees of the Barnes University and the Faculty of the BARNES DENTAL COLLEGE [illegible] by the authority granted to them by the State of Missouri in the Charter of said College [illegible]

DEGREE OF DOCTOR OF DENTAL SURGERY

[illegible]

[illegible] a thorough and satisfactory examination in all the branches of learning taught in said College.

Said Board of Trustees and said Faculty hereby grant to him this Diploma which entitles him to all the distinctions honors advantages rights privileges and immunities customarily and legally attached and conceded to the holder of a Diploma as a graduate of the Science and [illegible] of Dentistry.

IN TESTIMONY WHEREOF The Board of Trustees of the Barnes University and the Faculty of the BARNES DENTAL COLLEGE have signed this Diploma and have caused the seal of the College to be affixed hereto. Given in the Board room of the Barnes Dental College on the III day of May in the year of Our Lord MCMIV and of the Independence of the United States CXXVIII.

[illegible]

57. Título Dentista de Charles Aguirre (Archivos Dr. César A. Mena)

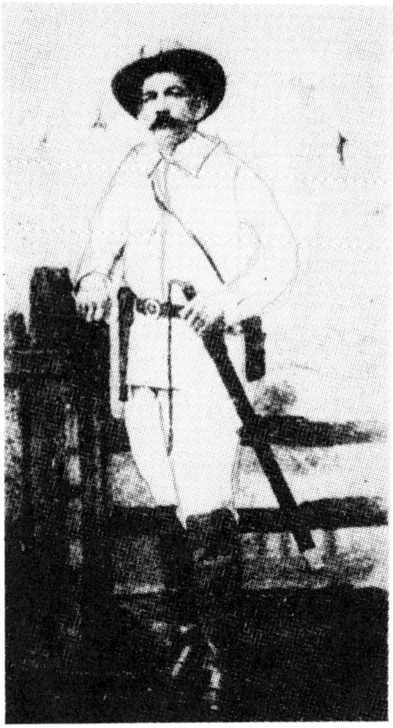

Dr. Carlos E. Aguirre
58. (Archivos Dr. César A. Mena).

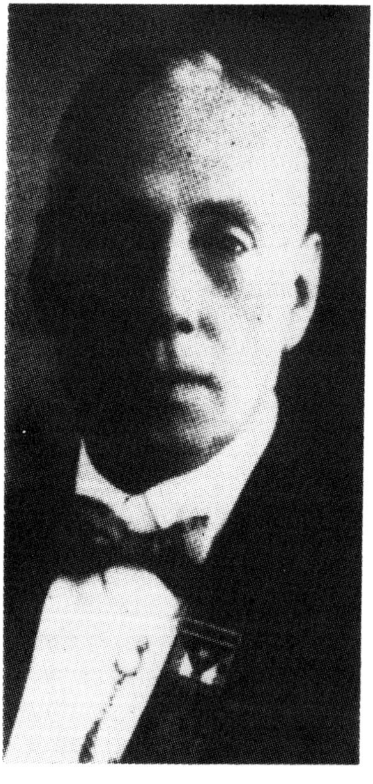

CORONEL JOSE DOLORES AMIEV
59. (Archivos Dr. César A. Mena)

CORONEL CARLOS AGUIRRE Y VALDES. (Prótesis Clínica Octubre 1958, Vol XIX No.10)

Tío del anterior, y de familia que toda fué a la guerra. Nació en un cafetal en las inmediaciones de Artemisa. Peleó en la guerra del 68 y terminada ésta se marcha a los Estados Unidos de Norte América, donde se gradúa en la ciudad de Filadelfia (dato no comprobado) de cirujano dentista. Sin embargo su nombre aparece en la Academia de Ciencias como dentista que vino a la guerra y fué muerto en campaña y en el libro de Roloff lo menciona como dentista muerto en campaña. Peleó con su hermano el General José María Aguirre hasta el día de la muerte del General el 29 de Diciembre de 1896, fecha en que es trasladado para S. Spíritus donde encontró la muerte al ser sorprendido por una guerrilla que lo macheteó y fué arrastrado su cadáver en la cola de un caballo.

MARIANO ALBERICH Y NAVARRO (Prótesis Clínica Febrero 1958, Vol XIX Num 2).

Nació en Cienfuegos el 4 de Diciembre de 1868. Se graduó de dentista en Colegio Dental de Ignacio Rojas y su expediente es el 242 antiguo de los Archivos de la U.H. Expediente 31034. Legajo 609 del Fondo de Instrucción Pública del Archivo Nacional. Fecha del título 22 de Marzo de 1892. Muere en el Naufragio del Hawkins cuando venía en una expedición para Cuba. (No hemos encontrado foto de Alberich).

CORONEL JOSE D. AMIEVA FUENTES (Prótesis Clínica Marzo 1959—Vol XVIII No.3)

Nació en Matanzas el 28 de Febrero de 1859. Se gradúa en el Baltimore College of Dentistry en los E.U.N.A. en 1878. y el 14 de Mayo del mismo año incorpora sus estudios en la U.H. (Expediente 537 antiguo del Archivo General de la U.H). Fue un amante del Baseball. Estuvo a las órdenes del General Sánchez Agramonte del cuerpo de Sanidad Militar y más tarde en el 5to Cuerpo estando presente en todos los combates que tienen lugar en la provincia de Sta. Clara. Fué Coronel del Regimiento de Caballería "Tiradores de Maceo No.1" . Son muchas las peripecias de éste dentista que fué hecho prisionero y después de embarcarse para los EUNA vuelve en otra expedición. Introdujo el Base Ball en Cuba. Muere en Matanzas el 22 de Agosto de 1939.

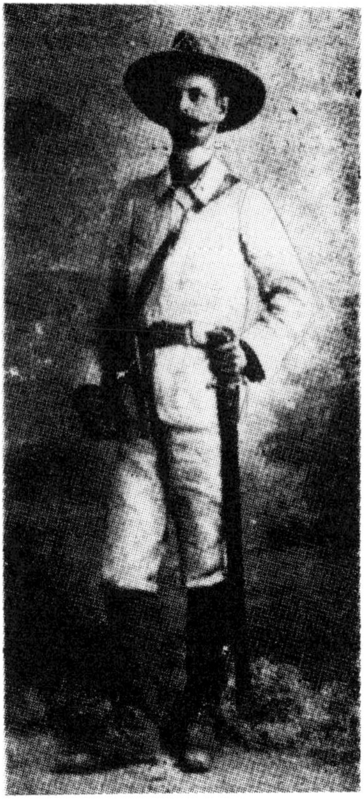

Tte. Alfredo Brodermann y Morales
60. (Archivos Dr. César A. Mena)

TENIENTE ALFREDO BRODERMANN Y MORALES (Prótesis Clínica Julio 1959, Vol XX No.7)

Vió la luz en San Juan de los Remedios, Las Villas, el 9 de Julio de 1863. Estudió en el Colegio Dental de Pedro Calvo terminando sus estudios el 14 de Octubre de 1884. (Expediente 1788 antiguo del Archivo Gral. de la U.H.). Ejerció por breve tiempo en Remedios y en Caibarien trasladándose de nuevo a la Habana. Se traslada a Ibor City. Fue a Cuba en la expedición del Florida y el Fanita. Desembarcando en Palo Alto. Poco conocemos de sus acciones en la guerra. En Cuba Libre ejerció en la Habana aunque visitaba Quivican y la Salud. Murió soltero el 12 de Octubre de 1915.

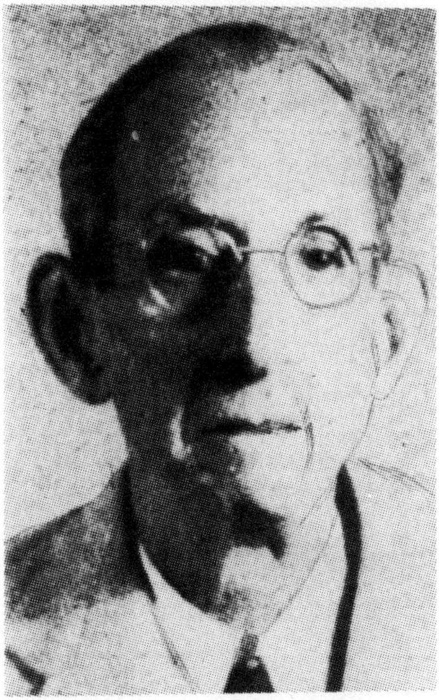

TENIENTE JUAN B. CARCASSES
61. (Archivos Dr. César A. Mena)

TENIENTE JUAN B. CARCASSES ACOSTA. (Prótesis Clínica Julio 1958 Vol XIX No.7)

Nació en Santiago de Cuba el 4 de Diciembre de 1880. No fué a la guerra siendo dentista, la carrera la hizo después de terminada la guerra. Ingresó como soldado en el segundo batallón de Maceo a las órdenes del Coronel Chichi Aguirre y más tarde fué destinado a Baracoa siendo ascendido a Teniente. Toma el fuerte de Duaba. Terminada la guerra pasa a formar parte de la Escolta del General Wood pasando a formar parte de la Guardia Rural de Cuba. Se graduó de dentista en la Universidad de Pennsylvania el 17 de Mayo de 1908, dato confirmado por Milton B. Asbell[2] . Incorporó sus estudios en Cuba obteniendo el título el 6 de Octubre de 1909. Vivía en Cuba en 1955.

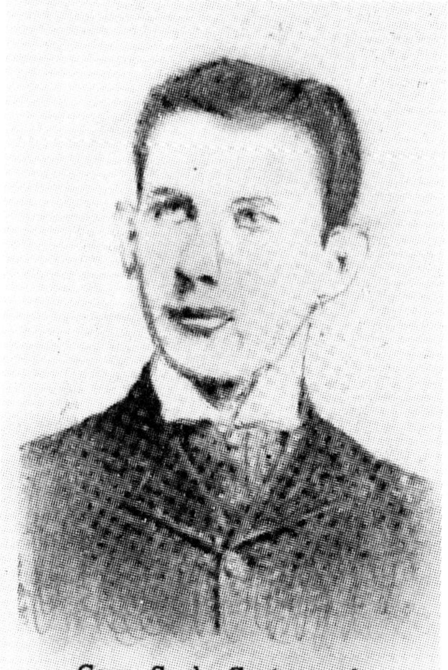

Com. S. de Castroverde

62. (Archivos Dr. César A. Mena)

COMANDANTE SALVADOR DE CASTROVERDE Y CABRERA (Prótesis Clínica Julio 1957 Vol XVIII No. 7).

Nativo de la ciudad de la Habana, vió la luz el 21 de Febrero de 1871. Estudió Cirugía Dental en "The University of the City of New York" donde se gradúa en 1890, marchando después a México. Estuvo a las órdenes del Coronel José Ma. Aguirre, llegando a Jefe del Estado Mayor de dicho General. En la paz estableció su gabinete en la Habana, Murió el 22 de Noviembre de 1921 en la capital de la Isla.

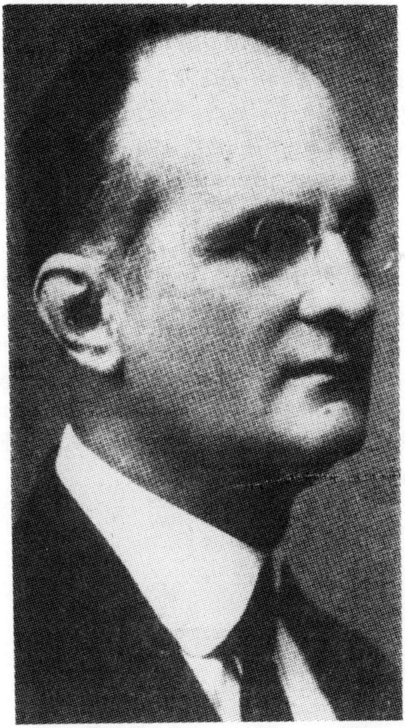

Dr. Ismael Clark.
63. (Archivos Dr. César A. Mena)

SOLDADO ISMAEL A. CLARK Y MASCARO (Prótesis Clínica. Diciembre de 1958 Vol XIX No.12).

Tampoco fué a la Guerra como dentista. Nació en Regla el 21 de Abril de 1876. Estudió para sacerdote en el Seminario de San Carlos y San Ambrosio de la Habana y llegó a recibir las órdenes menores, de la Orden de los Predicadores. Marchaba a Francia para el ingreso en el Noviciado cuando estalló la guerra y con sólo 19 años y con la tonsura aún visible se fué a los campos de batalla. No vá en busca de honores, y desembarca en Cuba en una de las expediciones del Three Friends en Boca Ciega cerca de la ciudad de la Habana. Dice Carbonell que sería "pueril hacer una exégesis de las proezas militares de Ismael Clark, ninguna tuvo, peleó por deber, sin aficiones bélicas, ni capacidades marciales.".

Cayó prisionero y logró sim embargo emigrar a México y al lado de Pedro Calvo prestó grandes servicios a la Revolución Cubana. En la paz se hizo maestro, fué colaborador del Tesoro de la Juventud, periodista del Heraldo de Cuba. Fué maestro primario en Regla, hasta que se hizo Doctor en Pedagogía. Obtuvo una Cátedra en la Escuela Normal para Maestros de la Habana. Estudió Cirugía Dental y más tarde se presentó a oposición a la Cátedra de Terapeútica e Higiene, y en esa carrera profesoral llegó a alcanzar el más preciado galardón que puede ofrecerse a un Profesor Universitario. FUE EL UNICO PROFESOR EMERITUS QUE TUVO LA FACULTAD DE ODONTOLOGIA DE LA UNIVERSIDAD DE LA HABANA. Fue Académico de la Academia Nacional de Artes y Letras y de la Academia de la Historia. Autor de Libros de Textos y de miles de obras. Fué un hombre digno de estudio. Fué soldado en la guerra y General en la paz. Murió en Cuba después de 1960, ya nosotros en el exilio, y se necesita un libro para narrar su vida. Fué en los últimos años un refugiado en sí mismo.

COMANDANTE LARGIO CORDERO CALVO. (Prótesis Clínica Febrero de 1957 Vol XVIII No.2).

Hijo de un reputado Dentista, Joaquín Cordero Labarre autorizado por la Reina Isabel II para ejercer la profesión el 8 de Octubre de 1867, incorporó sus estudios en Cuba en 1872. Ejerció Joaquín, el padre, en Camajuani, Madruga, Bejucal y otras ciudades. Nació Largio Cordero en Bejucal el 12 de Agosto de 1874. Estudió en las Academias de Cancio y Rojas y se graduó el 23 de Julio de 1895. Fué de los primeros en incorporarse a las huestes cubanas; estuvo a las órdenes de Juan Bruno Zayaz, y en 1896 se incorporó a la Columna Invasora de Máximo Gómez y Antonio Maceo. Fué uno de los dentistas cubanos que tomó parte en más acciones de guerra en 1895. Organizó en la paz un Hospital de Sangre para los Veteranos de la Guerra y más tarde fué Jefe Nocturno de la Aduana. Fué Dentista de la Cruz Roja Nacional en 1909. Fué Primer Teniente Dentista del Estado Mayor del Ejército Nacional. Murió el 11 de Septiembre de 1949 en la ciudad de la Habana.

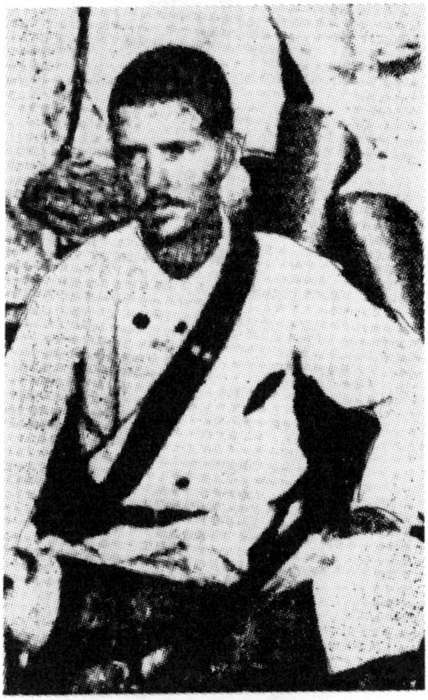

Dentista Cordero Calvo.
64. (Archivos Dr. César A. Mena)

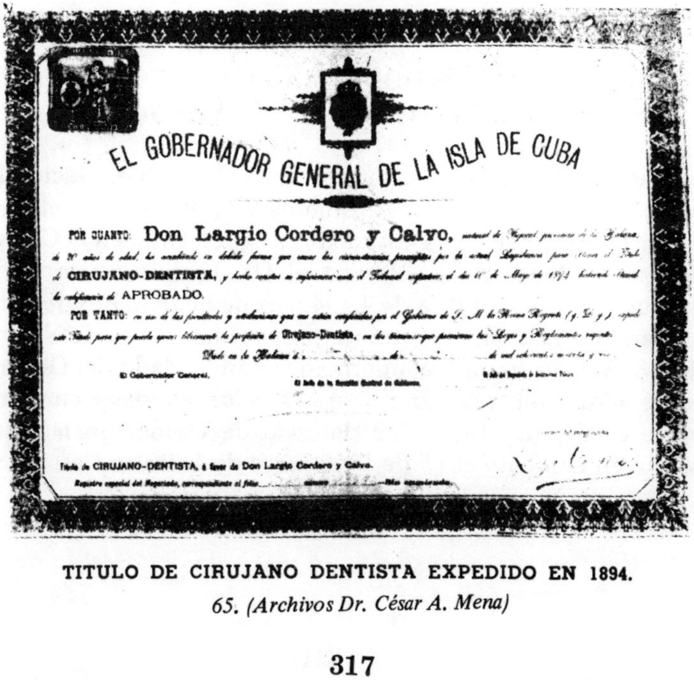

EL GOBERNADOR GENERAL DE LA ISLA DE CUBA

POR CUANTO: **Don Largio Cordero y Calvo,** natural de [illegible] provincia de la Habana, de 20 años de edad, ha acreditado en debida forma que reune las circunstancias prescriptas por la actual Legislación para obtener el Título de **CIRUJANO-DENTISTA**, y hecho constar su suficiencia ante el Tribunal respectivo, el día [illegible] de Mayo de 1894 habiendo obtenido la calificación de APROBADO.

POR TANTO: en uso de las facultades y atribuciones que me están conferidas por el Gobierno de S. M. la Reina Regente (q. D. g.) expido este Título para que pueda ejercer libremente la profesión de **Cirujano-Dentista**, en los términos que permiten las Leyes y Reglamentos vigentes.

Dado en la Habana á [illegible] de mil ochocientos noventa y [illegible]

El Gobernador General. | El Jefe de la Sección Central de Gobierno. | El Jefe del Negociado de Instrucción Pública

Título de CIRUJANO-DENTISTA, á favor de Don Largio Cordero y Calvo.
Registro especial del Negociado, correspondiente al folio [illegible] número [illegible] libro [illegible]

TITULO DE CIRUJANO DENTISTA EXPEDIDO EN 1894.
65. (Archivos Dr. César A. Mena)

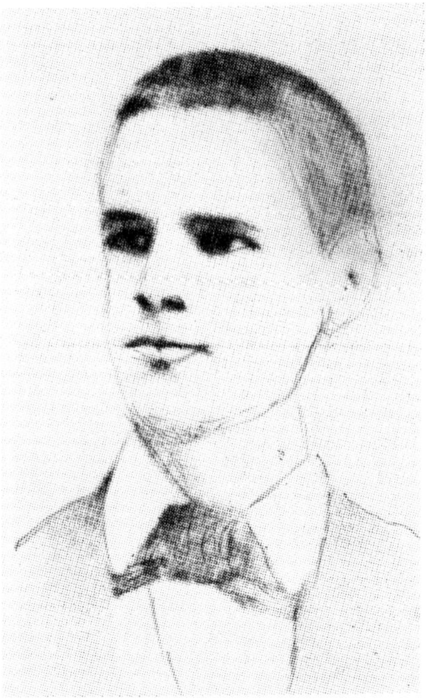

Dr. Carlos E. Dod.
66. (Archivos Dr. César A. Mena)

CAPITAN CARLOS DOD Y MARTINEZ FORTUN (Prótesis Clínica Mayo 1957 Vol XVIII No.5)

Natural de Remedios, provincia de las Villas, Nació el 5 de Marzo de 1876. Hizo sus primeros estudios en Placetas y más tarde se matriculó para estudiar Cirugía Dental en el Colegio de Cirujanos Dentistas que dirigía el Dr. Ignacio Rojas, donde se graduó el 6 de Octubre de 1894. (Expediente 3758 del Archivo General de la U.H.). Se unió a la revolución el 9 de Noviembre de 1895 cerca de Zulueta permaneciendo al lado del General José de Jesús Monteagudo. Son muchos los combates en que toma parte el Capitán Dod. Fué dentista de Gómez en la Manigua. Murió en combate el 15 de Diciembre de 1896 en Cerro Pelado.

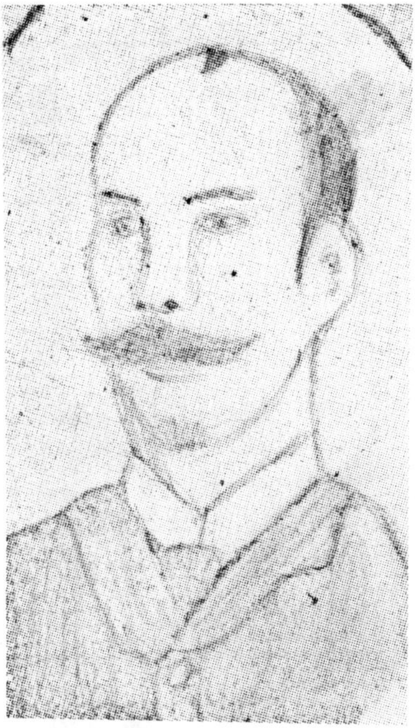

Cap. A. Fontanills
67. (Archivos Dr. César A. Mena)

CAPITAN ANTONIO FONTANILLS Y YURRE. (Prótesis Clínica. Septiembre 1957 Vol XVIII No.9).

Nació en la Ciudad de la Habana el 21 de Septiembre de 1860. Estudió la primera enseñanza en las Escuelas Pías de Guanabacoa y Cirugía Dental en la Academia Dental de la Habana de Florencio Cancio. Fué de los alumnos que ingresó en el primer curso de dicha Academia recibiendo su título el 27 de Septiembre de 1882. (Expediente 4739, Antiguo, Archivo General de la U.H.). Ejerció en las Vegas y en Madruga, y más tarde en La Habana. Después fué a Ibor City al igual que muchos emigrados hasta que se enroló en el Ejército Libertador desembarcando en Cuba el 9 de Septiembre de 1897, en Boca Ciega, cerca de la Habana al igual que lo había hecho otra expedición en la que vino Ismael Clark y Mascaró. Desconocemos las peripecias, aventuras y combates de Fontanills, que murió el día 8 de Octubre de 1897 de unas calenturas, al parecer fiebre palúdica. Fué enterrado en los Montes de la Cámara cerca de Madruga, lugar próximo a donde había ejercido la profesión durante los comienzos de su carrera.

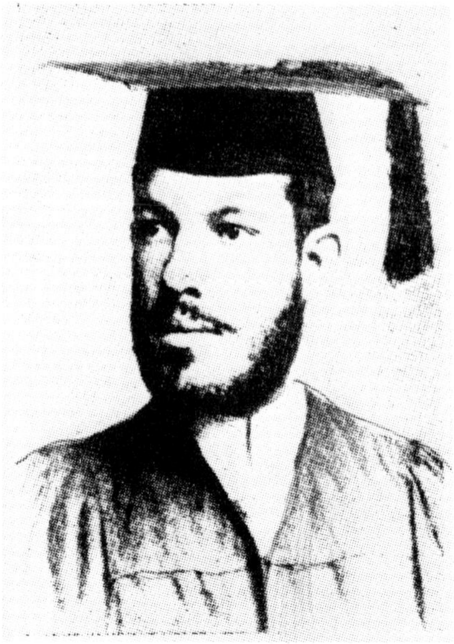

DR. ALFREDO GARCIA MARTI
Graduado en Filadelfia
68. (Archivos Dr. César A. Mena)

TENIENTE ALFREDO GARCIA MARTI. (Prótesis Clínica. Septiembre de 1958 Vol. XIX Número 9)

Nació Alfredo García Martí en la Habana el 22 de Febrero de 1872, fué hijo de Leonor Martí, la hermana mayor de nuestro Apóstol José Martí. De niño tuvo que emigrar a México donde es cuidado por su tía Ana, y al morir ésta tiene que regresar a la Habana. Muerto su abuelo Don Mariano y ausente su tío José Martí se convierte en el varon mayor de la familia cuando solo tiene 15 años, por lo que se decide a estudiar Cirugía Dental en el Colegio Central de Cirujanos Dentistas de Florencio Cancio donde termina el 4 de Agosto de 1894 (Expediente número 39332 del Archivo Nacional, Fondo de Instrucción Pública, Legajo 649) y marcha para los EUNA. Ingresó en el Ejército Libertador según el libro de Roloff el 28 de Mayo de 1898 en el Cuerpo de Sanidad del Departamento Oriental, la División, la Brigada en el Regimiento de Caballería. Terminada la guerra ejerce en Quivican y más tarde en Regla, y por último en la Habana. Murió el 14 de Agosto de 1947 en la Habana.

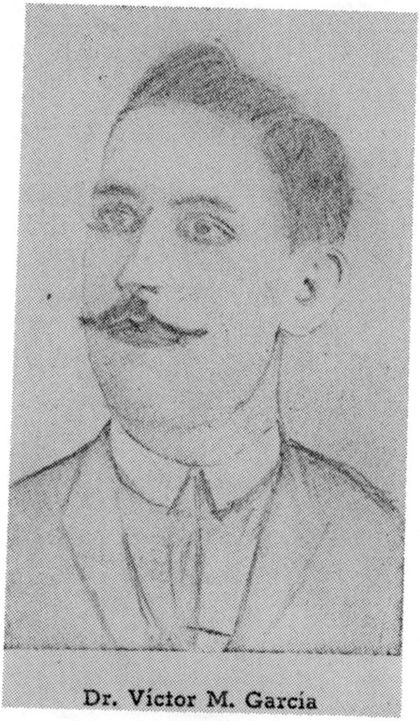

Dr. Víctor M. García

69. (Archivos Dr. César A. Mena)

COMANDANTE VICTOR MANUEL GARCIA RAOUL (Prótesis Clínica Marzo 1959 Vol XX No.3).

Otro dentista que nació en Santiago de Cuba el 6 de Marzo de 1872. Estudió en la Escuela Dental de Ignacio Rojas donde terminó sus estudios e hizo los exámenes de grado el 3 de Julio de 1894. Es de los primeros en incorporarse al cuerpo de Sanidad Militar con el grado de Capitán. Dos veces fué herido en acción de guerra. Fué Jefe de Sanidad Marítima en la paz y más tarde por elección popular Consejero Provincial. Fue Jefe de la Policía Secreta de Santiago de Cuba de 1913 a 1917. Murió el 30 de Octubre de 1926 dejándonos un hijo dentista, el Dr. Buenaventura García.

GENERAL CARLOS GARCIA VELEZ (Prótesis Clínica Enero 1959. Vol XX No.1)

Nació en Jiguani el 29 de Abril de 1867. Pasó sus primeros años en la manigua viviendo en medio del monte, hasta que capturada su madre es enviada toda la familia a la Casa de Recogi-

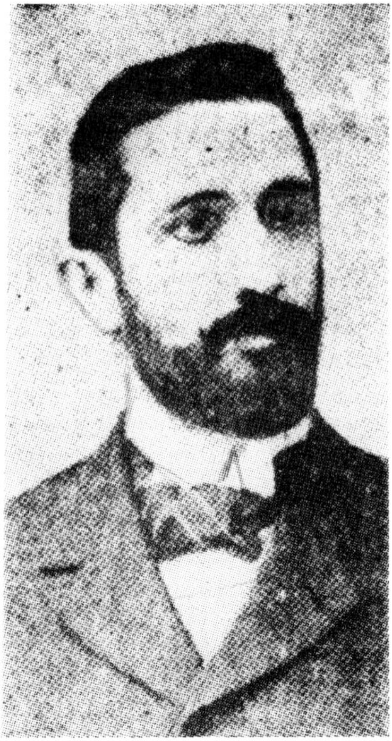

Dr. C. García Vélez
70. (Archivos Dr. César A. Mena)

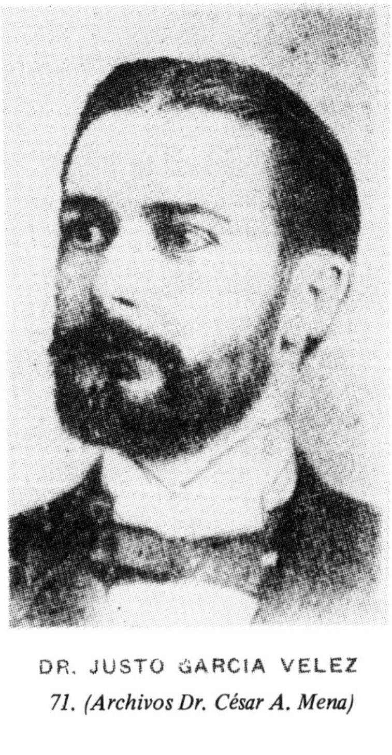

DR. JUSTO GARCIA VELEZ
71. (Archivos Dr. César A. Mena)

das, hasta que por gestiones de la abuela paterna logra embarcar para New York, y tras una serie de odiseas logra al fín conocer a su padre cuando ya tiene 12 años de edad.

En Madrid estudia Cirugía Dental hasta que obtiene su título en 1887 en la Universidad de San Carlos, y allí practica al lado de Guillermo Tinker recien llegado de Cuba. Llegó a ser uno de los mejores dentistas de Madrid, fué Director de la Revista Estomatológica y colaborador de la Revista Odontológica que dirigía otro cubano Florestán Aguilar. Fue fundador y primer secretario de la Sociedad Odontológica Española. Se incorporó al Ejército Libertador en Marzo de 1896 después de varios percances. Estuvo presente en primerísima línea en gran cantidad de acciones de guera, logrando efectuar la primera acción submarina de la Guerra de Independencia al hundir el "El Relámpago" y averiar al "El Centinela", dos barcos que navegaban por el Río Cauto, por medio de unos garrafones llenos de dinamita, conectados con alambres a pilas elécticas. Terminó la guerra con las estrellas de General de Brigada. En la paz fué Embajador Extraordinario y Ministro en México, Londres y Washington. Representó a Cuba en la Coronación de Jorge VI. Pasó los últimos años de su vida casi inválido en su casona del Vedado, donde tuvimos el honor de entrevistarlo en 1955 donde estaba casado con Amelia Martínez Ibor, la hija de Martínez Ibor, amigo de Martí y fundador de Ibor City en los EU.

COMANDANTE JUSTO GARCIA VELEZ. (Prótesis Clínica Febrero 1959—Vol XX No.2)

Es otro hijo de Calixto García, y hermano de Carlos. Nació en la manigua, cerca de San Pedro de Cacocum, Holguin, el 13 de Abril de 1869. Terminada la guerra de los 10 años pasa a Madrid, Alemania y New York, hasta que logra graduarse de Cirujano Dentista en Madrid, al igual que lo había hecho su hermano Carlos y su cuñado Whistmarch. Entre dentistas pasa su estancia en Madrid, pues allí se encuentra a Mariano Alberich, y Guillermo Tinker que aunque no era cubano había ejercido en Cuba. Se traslada a Filipinas donde trata de abrirse paso en la profesión cuando lo sorprende la guerra. Fué ayudante de su padre durante la guerra la que termina con el grado de Comandante. Ocupó varios cargos en distintos Gobiernos llegando a Secretario de Estado en 1909. Fué Ministro Plenipotenciario en España. Muere el 5 de Diciembre de 1918.

CAPITAN ALFREDO M. GUILLEN (Prótesis Clínica Marzo 1960—Vol XXI No.3)

Nació en Victoria de las Tunas el 24 de Febrero de 1877. No pudimos encontrar muchos datos de este compañero, ni siquiera su fotografía. Pero podemos hacer constar que aparece oficialmente como alférez del Ejército Libertador con el expediente 34210, siendo su inscripción la número 47,497. No fué a la guerra como dentista, sino que terminada ésta marchó a la República de Colombia, donde se graduó el 10 de Septiembre de 1905 en el Colegio Dental de Cartagena. Después incorporó sus estudios en Cuba, y su título se encuentra inscripto al folio 135 número 9 del libro correspondiente. En la paz llegó a ser Presidente del Colegio Estomatológico de Victoria de las Tunas. Falleció el 28 de Marzo de 1953.

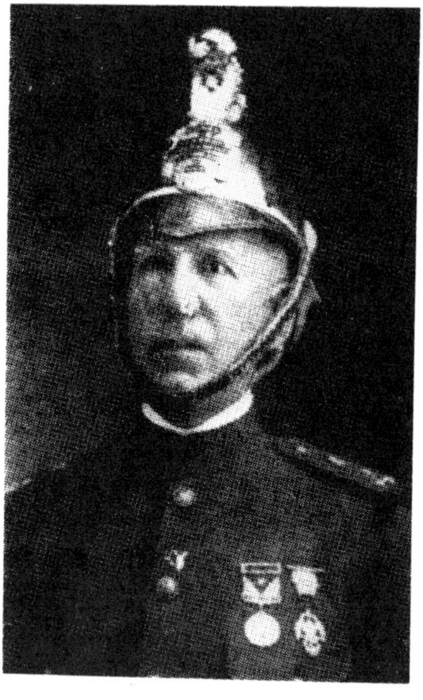

CAPITAN ERNESTO MARTIN
72. (Archivos Dr. César A. Mena)

CAPITAN ERNESTO MARTIN FLAMAND (Prótesis Clínica Noviembre de 1958 Vol XIX Número 11)

Nació en Santiago de Cuba el 23 de Enero de 1865. Se graduó de Cirujano Dentista en una de las Escuelas Dentales existentes en aquellos tiempos, sin poder precisar en cual de ellas pues no lo dice su expediente de estudios, recibiendo su título el 28 de Octubre de 1887, ejerciendo primero en Guantánamo y más tarde en S. de Cuba. Se incorporó al Ejército Libertador a las órdenes del general Agustín Cebreco llegando a alcanzar el grado de Capitán. Organizó el Cuerpo de Bomberos de Santiago de Cuba, de lo cual vivía orgulloso. Falleció en 1930.

FRANCISCO MASVIDAL (Prótesis Clínica, Mayo de 1960. Vol XXI Número 5).

No hay foto falta obtener los datos.

GENERAL EMILIO NUÑEZ RODRIGUEZ (Prótesis Clínica. Mayo 1959. Vol XX No.5)

Nació Nuñez el 27 de Diciembre de 1855 en el Ingenio San Francisco Cerca de Sagua la Grande. Estudió en el Colegio "La Empresa", en Matanzas que dirigía Antonio Guiteras y en la Habana en "La Gran Antilla", graduándose de Bachiller en 1871, pero pronto se incorpora a las huestes mambisas junto a Carlos Roloff, Francisco Carrillo y Henry Reeve. Comienza de soldado y paulatinamente llega a Comandante, momentos en que termina la guerra. Estalla la Guerra Chiquita y se subleva en Viajacas el 17 de Octubre de 1879 y se mantiene en la lucha hasta 1880 en que Martí le escribe una histórica carta aconsejándole deponga las armas, y en que le dice: "No depone Usted las armas ante España, sino ante la fortuna. No se rinde Usted al gobierno enemigo sino a la suerte enemiga. No deja Usted de ser honrado. El último de los vencidos, será el primero entre los honrados".

Marcha a los EUNA después de haber estado en México y en Filadelfia se dedica al comercio de tabacos y en la Universidad de Pennsylvannia, School of Dental Medicine se gradúa de Cirujano Dentista en 1889[2]. En la guerra del 95 fué designado para organizar el departamento de expediciones, misión que desempeñó con una escrupulosidad digna de su grandeza, llevando a las costas de Cuba en los cuarenta y un meses que duró la guerra, un total de cuarenta y siete expediciones, no solo organizándolas sino conduciéndolas una gran parte de ellas a las costas de

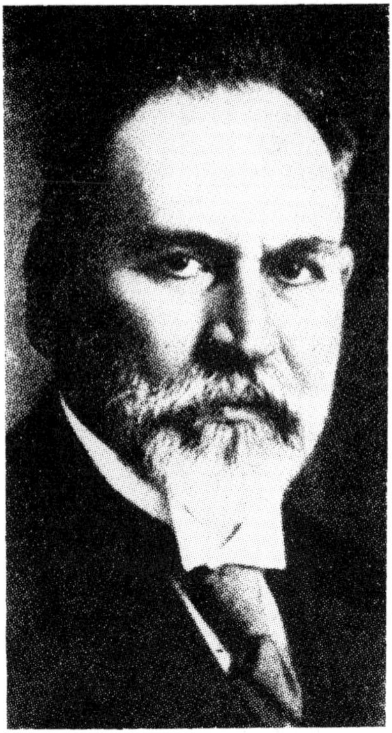

General Emilio Núñez.
73. (Archivos Dr. César A. Mena)

la Isla. Terminada la guerra fué electo representante a la Asamblea de Santa Cruz, y cuando Máximo Gómez entra en la Habana es uno de los cinco generales que forman el Estado Mayor. Gobernador Civil de la Habana durante el primer gobierno interventor. Delegado a la Asamblea Consituyente de 1901. El 20 de Mayo de 1902 toma posesión por elección de nuevo del cargo de Gobernador de la Habana y tiene la misión de izar la bandera Cubana en el Castillo del Morro.

Candidato natural a la Presidencia de la República es injustamente hecho desistir por Menocal, quien no puede sustraerlo de la boleta electoral y lo lleva de Vice—Presidente, cargo en el que es electo el 20 de Mayo de 1927, y en el que cesa en 1921 con su célebre frase "Esto es intolerable; si de algo tengo que arrepentirme en mi vida, es de haber figurado en un Gobierno tan injusto con el ciudadano, y tan contemplativo con los aduladores palaciegos". Retirado a su vida privada murió el 5 de Mayo de 1922. Es el padre de dos distinguidos cubanos en la paz, el Dr. Ricardo Nuñez Portuondo, cirujano de nombre y candidato que fué a la Presidencia de la República y el Dr. Emilio Nuñez

Portuondo quien ocupó destacadas posiciones en la política exterior de Cuba.

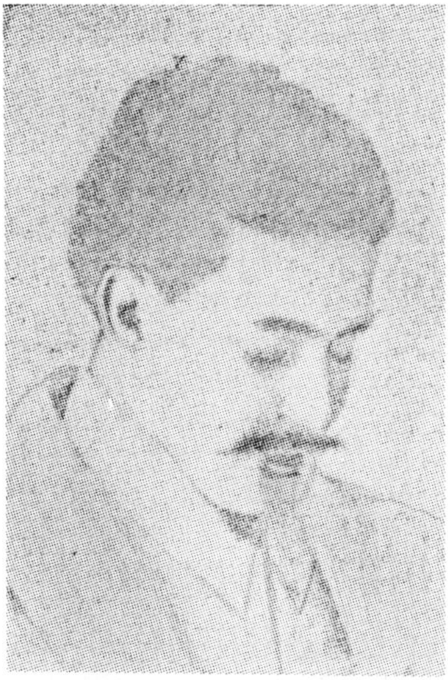

Cap. Juan O'Bourke
74. (Archivos Dr. César A. Mena)

CAPITAN JUAN O'BOURKE (Prótesis Clínica, Agosto 1957, Vol XVIII No. 8)

Nació en Trinidad, Las Villas, el 30 de Junio de 1875. De extirpe revolucionaria ya que su padre fué deportado a Ceuta por sus ideas revolucionarias y más tarde se destacó durante la Guerra de los 10 años. Pasó su juventud entre Trinidad y Cienfuegos nuestro biografiado hasta que marcha a los EUNA donde llegó a graduarse de Cirujano Dentista en la Universidad de Pennsylvannia en 1891[2] incorporando sus estudios en Cuba, después de muchas dificultades el 15 de Junio de 1895 (Expediente 9479 antiguo del archivo General de la Universidad de la Habana). El 7 de Noviembre de 1895 con el grado de Teniente dada su condición de dentista se incorpora a las huestes mambisas en el lugar conocido por "La Milpa"en Cienfuegos. Tomó parte en innumerables combates, siendo ascendido a Capitán por acción de guerra. Murió en combate el 29 de Julio de 1896 siendo sepultado en una finca llamada "El Ocuje" después de dos días de sufrimiento.

DR. PEDRO PIÑAN DE VILLEGAS (Prótesis Clínica Febrero 1960, Vol XXI No.2).

Nació en la Habana el 21 de Enero de 1870. A los 16 años ingresó a estudiar Cirugía Dental en la Academia Dental de Florencio Cancio, graduándose en 1889 expidiéndose el títulò el 5 de Mayo de 1891 (Folio 59, Número 570 del Gobierno General y al folio 2 Número 4 del libro de la U.H.). Más tarde marcha a los EUNA y en la primera expedición que marcha para Cuba, después de la de Duaba donde vino Maceo, y la de Dos Ríos de Martí, sale de Key West el 6 de Julio de 1895 desembarcando en Banao entre Casilda y Tunas de Zaza. Desconocemos sus actos guerreros, pero fué electo delegado a la Asamblea Constituyente en Cuba. Este dentista que llegó a ocupar elevada posición en nuestros ejércitos, una vez en la paz, ciertos hechos vinieron a empañar su ejecutoria anterior con la muerte de la jóven Esperanza Ascarreta en los primeros años de la República.

CAPITAN FRANCISCO DEL PORTILLO (Prótesis Clínica. Diciembre 1959, Vol XX No. 12)

Nació Francisco del Portillo y Lamar en Matanzas el 13 de Septiembre de 1872. Estudió en Cuba y se graduó el 6 de Octubre de 1894. (Archivo General de la U.H. expediente No.19726 antiguo). Sabemos que fué herido en combate el 17 de Enero de 1896 en la acción de LA COLOMA y que más tarde fué ascendido a Capitán de Sanidad Militar, pero muy poco conocemos de sus acciones de guerra. Murió de tuberculosis y fué sepultado en "TUMBAS de Cayajabo" Provincia de Pinar del Río en el mes de Enero de 1898.

CAPITAN EDUARDO PRIMELLES Y AGRAMONTE (Prótesis Clínica Agosto 1958, Vol XIX Número 8)

Primo de Frank Agramonte, otro de los dentistas que pelearon en la guerra del 95, nació en New York el 26 de Diciembre de 1874, a consecuencias de que su familia había emigrado durante la guerra del 68. Estudió Cirujía Dental en la Academia de Cancio. Obtiene su título el 3 de Julio de 1895 (Expediente 10841 antiguo Archivo General de la U.H.). (Número 40052 del

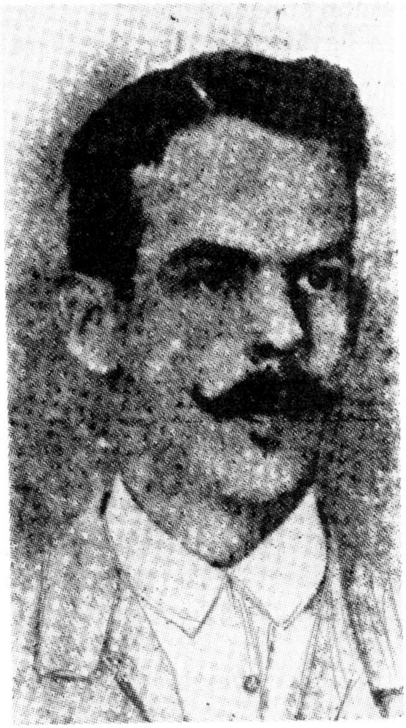

Dr. Francisco del Portillo
75. (Archivos Dr. César A. Mena)

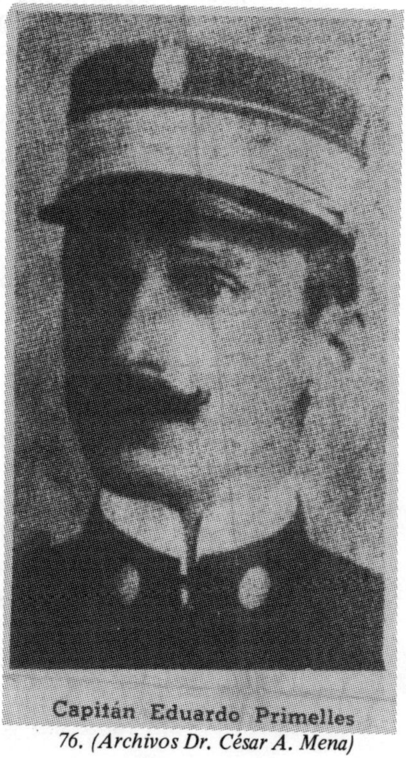

Capitán Eduardo Primelles
76. (Archivos Dr. César A. Mena)

legajo 660 del Fondo de Instrucción Pública del Archivo Nacional). Pero tras breve ejercicio en Bayamo marcha para ingresar en el Ejército Libertador lo que hace el 28 de Febrero de 1896 en la Sanidad Militar con el grado de Teniente. Fué licenciado al terminar la guerra e ingresó en la Policía Nacional con el grado de Teniente, de donde se retira el 21 de Julio de 1920 después de 21 años de servicios con el grado de Capitán Inspector. Murió el 24 de Julio de 1942 en la ciudad de la Habana.

CAPITAN JAIME RECASENS GARRIDO (Prótesis Clínica Enero 1960, Vol XXI No.1).

Matancero, nació el 24 de Marzo de 1877. Estudió en la Academia de Rojas (Expediente 11165 antiguo del Archivo General de la U.H. obteniendo su título el 31 de Julio de 1895. Con sólo 19 años ingresa en el Ejército Libertador el 19 de Julio de 1896 (Ficha 51,506, Folio 156, Número 136 de la Sanidad Militar). En la manigua se destaca como soldado y como profesional y en ella se mantiene hasta el 7 de Julio de 1898, en que quebrantada su salud es autorizado por Don Tomás Estrada Palma para que pueda ir a las EUNA a recuperar su salud, pero es tal la gravedad del mismo que tiene que regresar a Cuba el 19 de Septiembre de 1898 con destino a Matanzas, donde muere el 9 de Octubre de 1898 a causa de enfermedades contraídas durante la guerra. Hasta aquí la breve historia de Jaime Recasens, hermano de otro gran dentista en la paz, el Dr. Antonio Recasens, instaurador del día de la Odontolgía en Cuba en 1929. Por las pasiones que mueven a los hombres, y por los intrigas personales, fué excluído el nombre de Jaime Recasens de la placa de los muertos en la guerra, por no haber muerto sino en su casa, y tampoco apareció en la placa del Colegio Estomatológico Nacional, en que aparecen los nombres de los que pelearon en la guerra, y aunque estaba demostrado plenamente que había luchado en la guerra y en forma heroica, repetimos que por las pasiones humanas tampoco pusieron su nombre en la placa del C.E.N. Sin embargo su nombre aparece en la Academia de la Historia en una placa que fue´colocada por Alfredo Zayaz el 27 de Marzo de 1930 y en otra colocada por los Veteranos de la Guerra en la casa en que nació Recasens, el 10 de Octubre de 1930 en la ciudad de Matanzas, haciéndole justicia a un dentista que luchó en los campos insurrectos sin claudicar.

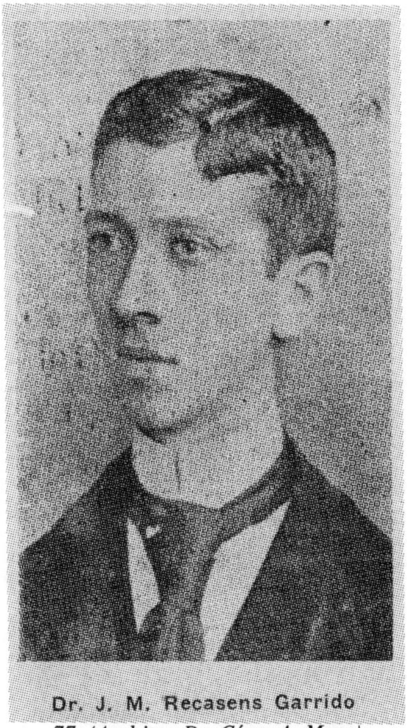

77. (Archivos Dr. César A. Mena)

★ EN ESTA CASA, NACIÓ EL 24 DE ★

MARZO DE 1877,

EL CAPITÁN DEL EJÉRCITO LIBERTADOR

Dr. Jaime M. Recasens y Garrido,

que falleció, al servicio de la Patria,

el 9 de Octubre de 1898

El Colegio Dental de Matanzas, con esta lápida,

perpetúa su memoria.

★ *Matanzas, 10 de Octubre de 1930* ★

78. (Archivos Dr. César A. Mena)

COMANDANTE FRANCISCO REGUEYRA (**Prótesis Clínica-Septiembre 1959. Vol XX No.9)**

Nació en la Habana el 14 de Agosto de 1874. Fué uno de los concurrentes a la famosa acera del Louvre donde también se vió a Juan O'Bourke y otros dentistas de la época. Fué uno de los primeros en alzarse, tan es así que Ubieta en sus Efemérides (página 367 del tomo I) dice que con Juan Gualberto Gómez partieron hacia Ibarra un grupo de jóvenes y entre ellos menciona a Francisco Regueyra y Custardoy. No nos cabe la menor duda de que era dentista por la serie de datos que ofrecimos en Prótesis Clínica mencionada, pero no hemos podido encontrar su expediente en los Archivos de la U.H. Las acciones de guerra de Regueyra fueron muchas, y basta sólo revisar las campañas de Calixto García para ver como constantemente lo nombra. Al terminar la guerra era Comandante del 4o Cuerpo del Ejército Libertador. Fué Capitán de la Policía Nacional. Se retiró después de 21 años de servicios, y falleció el 16 de Septiembre de 1937.

HERMANOS ROJAS SANCHEZ (Prótesis Clínica Abril 1960-Año XXI Número 4)

Fueron *Diego* quien llegó a Comandante, habiéndose graduado de dentista con anterioridad a la guerra. Nació el 4 de Marzo de 1874 en San Antonio de Vueltas. Estudió en una de las Escuelas Privadas que existían en Cuba y obtiene el título el 22 de Diciembre de 1892. Ingresó en el Ejército Libertador (Aparece en el libro 1, folio 156, número 130, de la Sanidad Militar llegando a ostentar el grado de Comandante según se vé en el expediente 51505.

Emilio Ildefonso estudió en la Academia Dental de Cancio expediente 11974 antiguo de la U.H. y allí terminó sus estudios, pero fué reprobado en los exámenes de la U.H. el 29 de Septiembre de 1892. Marcha a la guerra donde le dá el paludismo y queda inutilizado como soldado. Dedicândose a la mecánica dental junto con su hermano Agustín y el Dr. José Rdgz Hdz.

El tercero lo fué *Agustín* que nació el 29 de Mayo de 1868 en Remedios, Las Villas. Tiene su expediente 11972 antiguo de la U.H. Estudió en la Escuela de Rojas obteniendo su título el 24 de Noviembre de 1892. Sin embargo de él no tenemos noticias de que fuera a la guerra. No lo negamos, pero tampoco lo afirmamos.

(NO TENEMOS FOTOS DE NINGUNO DE ELLOS)

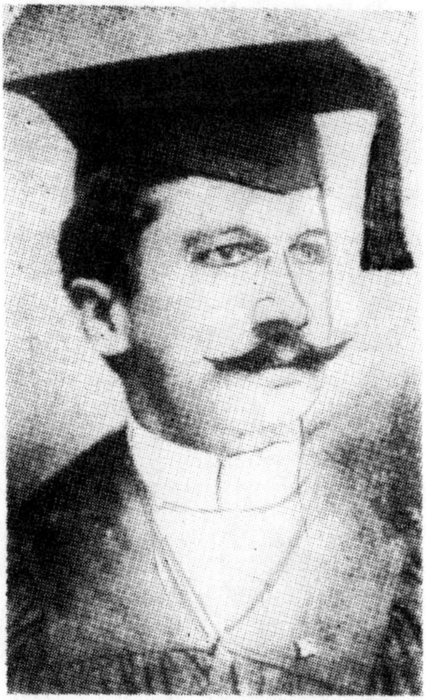

CAPITAN AGUSTIN SAGEBIEN
79. (Archivos Dr. César A. Mena)

CAPITAN AGUSTIN SAGEBIEN DUANY (Prótesis Clínica Abril 1959, Vol XX Núm.4)

Nació el 1 de Mayo de 1871 en la Habana. Residía en Sto. de Cuba cuando estalló la guerra incorporándose al Ejército Libertador el 14 de Abril de 1895 como soldado. Llegando a ser Capitán. Más tarde es cuando estudia Cirugía Dental graduándose en el Colegio Dental de Baltimore en la Universidad de Maryland donde terminó sus estudios el 1 de Junio de 1908. Incorpora sus estudios en Cuba (Expediente 3550 moderno Archivo General de la Universidad de la Habana). Ejerció la profesión dental hasta su muerte el 28 de Febrero de 1939.

CAPITAN CALIXTO SANCHEZ AGRAMONTE (Prótesis Clínica Octubre 1959-Vol XX No.10).

Nació en Camagüey el 10 de Diciembre de 1856. Estudió Cirugía Dental en Filadelfia. Ingresó en el Ejército Libertador co-

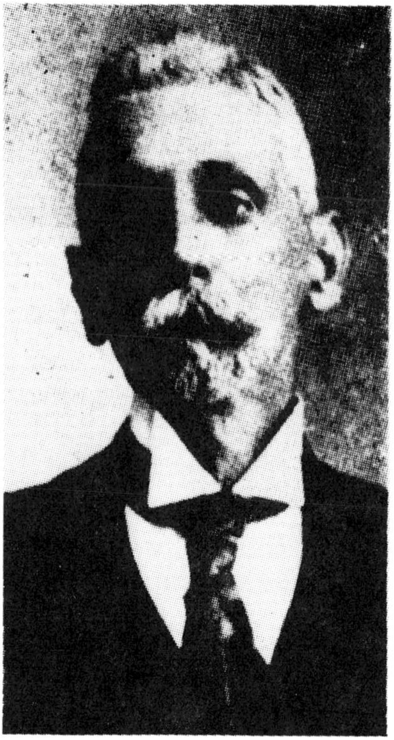

CALIXTO SANCHEZ AGRAMONTE

80. (Archivos Dr. César A. Mena)

mo Alférez en Junio de 1895 siendo Ayudante de Campo del Generalísimo Máximo Gómez durante toda la guerra. Fué herido en Dos Hoyos, cerca de Sancti Spíritus prestando también servicios como dentista pues sabemos le hizo una extracción al General José Miguel Gómez. No reclamó nunca pensión del Ejército Libertador pues decía no había ido a pelear para obtener una pensión. Murió el 6 de Octubre de 1914.

CAPITAN FRANCISCO SOLER FAURE (Prótesis Clínica Noviembre 1959. Vol XX No.11).

Nació en Guantánamo el 18 de Marzo de 1857. Sus primeros estudios los hizo en Santiago de Cuba y más tarde pasó a la Habana de donde estudió en el Colegio de Belén. Más tarde pasó a Francia y de regreso a Cuba ingresó en el Colegio Dental de

Pedro Calvo donde termina sus estudios el 30 de Agosto de 1882 (Expediente 13075 antiguo del archivo General de la U. H.). pero no obtiene su título hasta el 21 de Agosto de 1890. Conspiró desde un principio por lo que tuvo que emigrar a Yucatán y a ciudad México. Más tarde regresa a Cuba y presta sus servicios como dentista en el 6 cuerpo del Ejército Libertador. Terminada la guerra se dedicó otra vez a ejercer su profesión hasta su muerte en Pinar del Río el 13 de Agosto de 1929.

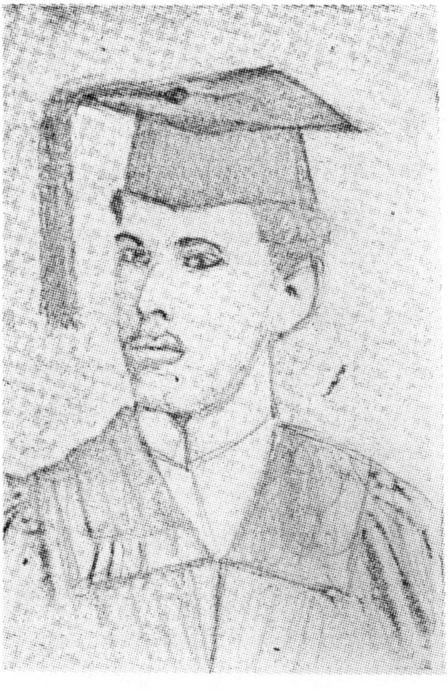

Gral. F. Valiente

81. (Archivos Dr. César A. Mena)

GENERAL FRANCISCO DE PAULA VALIENTE. (Prótesis Clínica Noviembre 1957 Año XVIII Núm. 11).

Nació en Kingston Jamaica, donde estaba emigrada su familia por causas de la Guerra de los 10 años, el 26 de Mayo de 1870 hasta que terminada ésta regresa a Santiago de Cuba, de donde eran sus padres. Concluídos sus estudios de primera enseñanza ingresa en la Universidad de Pennsylvannia donde se gradúa de dentista en 1890[2] y regresa de nuevo a Cuba durante poco tiempo pues ya en 1891 ha tenido que emigrar a Costa Rica. Allí se compromete con Maceo y Crombet; por eso está en-

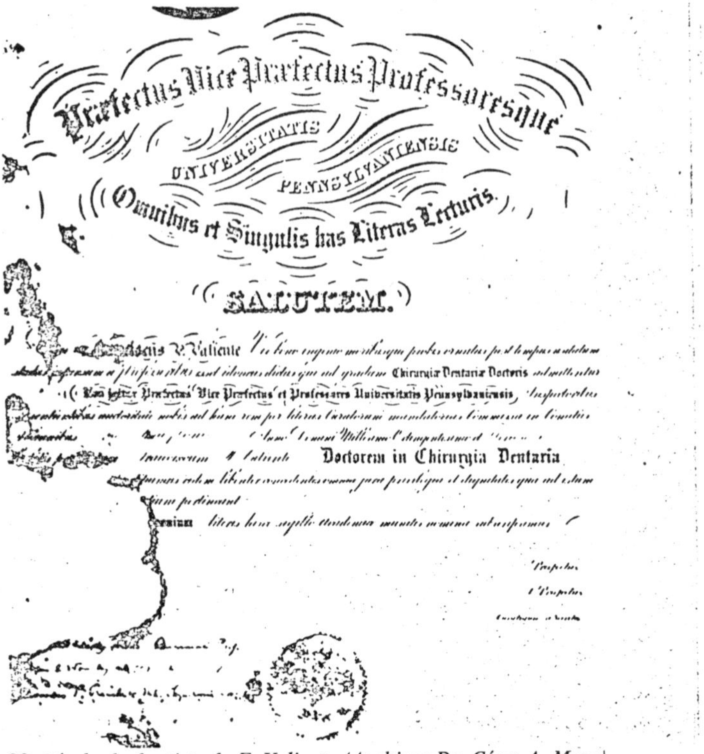

Praefectus Vice Praefectus Professoresque
Universitatis Pennsylvaniensis
Omnibus et Singulis has Literas Lecturis.
Salutem.

Doctorem in Chirurgia Dentaria

82. *Título de dentista de F. Valiente (Archivos Dr. César A. Mena)*

tre los primeros en decir presente en los primeros combates al lado del General Antonio, tales como Peralejo, Jobito, etc. El a pesar de su condición de dentista no se ha querido incorporar a la Sanidad Militar sino que desea estar en el frente de combate, destacándose en Sao del Indio donde es ascendido por Antonio Maceo al grado de Capitán. Lo reclama José Maceo y este lo designa Jefe de la Caballería, y es tal la valentía mostrada en el combate de la Curia el 6 de Enero de 1898 que éste lo asciende a Comandante, y con ese grado lo acompaña hasta su muerte, cuando ya era Valiente ayudante del General José Maceo. Pasa a las órdenes de Calixto García y este lo asciende a Tnte. Coronel en la ciudad de Holguin, tomando parte en el ataque a Victoria de las Tunas con otro dentista el General Carlos García Vélez. Más tarde ataca el poblado de Guisa, por lo que es ascendido a Coronel por Bartolomé Masó el 19 de Abril de 1898. El 30 de Junio de 1899 es ascendido a General de Brigada por los servicios prestados a la revolución. Terminada la guerra fué Capitán del Puerto de la Habana y Ministro Especial en Argentina, recibiendo condecoraciones de Chile y otras repúblicas hermanas. Murió en la Habana el 29 de Octubre de 1937.

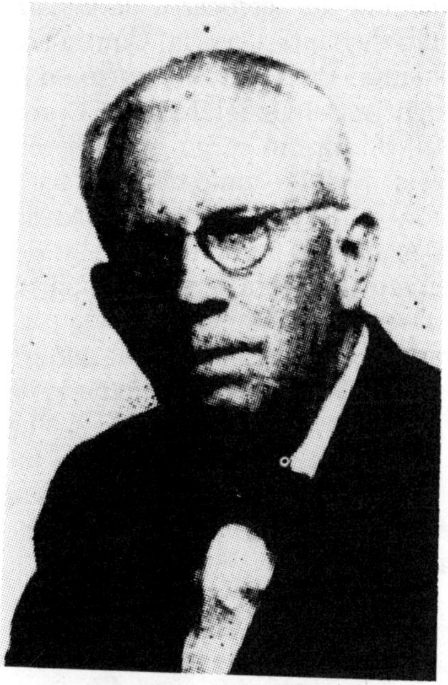

Dr. B. Ezequiel Vieta
83. (Archivos Dr. César A. Mena)

CAPITAN BENITO EZEQUIEL VIETA Y FERRO (Prótesis Clínica Mayo 1958. Vol XIX Núm. 5).

De la familia mas antigua que existe en la profesión dental en Cuba, es éste compañero, ya que el primer Vieta que tengamos noticias lo fué Miguel Ramón Vieta incorporado el 7 de Agosto de 1847, y tenemos noticias que antes de este hubo un flebotomiano que ejerció la profesión. Desde esa fecha hasta el día de hoy, se ha mantenido la familia Vieta en constante ejercicio, incluyendo el exilio. Es decir más de 133 años. Le dedicaremos en el segundo tomo un capítulo a la familia Vieta, ahora dediquemonos a decir de Benito Ezequiel que fueron su padre y su abuelo dentistas también. A los cinco años embarcó para Madrid donde permaneció ejerciendo por más de 10 años. En 1892 regresa a Cuba Ingresa en el Colegio de Rojas, pero conocedor su padre que el hijo quiere ir a la guerra lo envía los EUNA en Febrero de 1897 desembarcando en el estero de Jucaro, el 21 de Marzo de 1897. Actuó como subteniente dada su condición de Bachiller y prestó sus servicios como dinamitero tomando parte en la voladura del ferrocarril de Gibara a Holguin y en la toma del pueblo de Santa Rosalía. Contrae el paludismo y es ascendido a Teniente. Curado toma parte en la acción de Guabo junto a otro dentista el General Carlos García Vélez, llegando a tomar el fortín. Su último cargo en el ejército fué de ayudante de Aurelio Hevia. El 9 de Junio de 1898 pasó la trocha de Jucaro a Morón con el general Menocal. Ascendido a Capitán por acuerdo de la Asamblea de Santa Cruz se decide a terminar su carrera de Cirujano Dentista recibiendo su título el 28 de Julio de 1899. Durante dos años permanece en la Habana hasta que en 1901 se traslada a Madrid hasta que cerrada las puertas regresa a Cuba en 1902. Sentó plaza de soldado en la Guardia Rural. Fué canciller en México, en Hong Kong, Vice Consul en Shangai. Volvió a ejercer en 1915 hasta que se jubiló el 17 de Junio de 1951 por padecer de osteoartrosis deformante. Tuve el honor de entrevistar personalmente al Dr. Vieta quien murió años más tarde en Cuba.

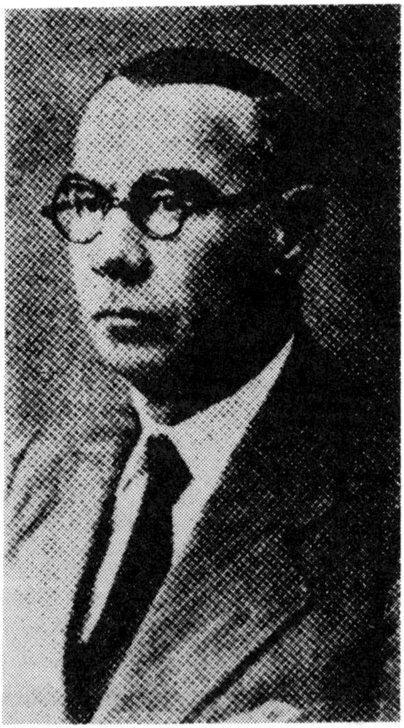

84. (Archivos Dr. César A. Mena)

DR. MARCELINO WEISS Y GRAMATGES (Prótesis Clínica Agosto de 1959. Vol XX No.8)

El último de nuestros biografiados por orden alfabético, pero uno de los que mas se distinguió en la paz, al igual que Ismael Clark y Mascaro, pocas actividades guerreras pueden mostrar. Solo puede decir que fué a la guerra en el cumplimiento de su deber. Nació en Sancti Spíritus el 9 de Junio de 1877. Estudió en la Escuela de Cancio y obtuvo su título el 25 de Mayo de 1899, ya terminada la guerra. Vino en la expedición del Florida y el Fanita, cuando ya han entrado los EUNA en la guerra, por eso son escoltados por el Peoria de la armada de los EUNA. El 29 de Junio llegaron a Palo Alto en los límites de Las Villas y Camagüey, al Sur de Cuba entrando en las costas 14 días antes que entraran los americanos en Santiago de Cuba y 39 días antes de firmarse en Washington el protocolo de paz. En la paz fué profesor de la Escuela de Odontología, hasta el año de 1934, en que muere el 17 de Diciembre querido de todos sus alumnos que cariñosamente lo conocían como el VIEJO WEISS. Fué autor de numerosos trabajos científicos que narraremos en el segundo tomo.

BIBLIOGRAFIA

1. Mena, César A. "Dentistas en las Guerras de Independencia. Prótesis Clínica. Habana Cuba.
2. Asbell Milton B. " A Century of Dentistry" a History of the University of Pennsylvannia. Univ. of Penn. 1977.

CAPITULO XXI

Ricardo Ruíz. Dentista muerto en una cárcel de Cuba. Episodio de la pre-Guerra Hispano-americana.

No estaría completa la historia de la Odontología en Cuba, durante el tiempo de la dominación española en la Isla, si no dedicáramos unas páginas al Dr. Ricardo Ruíz, muerto en la cárcel de Guanabacoa durante plena Guerra de Independencia.

Pero primero, es necesario mencionar cual era la situación reinante en la Isla y en los E.U.N.A. En Enero de 1896 el General Valeriano Weyler era designado por el Gobierno Español, Capitán General de la Isla, llegando a la Habana el 10 de Febrero de ese mismo año, y prestando juramento de su cargo al día siguiente.

Traía la orden de terminar con la revolución cubana a toda costa, ya que ésta había comenzado hacía escasamente un año, el 24 de Febrero de 1895, y cada día cobraba más fuerza, lo que inquietaba a los gobernantes de la Madre Patria. Entre las órdenes que traía Weyler, era la de sacrificar hasta el último soldado español, si fuere necesario, y en gastar hasta la última peseta del presupuesto para lograr dicho fín. A ese efecto llegó a contar el ejército con cerca de 280.000 soldados [3] en pie de guerra y a tener un presupuesto de 6.000.000 de pesos españoles, sin incluir los sueldos del ejército.

Fué tal la desesperación de Weyler para contrarrestar la revolución que el 21 de Octubre de 1896, dispuso que todos los habitantes en los campos, o fuera de la línea de fortificación de los poblados, se reconcentraran en el término de ocho días en los pueblos ocupados por las tropas españolas, considerando como rebeldes y juzgados como tales, todos los individuos que transcurrido dicho plazo se encontraran en despoblado.

Esta era la situación a grandes rasgos de lo que sucedía en Cuba, donde las tropas mambisas ganaban terreno día a día, aunque los cubanos solo llegaron a contar con cerca de 54.000 insurrectos en pié de guerra [5] Pág.256.

En los E.U.N.A. gobernaba el Presidente Cleveland quien tenía grandes ambiciones para anexar a Cuba, a la potente nación norteamericana, para comprobar lo cual, sólo es necesario releer los documentos que expone Herminio Portell Vilá en su obra [3] Tomo III.

No era sin embargo la idea que prevalecía entre todos los senadores y representantes norteamericanos, pues muchos veían con simpatía la independencia de Cuba, y más aún, el pueblo norteamericano, pues el mal de fondo que reinaba en el país era grande contra los españoles, por tener a varios ciudadanos de ese país encarcelados, hasta el número de 53, de los cuales 16 esperaban ser juzgados, (página 229).

El Cónsul General de los E.U.N.A. lo era Fitzhugh Lee, ex-gobernador de Virginia y sobrino del famoso caudillo confederado de la guerra de secesión que se había distinguido en la misma como un militar valiente y hábil. Lee hombre sereno, defendió siempre la vida de los ciudadanos de su país, presos en Cuba, con una enérgica actitud.

Uno de estos prisioneros lo fué el Dr. Ruíz, que queremos destacar en estas notas o apuntes para la Historia de la Odontología, pór el hecho no solo de ser dentista, sino porque su encarcelamiento y muerte en las cárceles de Cuba fué causa de interés universal.

El Dr. Ruíz había sido residente por más de cinco años en Filadelfia y había aplicado por eso a la ciudadanía norteamericana de la cual gozaba. Había llegado a los E.U.N.A. procedente de Cuba en 1875 y según Portell Vilá [3] era veterano de la Guerra de los 10 años, dato que no hemos podido comprobar. Cuando llegó a los E.U.N.A. llevó cartas de introducción de personas conocidas en Cuba, y se dedicó a estudiar Cirugía Dental hasta graduarse en 1878 en el Pennsylvannia College of Dental Surgery, dato éste tomado de Gonzalo Quesada, ya que en el libro del Dr. Milton B. Asbell [4] donde aparecen los graduados en The School of Dental Medicine que comienza en 1879, no aparece la lista de graduados en el Pennsylvannia College of Dental Surgery (1865—909) no aparece por tanto en el mencionado libro.

Dice Gonzalo de Quesada [1] que después de practicar Ruíz la profesión en Filadelfia, firmada la Paz del Zanjón, siendo ya ciudadano norteamericano decidió retornar a Cuba y puso su consulta en Guanabacoa, una pequeña ciudad al otro lado de la bahía de la Habana, donde comenzó a trabajar como dentista, casándose con la que había sido su novia, antes de abandonar la Isla. Todo hace pensar que fué arrestado y estuvo en prisión, sin celebrarle juicio por simpatizar con los revolucionarios cubanos, pero solo por sospechas; tan es así que el Dr. R. C. Rodríguez, dentista cubano que reside en Brooklynn, N.Y. nos facilita unas notas tomadas por él, respecto a este episodio de su detención que dan mas luz sobre el asunto.

Dice Rodríguez que Crabtree menciona que las sospechas que recayeron sobre Ruíz para su detención fueron originadas en que un tren que iba de la Habana a Guanabacoa fué capturado por los insurgentes cubanos y al día siguiente las autoridades españolas arrestaron a un gran número de personas, acusándolas de haber dado la información que facilitó a las tropas, bajo el mando del joven y enérgico lider Aranguren, la captura de dicho tren. Entre las personas detenidas estaba el Dentista cubano, norteamericano por su ciudadanía.

Según la propia información Ruíz era hombre de constitución fuerte y atlética, quien se dedicaba estrictamente a la práctica de su profesión y no se mezclaba en la política. No estuvo mezclado en la captura del tren, pero esa noche estaba de visita en casa de un vecino que vivía frente a la suya, y estuvo con dicho vecino hasta las 9 o las 10 p.m. cuando regresó a su casa, y se fué a dormir. Al día siguiente lo arrestaron y fué tirado en una de las celdas de INCOMUNICADOS.

No puede precisarse el tiempo que estuvo incomunicado, pues ese dato no lo dicen los historiadores; habría que precisar el día que fué capturado el tren por Nestor Aranguren y partiendo de ahí hasta el día de su muerte, podemos dar un tiempo exacto.

Lo cierto es que medio enloquecido por el injusto e inhumano encarcelamiento se puso a dar gritos por su esposa e hijos, siendo brutalmente golpeado por el carcelero español, lo cual le causó la muerte.

Los amigos de Ruíz reclamaron inmediatamente que había sidó muerto por actos de violencia y que su prisión había sido ilegal, ya que nunca había tenido un juicio imparcial. Los españoles mantenían que había muerto por causa natural. Recordemos como en la Odontología de Madrid, al referirse a los Malos Patriotas dice que: "La prensa ha hablado en estos días del dentista Ruíz, insurrecto que escudándose con su pretendida ciudadanía americana trataba de eludir el debido castigo por sus actos de sedición" (Capítulo XIX Página 303).

Ruíz murió antes del 20 de Febrero de 1897, y ello creó una gran excitación entre los norteamericanos, ya que en esa fecha el Cónsul Lee telegrafió al Departamento de Estado, por otro arresto, en la ciudad de Regla, diciendo que él no podía PERMITIR OTRA MUERTE COMO LA DEL DR. RUIZ Y QUE ESTABA DEMANDANDO QUE FUERA PUESTO LIBRE ESTE NUEVO DETENIDO [5]

Ya no era Presidente Cleveland, lo era Mc.Kinley, quien en Marzo de 1897 envió a Cuba al Honorable W.J.Calhoun, de Illinois, como comisionado especial, con la principal misión de investigar las circunstancias que giraban alrededor de la muerte del Dr. Ruíz en la prisión española. El gobierno español fué representado por el Dr. Congesto, Cónsul español en Filadelfia. En Mayo 28, un corresponsal de entero crédito, en Cuba, hacía el siguiente reporte: [1]

> "Va haber problemas sobre la investigación de la muerte de Ruíz, de hecho ya los problemas están presentes. Esta será siempre, en el futuro, una irritante cuestión en las relaciones entre España y E.U. aunque el Presidente Mc.Kinley tenga la esperanza de construir otro tipo de relaciones".

En diez días, la comisión conjunta presidida por el Cónsul Congesto, tuvieron una sola sesión, que tuvo pocos resultados, mostrándole a Lee y Calhoun que poco podían hacer. La demora fué causada por Congesto, con pretextos de poca consistencia, y la manera descuidada que hablaron del Cónsul Lee, terminando con la nota final, de que los representativos americanos no tenían mas nada que hablar personalmente y oficialmente con él.

De acuerdo con las investigaciones llevadas a cabo, el cirujano que atendió al Dr. Ruíz, certificaba que había muerto por congestión cerebral, causada por un golpe o varios golpes en la cabeza, y esa es la narración española [2] ; pero cuando el Cónsul Lee y Mr. Calhoun visitaron la cárcel de Guanabacoa, donde Ruíz había muerto, les fué mostrada la celda donde había muerto, y el guardia les explicó que él había oído varios porrazos por dentro de la puerta, y cuando abrió esta se encontró a Ruíz que corría hacia la puerta golpeándola con la cabeza.

Ruíz presentó una sola herida en la parte superior de la cabeza. Si él hubiera golpeado la puerta como decía el guardia, el cuero cabelludo tenía que haber sido lacerado en varios lugares.

Por todos estos motivos, los representantes americanos decidieron que ellos no tenían nada mas que preguntar y que era absurdo seguir perdiendo el tiempo bajo aquellas circunstancias.

Se pidieron los records oficiales del arresto de Ruíz y los cargos hechos en contra del mismo, y el Dr. Congesto dijo que estaban en Madrid. Nunca fueron facilitados.

Este caso, unido al de Charles Scott, ciudadano americano incomunicado por 15 días, por el delito de tener sellos de correos de la República de Cuba en Armas en su poder [5] ,así como el de Julio Sanguily que también era ciudadano norteamericano desde hacía muchos años y quien fué sentenciado a prisión de por vida, y el de otros, que no podemos mencionar por falta de espacio, trajeron como consecuencia un estado de excitación entre las autoridades estadounidenses y españolas, y en envío de barcos de guerra a Cuba, por parte de los E.U.N.A. para proteger la vida de los ciudadanos norteamericanos.

Uno de estos barcos fué el Crucero Maine, que hubo de explotar en la Bahía de la Habana el 15 de Febrero de 1898, y lo que trajo la declaración de guerra de los Estados Unidos a España siendo el comienzo de la mal llamada guerra Hispano—Americana, ya que debe llamarse mas propiamente CUBANO—ESPAÑOLA—AMERICANA, ya que los cubanos estuvieron luchando solos por más de 30 años, con un ejército de más de un cuarto de millón de soldados españoles; y porque tampoco puede olvidarse la participación de los cubanos para que las tropas norteamericanas desde mar fueran protegidas por las fuerzas mambisas y pudieran ocupar las fortificaciones que desde tierra atacaban los cubanos.

La ayuda prestada por el General Calixto García para el desembarco de dichas tropas, no puede ser olvidada tampoco, ni que las tropas cubanas lucharon codo a codo junto a las tropas del ejército norteamericano en el Caney y en Santiago, para expulsar a los españoles del último reducto del gran imperio que Cristobal Colón había puesto a los pies de los Reyes Católicos, hacía más de cinco siglos.

BIBLIOGRAFIA

1. Quesada, Gonzalo de, and Henry Davenport. "War in Cuba, or de the Great Struggle for Freedom'' Entered to act of Congress in the year 1896. by W.R. Vansant.
2. Terrero, José y Juan Regla. "Historia de España''. Biblioteca Hispania Editorial Ramón Sopena. Barcelona España 1972.
3. Portell Vilá, Herminio. ''Historia de Cuba''m. Publishing Inc. Miami Florida, 1969.
4. Asbell, Milton B. ''A Century of Dentistry. A History of the University of Pennsylvannia. School of Dental Medicine. University of Pennsylvannia. 1977.
5. Mena César A. ''U.S. Citizen Jailed for Buying Cuban Revolution Stamps'' The American Philatelist. Vol 93 No. 1. January 1979. Pág. 54—55.
6. Crabtree J.B. "Passing of Spain". The King Publishing Co.Springfield Mass, 1898 Pág. 254.
7. Revista Odontología de Madrid. Revista Dental. Madrid España.1899.

CAPITULO XXII

FEDERICO POEY AGUIRRE

Paladín de la Odontología Cubana

Justo es que dediquemos un sólo capítulo al hombre que consideramos fué el propulsor de la Odontología en Cuba, el que durante veinte años se dedicó mas intensamente a engrandecer la profesión.

Ese compañero fué Federico Poey y Aguirre, que nació el 29 de Octubre de 1834 en una casa de la calle Amistad en la ciudad de la Habana. Era hijo del gran sabio naturalista cubano Don Felipe Poey y Aloy y de su esposa, María de Jesús Tranquilina Aguirre.

Todo capacidad y todo modestia -rara dualidad- ha sido si no totalmente desconocido, sí olvidado por la mayoría de los que hoy ejercen la honrosa profesión. Otros hubo que sin tantos méritos como él, escalaron posiciones elevadas en la historia de la dentistería cubana.

Hemos leído el Diario de su Vida, y con la moderación y recato que le eran habituales, omite, salvo contadas ocasiones, hacer mención a títulos y honores que le fueron conferidos en su fecunda existencia; mas, por suerte, ellos aparecen en las páginas de la prensa científica, nacional y extranjera, de la época, que él ayudó a fundar y mantener.

En el "Memorandum de su Vida" nos muestra a su familia y nos habla de su abnegada y amante madre; de la muerte de sus padres; de hechos sobresalientes en la vida de sus hijos y nietos; de los lugares donde plantó su movible tienda; de su peso y el de los suyos, que parecía obsesionarle; en fín de una serie de consideraciones que demuestran su amor al hogar, pero sin destacar en modo especial su incesante luchar por el adecentamiento de la clase dental que él ennobleció con su ejemplo.

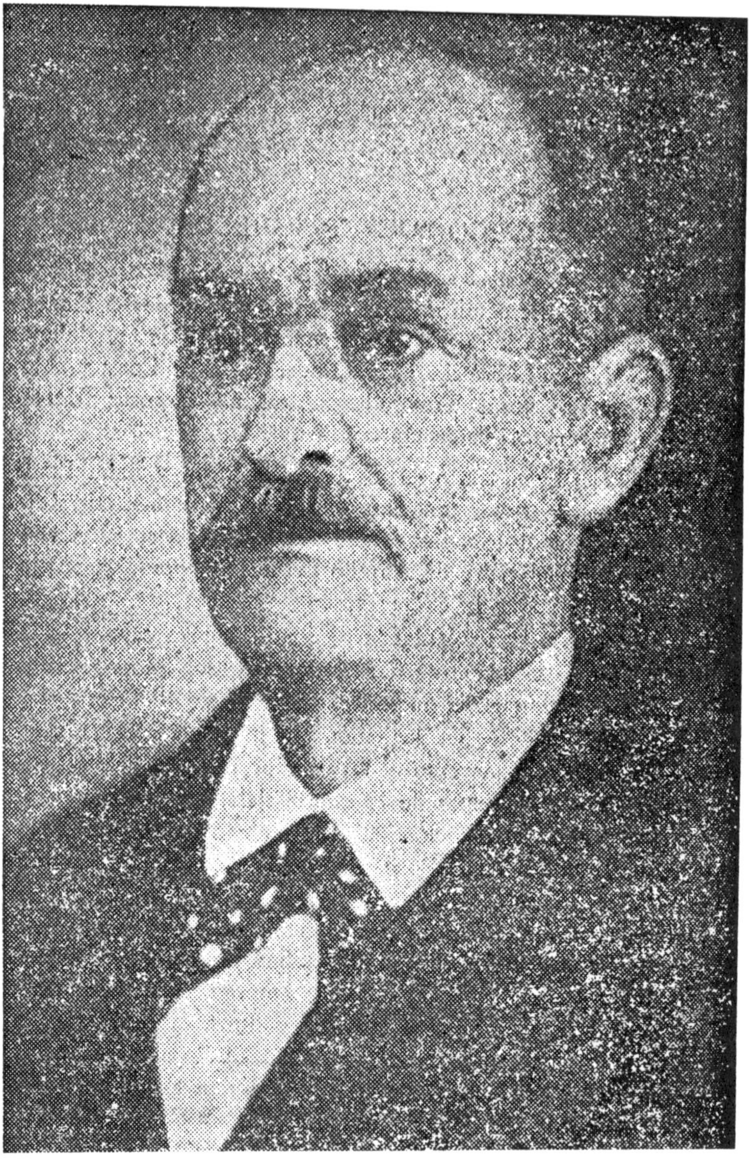

85. Federico Poey y Aguirre 1834-1902
(Archivos Dr. César A. Mena)

Ocupó las posiciones de trabajo en esta primerísima lucha por nuestra clase profesional y durante más de cuatro lustros regó y cuidó la planta cuya simiente él ayudó a sembrar; y aunque no pudo saborear su fruto, tuvo al menos la íntima satisfacción de contemplarlo, aunque verde, fruto al fín, en los instantes en que casi abandonaba la vida terrenal.

Poco conocemos de su primera infancia. Sabemos que fué bautizado en la Iglesia de Nuestra Señora de Guadalupe, por el Cura Andrés Cascales, el domingo 28 de Noviembre de 1834, y que a la edad de diez años vivía en la Calzada de la Reina Número 7.

A los doce embarcó con su "buena madre", para El Havre, en el paquebot "La Marie" a donde llega el 18 de Diciembre para estudiar bachillerato en el Colegio Nylon de París. Años más tarde lo encontramos estudiando Lógica en el Colegio Saint Louis en la propia capital francesa, y comienza los estudios de Medicina; pero por motivos que desconocemos regresa en 1854 a esta capital vía New York; teniendo la desdicha de naufragar en la travesía, y obligado por esta causa a vivir en la ciudad de los rascacielos durante unos seis meses.

De regreso en la Habana, y en "busca de una posición social", trabaja en el escritorio de Lasaga y Muñoz; pero sólo por poco tiempo, ya que regresa a New York, donde vivió en la casa de un hermano, durante los años de 1855 a 1857.

El 28 de Octubre de 1858 contrae matrimonio con su "adorable compañera"Merced Orta y Menero en la Iglesia de la Salud, y en 1868 ya tiene con ella cinco hijos: Sofía, Hortensia, Octavio, Horacio y Palmira.

En 1860 inicia su carrera de Cirujano Dentista entrando en el taller de un distinguido compañero de profesión, Arturo Letamendi, quien había incorporado sus estudios el 18 de Abril de 1857; pero las obligaciones del hogar constituído lo obligan a trabajar, además, de escribiente en el Ferrocarril de Villanueva, donde llegó a ocupar la Jefatura de la Estación de San Antonio de los Baños, y en cuyo cargo lo sorprendió el grito de "Independencia o Muerte" dado por sus compatriotas de Yara, Oriente, el 10 de Octubre de 1868.

Sus actividades de patriota cubano lo complicaron en un delito de infidencia, por el que fué detenido y llevado a la cárcel de San Antonio de los Baños, donde a la sazón residía, en Diciembre 4 de 1868, desde la cual es trasladado más tarde a la Real Cárcel de la Habana hasta el 13 de Enero de 1869, en que sale a consecuencias de la amnistía concedida por el Capitán General Don Domingo Dulce a todos los presuntos reos de deslealtad. De nuevo encarcelado en la Cabaña en Marzo 1, sólo ha de salir deportado a Fernando Poo, junto con otros 249 infortunados compatriotas.

El triste episodio de la deportación ha sido descrito con lujo de detalles por Sauvet uno de los que sufrieron el abuso y la ignominia de otros que no supieron o nó quisieron comprender que el "ser deportado por causa política, no es deshonra", por lo que nada mas apropiado para describir este episodio en la vida de Poey que transcribir, en parte, las palabras vertidas por los propios actores ya que ellas constituyen, además, una de las páginas más interesantes de la Historia de Cuba.

Zarparon de la Habana a bordo del transporte de guerra "Francisco de Borja" el 21 de Marzo de 1869, un día que las nubes estaban amontonadas y corrían presurosas hacia el sur, impelidas por el viento norte que reinaba. Una menuda lluvia caía sin cesar y los rayos del astro rey lograban pasar de vez en cuando por algún pequeño claro, pero aquellos resplandores no duraban más que segundos, y después de aquel entreabrir de ojos, digámoslo así, todo recobraba el tristísimo aspecto que antes poseía. Parecía como si el cielo copiara lo que estaba pasando, en la tierra, en la que se habían desencadenado las pasiones políticas, obscureciendo los esplendorosos rayos de la justicia y la razón.

A las dos de la tarde, los 250 infortunados bajaron por el sinuoso camino hecho en la falda sur de la Cabaña, mientras el 5o batallón de Voluntarios de la Habana, se extendía formando dos filas desde los fosos hasta el muelle de Casablanca, en donde les esperaba el "San Francisco de Borja", tétrico barco que habría de servir de cárcel durante sesenta y cinco días, según Poey.

El grupo de desterrados estaba compuesto por personas de todas clases de la sociedad, amarrados de tres en tres, y cuando llegaron al muelle de Casablanca muchos se revolcaban en el suelo pidiendo a gritos que los mataran, pues no podían soportar las fuertes ligaduras de sus brazos. En los muelles de Caballería, una muchedumbre feroz los insultaba, señalándoles con ademanes grotescos y estridentes carcajadas el navío que había de conducirlos. Aquellas almas, obcecadas por el apasionamiento, no se conmovían ante los ayes del padre infelíz que abandonaba a su querida esposa, dejando en la orfandad a los seres aquellos a quienes dieron vida.

Mientras tanto en el "San Francisco de Borja" se habían terminado los preparativos y a las tres y media el Comandante del buque dió órdenes para que los presos políticos se trasladaran al sollado del mismo.

Reunidos en aquel sombrío y caluroso lugar tuvo efecto una escena sublime, el juramento solemne que se hicieron todos de mantenerse inseparables, unidos, siempre por los lazos de la fraternidad, la desgracia y el patriotismo. Entre ellos, a más de nuestro biografiado iban otros dos dentistas: Martín Agüero, de 30 años de Puerto Príncipe y Rafael Forts, de 25 años, de Guanabacoa. Es digno de especial encomio, que no podemos dejar de pasar inadvertido, el hecho que nuestros compañeros de profesión además de dedicarse empeñosamente a ésta, fueron también grandes patriotas y sufrieron y se sacrificaron por la libertad de nuestra patria.

Levantada su pesada áncora el vapor, pronto retumbó en el espacio sus tres señales de despedida de costumbre, las cuales repercutieron dolorosamente en los corazones de aquellos infelices; y poco después los balances del buque indicaron que se hallaban fuera de la boca del Morro. La fragata de guerra "Concepción" les sirvió de escolta a poca distancia, hasta muy entrada la noche, noche en que muy pocos, por no decir ninguno, pudo dormir mas de una hora, pues respiraban dolor, ya que el espacio en que se encontraban estaba impregnado de hondas tristezas y amargas desventuras.

Durante la travesía tuvieron que tomar agua de un tanque de hierro que sólo contenía diez baldes o cubos para todo el día, lo que hacía que a las 5 de la tarde no tuvieran siquiera con que mojar la garganta; cayendo por ello, muchos, extenuados por la sed y debilitados por el rancho maloliente de arroz con tocineta salada que comían.

Más tarde fueron explotados por los empleados del barco, que para mitigar la espantosa sed y mala condimentación del rancho, les exigían dinero a cambio de mejor comida, que no dejaba de ser, sin embargo un mal sancocho, llegando aquellas hienas hasta estafarlos, no dándoles lo prometido. Poey nos relata que el 15 de Abril llegaron a Puerto Rico, allí los voluntarios hicieron de las suyas, pues aunque fueron trasladados durante tres días a un buque carbonero, no por eso sus penas fueron menores, y de nuevo en el "Borja" siguieron rumbo a Fernando Poo, a donde llegaron después de penosa travesía y previa escala en la isla de Cabo Verde. Durante todo este tiempo se habían reproducido las escenas anteriores, teniendo los cubanos que apurar hasta las heces la copa del sufrimiento.

Llegados a Fernando Poo el 25 de Mayo, aumentaron sus desdichas, pues a pesar de tener permiso para vagar por la pequeña isla, ésta era bien tétrica. Las casas amontonadas, con techos de paja y sus calles pedregosas y llenas de hierba casi seca, y castigándoles sus más leves faltas con azotes que les daban, amarrados de pies y manos, en un palo situado frente a la casa del Gobernador.

Dormían en una tarima de tabla sin siquiera un montón de pajas en que recostar la cabeza, y comiendo lo que les vendían los salvajes, o lo poco que de vez en cuando llevaba un paquebot inglés a la isla. Sufrieron de epidemias y fiebres, que en parte los exterminaron.

Dos meses después de este sufrimiento llegó a Fernando Poo una orden del Gobierno de España, de ser trasladados a la Península, pero algunos, comprendiendo que ello no era más que la continuación de sus sufrimientos, se hicieron el firme propósito de escapar de aquel infierno, y ya con el barco que los habría de conducir a la Península anclado en la isla, un pequeño grupo, al igual que lo había hecho antes otro, lograron poner fín a su martirio evadiendo la vigilancia. En este último estaba Federico Poey, quien a las doce de la noche del día 4 de Agosto, abandonó en un bote la isla, para ser conducido a bordo del vapor inglés "Congo", que iba para Liverpool. Para ello tuvo que pagar, además del pasaje de $200.00 una gratificación para el Capitán de $100.00 y una regalía de $25.00 para el guía que concertó la fuga.

Demoró en llegar a Liverpool treinta y siete días más, haciendo escalas en Boni, Lagos, Yellow Coffee, Acrá, Cost Cabel, Cabo Palmas, Morrovia, Sierra Leona, Islas Madeira y Princentown, encontrando al fín la libertad después de nueve meses de inolvidable cautiverio. A la semana de llegar a Liverpool logró trasladarse a París, su anhelada meta, lugar donde tenía, además de ciertos conocimientos desde niño, algunos familiares, pero tiene la fatalidad de que lo sorprende la guerra con Alemania y sale el 23 de Junio de 1870 para Ginebra. En camino a ésta, y estando en Strasburgo en compañía de "su amantísima y buena madre", él, que conocía de los sinsabores de un naufragio, y de las penalidades y sufrimientos del desterrado, añade a su cadena de amarguras un nuevo eslabón, como es la triste experiencia de pasar el bombardeo de la ciudad durante diez y seis días, refugiado en los sótanos del Convento de Toussant, para evitar ser alcanzado por los obuses que llovían sobre la desgraciada ciudad y que causaron numerosas víctimas en la población.

La Comisión Suiza logró sacarlo llevándolo a Ginebra, no sin antes visitar Bale y Lucerna, como antes en viaje a París, había visitado Bruselas, siempre acompañado de su familia. En Gine-

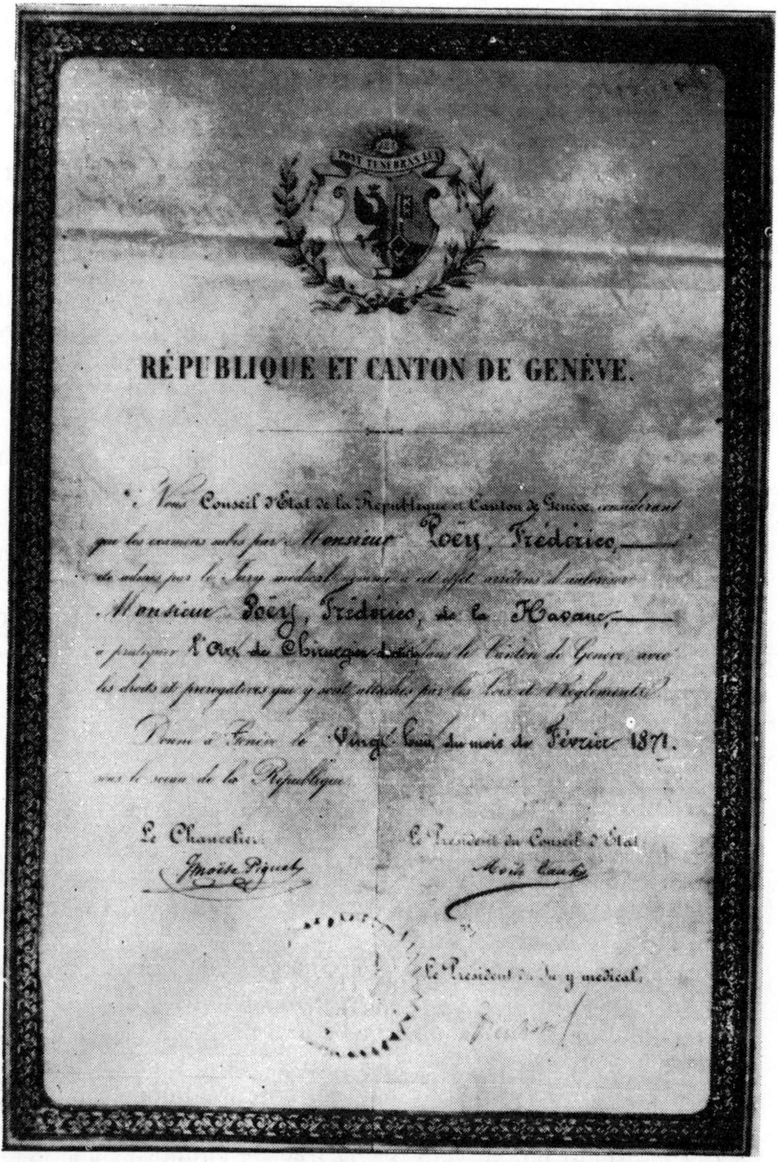

RÉPUBLIQUE ET CANTON DE GENÈVE.

Nous Conseil d'État de la République et Canton de Genève, considérant

Monsieur Poëy, Frédérico,

Monsieur Poëy, Frédérico, de la Havane,

l'Art de Chirurgien Dentiste dans le Canton de Genève avec

Donné à Genève le Vingt-huit du mois de Février 1871.

sous le sceau de la République.

Le Chancelier

Le Président du Conseil d'État

Le Président du Jury médical.

86. Título expedido en Suiza a favor de Federico Poey Aguirre en 1871.
(Cortesía Escuela Odontología.)
(Archivos Dr. César A. Mena)

bra fija su domicilio en la calle Canoines 14. En esta ciudad se graduó de Cirujano Dentista el 28 de Febrero de 1871 después de once años de haber comenzado, en su país natal a estudiar en el taller de Letamendi.

A las cinco de la tarde de ese día sufrió el examen para el grado en la Sala de la Reina, situada en la Casa Ayuntamiento, de la ciudad de Ginebra, Suiza, ante un tribunal constituido por los Doctores en Medicina Duchosal y Silva y el Dr. S.J.Guillermin, Cirujano Dentista obteniendo nota de Sobresaliente.

El título original que le otorgaron se encuentra o se encontraba en 1960, al salir nosotros de Cuba, en el Museo de la Escuela de Odontología de la Universidad de la Habana, cedido por su hijo Federico Poey.

Graduado ya, continuó viviendo en esta ciudad y ejerciendo su carrera, aunque en Abril de 1874 visitó Grenoble con "el propósito de estudiar la localidad y establecerse" de dentista; pero parece que no le fué propicio puesto que regresó inmediatamente a Ginebra, en la que permaneció hasta Diciembre de 1875, en que se trasladó a Nantes, instalando su gabinete en la calle Contrescarpe Num.3, donde ejerció su carrera hasta su definitivo regreso a su país natal.

Los años que estuvo en Europa le fueron de gran provecho pues además de graduarse de Cirujano Dentista, hubo de conocer los grandes adelantos de la Escuela Europea, tan desarrollada en aquel entonces, especialmente en París y Ginebra. Eran estas ciudades y Londres, las más adelantadas en nuestra especialidad. Visitó también durante su permanencia en el Viejo Continente, a Bremen, Frankfort, Cassel, Fribourg, Turín, Pisa, Florencia, Génova, Venecia, Milán, Roma, Boloña y muchas otras.

En Ginebra se dió a la tarea de estudiar la organización de la enseñanza odontológica, y allí vieron la luz sus primeros trabajos que le valieron el reconocimiento, tanto de sus compañeros de Europa como de la propia América. De entre ellos se destaca su:

"*Monografía Dentaria*", que incluía todas las obras escritas hasta entonces sobre el "Arte del Cirujano Dentista".

Comprendía tanto las antiguas como las modernas y no sólo las que fueron escritas en inglés sino en francés, en italiano, alemán y latín. Este curioso y casi completo catálogo bibliográfico mereció grandes elogios en Europa según Martínez Sánchez y fué insertado por su valor en la Revista Odontológica de Madrid que dirigía el Dr. Triviño.

Mas tarde la propia revista publicó su:

"*Vademecum del estudiante en Cirugía Dental*" y por lo extenso del mismo fué necesario repartirlo desde los tomos II el V de la misma.

Muchos fueron los honores que obtuvo en Europa. Entre ellos destaquemos el recibido el 15 de Febrero de 1873. Estaba circunstancialmente en París cuando fué nombrado Socio Corresponsal de la Academia de Ciencias Médicas, Física y Natural de la Habana.

Fué Redactor de la Revista Odontológica de Madrid, que dirigía Trinviño. Fué uno de los que mas valiosos trabajos dió a la publicación pero estas actividades no impidieron que le quedara tiempo para ingresar en la Logia "Los Amigos de la Verdad", de Ginebra y que llegara a alcanzar destacadas posiciones en la misma.

De entre su producción científica de la época que vivió en Ginebra, hemos podido reunir algunos datos, no todos por cierto, dado que no han llegado a nuestras manos los ejemplares de la Revista Odontológica de 1872 ni los de 1875 en adelante, y en los cuales vieron la luz la mayoría de los mismos. He aquí los que hemos podido comprobar, publicados en la Revista antes dicha:

Año 1873:
"El Protóxido de Azoe". Su empleo en Cirugía Dentaria".
"Patología Dentaria, Etiología de la Odontología".
"Accidentes Causados por la extracción de los dientes".
"La Odontología considerada terapéuticamente".
"Odontología Fisiológica".
"Terapéutica Dentaria, Anestésicos".
"Hemorragias".
"Periostitis Alveolo dentaria".
"Prescripciones y fórmulas".
"Odontología nerviosa".
"Teratología Dentaria".
"Fracturas completas de los maxilares".
"Rasgones y despegaduras de las encías".
"Odontología sintomática de caries dentaria".
"Influencia dañosa del alcanfor sobre los dientes".
"Uso del ácido crómico contra la periostitis alvéolo dentaria".
"Nociones generales sobre higiene dental".
"Modo de producción de la caries".

(Este trabajo produjo que otros dentistas, inclusive Triviño, mantuvieran en las páginas de la Revista una gran discusión científica con Poey, al mantener en contra del criterio del mismo, que la caries era producida solo por causas internas).

"Etiología del sarro dentario".
"Etiología de la caries".
Año 1874:
"Soriasis bucal"
"Formación del folículo de los dientes permanentes".
"Miscelánea dentaria".
"Enjuagatorio Astringente".
"Conducta que debe seguirse en los accidentes clorofórmicos".
"Clínica dentaria".
"Enfermedades incompatibles en el Servicio Militar en Francia".
"Higiene Dentaria".
"Jurisprudencia Médica".
"Terapéutica quirúrgica".
"El caotchouc".
"Estomatitis por ingestión de calomelanos".
'Hipertrofia glandular del cuello".
"Causas que modifican la solidificación del yeso".

Muchos fueron los trabajos de Poey en la época en que comenzaban las publicaciones científicas dentales y cuando todavía la profesión era considerada en plano inferior, no sólo por la generalidad de la ciudadanía sino por graduados en otras disciplinas universitarias. Por medio de sus trabajos él logró colocarla, como así lo reconocieron autores científicos de ambos continentes, en el camino que había de conducirla a la destacada posición que hoy ocupa.

Publicó en Europa trabajos que hoy nos causan admiración, y viajó por diversos países, pero no dejó de amar a su tierra natal, ni pensar lo que habría de hacer a su regreso, en beneficio de la patria. Como conocía los planes de estudios de la enseñanza odontológica de los EUNA se dedicó a estudiar los métodos seguidos en el Viejo Continente, para de vuelta a Cuba tratar de implantarlos.

Estimó que el nativo debía ser ayudado y estimulado, pues poseía cualidades que podían ser aprovechadas, por lo que firmada la Paz del Zanjón, que ponía fín, al menos temporalmente a la gloriosa contienda emancipadora del 68, regresó a la querida patria. Antes legalizó su título el día 26 de Febrero de 1878, ante el Cónsul de España en Ginebra, C. de Garcimartín, y abandona Europa a bordo del vapor francés "Lafayette", saliendo de Saint Nazaire el 21 de Marzo de 1878, justamente, y por rara coincidencia del destino, el mismo día, nueve años después, que deportado a Fernando Poo abandonaba a bordo del "San Francisco de Borja" el puerto de la Habana.

Hizo escalas en Santander, Santa Cruz de Tenerife, Port au France, Santo Tomás, y Point a Pitre, llegando a la Habana el 12 de Abril de 1878, y dedicándose rápidamente a gestionar la legalización de su título. El 8 de Agosto sufre examen en la Universidad de la Habana, para incorporar dichos estudios y el 9 de Noviembre recibe de la Península el grado correspondiente.

Inmediatamente junto con otros pioneros de la Odontología Cubana se dá a la terea de organizar la profesión en nuestra isla, para enaltecerla y colocarla a la altura que ella merecía logrando fundar la Primer Sociedad Dental de América Latina, la Sociedad Odontológica de la Habana donde conquistó sus más valiosos lauros y en cuyo seno libró las mas recias y decisivas batallas en pro del mejoramiento colectivo de la profesión. En el capítulo XVII página 230 aparece el nombre de los 17 hombres que junto con Poey, sin ayuda de clase alguna, fundaron la sociedad el 15 de Febrero de 1879, dejándola constituída oficialmente el 21 de Marzo de 1879, al año justo de haber salido Poey de Europa.

Fué nuestro biografiado de los pocos que se mantuvo hasta el final en primera línea de combate. Sus discursos, sus discusiones, dentro del seno de la Institución, la índole de sus ideas, los organismos que fundó o ayudó a fundar, lo destacan como un espíritu dado al progreso de la ciencia y desinteresado hasta lo infinito; llegando, en la defensa de sus convicciones, hasta ir contra sus propios intereses, pues atacó sin piedad aunque con corrección a todo aquel que osara menoscabar el concepto que debía tenerse del Cirujano Dentista.

Electo primer Secretario de Correspondencia de la Sociedad Odontológica de la Habana, tomó posesión del cargo el 15 de Mayo de 1879, y al hacer uso de la palabra en dicho acto, dejó constancia de lo imprescindible que era levantar el espíritu de asociación y aunque reconocía los obstáculos con que habría de luchar, les pide a los presentes que no desmayen hasta la final consagración. Veamos sus propias palabras.

> "Elevado a Secretario de Correspondencia por la amistad de mis dignos compañeros, creo mi deber rendirles un justísimo testimonio de gratitud y felicitarles como iniciadores y fundadores de una Sociedad que tiende al bienestar de nuestra profesión y que un día no lejano producirá ventajosos frutos".
>
> "Tiempo era ya, señores, de que la profesión dental en Cuba ocupase un puesto digno en el estudio de la ciencia. La ciencia, señores, acepta todas las reforma útiles,

> y el espíritu de asociación es una fuerza poderosa que todo lo vence y subyuga".
>
> "No desmayéis por lo tanto en nuestros propósitos y acordaos de que los progresos han tenido que luchar con obstáculos más o menos grandes, pero que se han realizado gracias a la firmeza del carácter y la constancia de sus promovedores".
>
> "Saludo pues, con el mayor entusiasmo la fundación de nuestra Sociedad Odontológica, tan necesaria hoy en la Habana, y que prestará grandes servicios, así lo espero a nuestra profesión".

Inmediatamente paso a formar parte del Primer Comité de Redacción de la más antigua Revista Dental de Hispano América: LOS ANALES DE LA SOCIEDAD ODONTOLOGICA DE LA HABANA, cuyo primer número vió la luz en el mes de Julio de 1879 y en su condición de Secretario de Correspondencia paso a ser el Primer Presidente de dicho Comité. (Ver capítulo XIX no solo descripción de esta revista sino la copia de la portada del primer número).

Más tarde hubo de fundar "El Progreso Dental" (ver también portada y descripción de la Revista en Capítulo XIX y en ambas dejó las huellas de una intensa lucha librada por el bienestar profesional.

Pero al fundar la Sociedad Dental tiene rápidamente ciertas discrepancias con otros dirigentes en 1880, al querer estos dirigentes trasladar al domicilio de uno de los Colegios Dentales, recientemente fundado, el domicilio de la Sociedad. A esta pretensión se opuso junto con F.P.Rodríguez y otros, y lo hizo no sólo en la Junta de Gobierno sino en el seno de la comisión nombrada para estudiar dicho asunto, pues estimaba que era darle preferencia a un Colegio Privado sobre otro el que la Institución tuviera su domicilio en uno de los mismos, cualquiera que éste fuera. Ello provocó discusiones y recelos y colocó a los fundadores y precursores de la Odontología cubana en dos bandos. Junto con Rodríguez, Mejías, Manfredi y otros, *Poey se retira de la Sociedad, pero no sin antes resaltar que éste era de todos los dentistas y los Colegios Privados de unos pocos solamente, y que estas causas obligaban a que giraran en órbitas diferentes y separadas, los intereses de la sociedad y los intereses personales, especialmente si se tenía en cuenta que a la primera se iba con fines altruistas y los segundos eran con fines especulativos.*

Bella página de Poey, ésta, en que por encima de sus intereses personales colocó a la Sociedad, aunque le crearan embarazosas posiciones, difíciles de solventar en el futuro. Lamentable fué, como decía Manuel Aguilera en 1882, siendo Presidente de la Sociedad, pues:

> "Poey era socio no tan sólo de gran importancia sino que la Sociedad, por mas de un motivo le debía gratitud y justificadas consideraciones por sus múltiples trabajos y esfuerzos para colocarla en el estado floreciente en que se encontraba".

Estas palabras de Aguilera eran muy de tomarlas en consideración pues era éste un médico, que sin ser dentista, llegó a ocupar continuadamente, durante seis años la Presidencia de la Institución, después de la renuncia de los que tuvieron que abandonarla, siendo respetado por todos los integrantes de la misma.

Nombrada una comisión para gestionar que Poey y los otros retiraran sus renuncias, ésto así lo hicieron, pero no se reintegraron activamente hasta 1882 en que al producirse cambios en la directiva, como fué el elegirse Presidente a Aguilera y Secretario de Correspondencia Pedro Calvo e imprimirles nuevos rumbos acorde con las necesidades del momento y con un domicilio de la Sociedad que no era el de un Colegio Privado, se dieron de nuevo a laborar en pro del beneficio de la clase.

Sin embargo durante el tiempo que duró su inactividad en la Sociedad Odontológica de la Habana, no se mantuvieron inactivos por completo en su lucha por el engrandecimiento de la odontología cubana y dejan escrita otra bella página en nuestra historia profesional como es la fundación de la Revista "El Progreso Dental" (ver capítulo XIX Pág.285) que junto con los Anales, fundada por ellos mismos, mantiene en primerísima línea a la prensa científica dental del país. Poey, Rodríguez, Manfredi y Mejías dejaron escrita la defensa de los intereses morales y científicos de la clase dental cubana.

El 4 de Febrero de 1882 se reintegró Poey de manera efectiva a la Sociedad y es por eso que varios compañeros: "se sienten con nuevas fuerzas, algo decaídas, para ir adelante en la consecución de nuevos empeños" y se demuestra el concepto que de él tenía la Sociedad cuando dedica casi íntegramente una sesión a recibirlo y destacar sus grandes merecimientos y los de F.P. Rodríguez.

Ese día el Presidente hace constar que la "Sociedad está de plácemes por haber recuperado a uno de sus miembros mas entusiastas y de valioso mérito científico". Se refería a Poey.

Inmediatamente es reelecto Secretario de Correspondencia y este cargo habría de ocuparlo hasta el cese de la Institución en 1896 siendo por tanto 14 años Secretario de Correspondencia de los 18 que tuvo la Sociedad y es que los compañeros consideraban que era el Secretario "modelo" y además una figura que se destacaba en la Sociedad por la viveza de su carácter y por su notable erudición y vastos conocimientos. Fué Secretario en 1879 y 1880, de 1884 a 1890 y de 1892 a 1896. En 1883, ocupó la Vice Presidencia y en 1891 la Presidencia. Solamente no ocupó cargo alguno en 1881 y 1882, en los que se dedicó a fundar y laborar en el Progreso Dental.

Al ser reelecto Secretario de Correspondencia pasó a ocupar de nuevo la Presidencia del Comité de Redacción de los Anales y encontró que estos habían dejado de publicarse mientras él impulsaba el Progreso. Pero como quería a la Sociedad por encima de todo, deja de publicar el Progreso en 1884 y a los dos meses escasos de su reelección hace que vean la luz de nuevo los Anales, dando con ello una prueba más de amor a la institución, al preferir la publicación de los Anales de la Sociedad a el Progreso, de la que era él uno de los pocos dueños. Y logra levantar de nuevo los Anales hasta 1896 en que una nueva guerra lo obliga a abandonar de nuevo las costas cubanas.

Con el lema UNIDAD, CIENCIA, Y VERDAD, obtuvo que durante casi todo el siglo XIX no decayera lo que otros hombres habrían de tomar de sus propias manos, como hemos de ver. Es preciso resaltar la labor de este hombre en una época en que apenas había casas comerciales que se anunciaban y que la propaganda estaba muy lejos de tener la importancia que hoy día tiene. Si a finales del siglo XX se pasan vicisitudes y malos ratos para publicar revistas científicas, que no sería a finales del siglo XIX.

Donde quiera que encontró Poey algo que hacer o reformar en beneficio de la Odontología, brindó sus mejores esfuerzos, así vemos como en 1887 al nombrarse cierto Jefe de Clínica Dental en el Hospital Reina Mercedes, lleva este asunto al seno de la Junta Directiva de la Sociedad Odontológica de la Habana, por estimar que la forma en que había sido designado el mismo no era la correcta e iba en contra de los intereses de la clase dental. Por ese motivo alza la voz en la junta correspondiente para expresar: "NO puedo menos que protestar del modo como hacen estos nombramientos por el Señor Director de tan importante establecimiento. . . Protesto una y mil veces de como se viene tratando aquí cuanto se relaciona con la profesión dental, reconocida hace tiempo en todos los países civilizados como de gran importancia" . "En Bruselas, en Ginebra, en París, y en todas partes del mundo, se tiene a ésta mucho mas respeto, hay más consideración con las Asociaciones científicas, hay más tacto en todo lo que se relaciona con el individuo enfermo".

"Estos cargos por más que son puramente honorarios, no se dan porque sí, sino que se conceden por concurso o por oposición, es decir, a quien más lo merece y garantice más la salud de los enfermos asilados, dignos siempre de consideración y benevolencia. En esos países las Sociedades Odontológicas son siempre consultadas y se tiene muy en en cuenta sus informes, y con arreglo a ellos se dictamina. Pero aquí para nada se cuenta con ellas, siendo sin duda alguna las que mejor puedan conocer e ilustrar determinados particulares.No me refiero a que tenga o nó capacidad ad hoc el nombrado, sino a la forma llevada a cabo para su nombramiento".

Pero no sólo luchó contra todo lo que consideró dañino a la profesión provocado por los de fuera, sino que también lo hizo contra los de dentro, cuando estimó que actuaban equivocadamente, y es por ello que combate a los que utilizan un lenguaje impropio en su léxico, a los que insertan anuncios en la prensa diaria contrarios a la ética profesional y a los que no cumplen sus obligaciones para con la Sociedad. No le importa en esta cruzada de purificación profesional que esos hombres le hubieran conferido anteriormente honores o lisonjas, pues hace constar "*que la amistad no compromete a inmoralidades*" y que "en una *directiva no se debe permanecer por súplicas o compromisos*, pues a ello obliga solo el amor a la profesión y el cariño a la Institución, que simbolizan las aspiraciones y el engrandecimiento de todos". Cree en fín que "*la amistad no debe utilizarse para elevar a inmerecida posición a un amigo*, pues el mejor atributo de la amistad es dar al César lo que el César merece".

Fué autor en Agosto de 1882 del Reglamento de la Biblioteca de la Sociedad, que en 1879 había ayudado a fundar. Esta primera biblioteca dental de que tenemos noticia en América Latina, fué un magnífico ejemplo de lo que es capaz la organización de unos hombres y lo que logra el espíritu de cooperación. Llegó a contar con miles de ejemplares según se lee en las actas de la Sociedad,que en 1895 pasaban de once mil, incluyendo las revistas.

El Reglamento de la Biblioteca, confeccionado por Poey, aunque sencillo, muestra claramente el espíritu de organización de este hombre que tuvo la visión de un porvenir brillante para la odontología cubana. Confeccionó un catálogo numérico, un inventario, un catálogo alfabético por autores y materias, en tarjetas, a la vez que un diario de salida y entrada de libros y periódicos, especificando los cuños que debían utilizarse, el tamaño de las tarjetas, y otra serie de consideraciones que nos asombran pues un siglo después es la misma forma que se emplea. En consideración a su pericia y capacidad la Sociedad tomó el acuerdo de "reconocer en Poey grandes dotes y condiciones particulares para llevar adelante una biblioteca" y por ello pretenden que ocupe a la vez los cargos de Secretario de Correspondencia, Bibliotecario y Presidente del Comité de Redacción de los Anales", a lo que él se opone. (El autor de este trabajo en pleno siglo XX hizo justicia a Federico Poey imponiéndole su nombre a la Biblioteca de la Facultad de Odontología de la Universidad de la Habana).

Tan múltiples y tan nutridos son los episodios en la vida de este hombre en relación con la defensa dela clase que harían interminable su biografía, pero destaquemos al menos, los más sobresalientes.

Hizo alocuciones constantes a los estudiantes para que lucharan honesta y desinteresadamente a fín de lograr días de mayor gloria y esplendor para la odontología y de ellos escogemos, como ejemplo magnífico, su discurso como Vice-Director del Colegio Dental El Progreso en 1883, al abrirse el curso, cuando les dice:

> "Jóvenes que os consagrais al estudio de la Cirugía Dental, vuestra carrera es larga, pero sembrada de flores, y el término satisfactorio para el corazón, porque si echais la vista atrás, podreis complaceros en haber aliviado a vuestros hermanos. También reclama nuestra carrera la constancia en los estudios, la cual no alcanzareis sin la práctica del bien y el amor a la virtud".

> "Dice un aforismo que "El hombre es lo que quiere ser" y otro dice: "El hombre vale lo que sabe". Si quereis descansar algún día, trabajad ahora. Podrá suceder que hoy os pese trabajar y os duela el tiempo sustraído a vuestras diversiones; pero tened por seguro que si acumuláis los elementos del saber, en ellos encontraréis más tarde vuestros consuelos, y en ellos olvidaréis muchas penas y por medio de ellos calmaréis muchas amarguras. Vuestro mejor amigo, debe ser hoy la lámpara solitaria que acompaña vuestras vigilias".

> *"Que la unión completa entre todos los de nuestra profesión no sea una palabra vana.* Ya que trabajamos en ella, de ella y por ella, todos los dentistas, pueden y deben felicitarse de los buenos resultados que hemos obtenido, pues todos están llamados a beneficiarse de ellos. *Que nuestros adversarios, si aún nos quedan, convencidos de la pureza de nuestras intenciones y de nuestra sinceridad, vengan a nosotros y serán bienvenidos. Olvidemos las luchas los errores pasados, tendámonos las manos y consagremos nuestros esfuerzos a mayor provecho de la profesión entera, a fín de concurrir todos al levantamiento moral y científico de la Odontología".*

A pesar de sus constantes discursos ofrecidos en defensa de la clase, fué enemigo de la palabra hueca, y por ello al hacerse cargo de la Vice-Presidencia de la S.O.H. manifiesta que:

> "hubiese deseado que la sesión fuese consagrada no a leer discursos sino a dar soluciones prácticas, a proyectos viables, a resolver problemas que a cada paso se suponen a nuestras meditaciones".

Luchó porque el Gobierno consultara a la Sociedad, como el organismo capacitado en todo lo relacionado con la profesión, y también por introducir a cada instante reformas radicales a la institución, para que esta fuera manteniêndose acorde con los tiempos en que se vivía. Fué tan desinteresado en sus manifestaciones que a pesar de haber podido, por sus conocimientos, relaciones y carácter combativo, tener una Academia Dental, de su exclusiva propiedad, prefirió defender la tesis de la incorporación de la enseñanza con carácter oficial dentro de la Universidad de la Habana, pues estimaba que con ello se daría un nuevo paso de avance a la dentistería en Cuba, desapereciendo muchos de los males que existían y no habían podido ser irradiados.

No desconocía sin embargo las dificultades que habría de encontrar en el camino, y los obstáculos que tendría que vencer para llegar al final. Por ello, al felicitarlo sus compañeros por haber sido nombrado Profesor de uno de los Colegios Privados, no le falta entereza para decir que sabría encontraría abrojos en el camino, pero que se mantendría digno en su puesto exhortando a los demás para que no se abatieran ante los obstáculos y continuaran la obra, pues si es verdad que "el puesto de redentor tiene sus sinsabores, también tiene sus recompensas".

A pesar de ser Profesor de un Colegio Dental, de haberlo sido de otro, y de Mérito de un tercero, toma participación en la discusión y los debates sobre Desconcierto existente en los Colegios y Academias Dentales de la Habana, y expresa el remedio que necesitan. En aquellas largas sesiones ve con satisfacción que otros hayan seguido el camino emprendido por él y que se engrosarán las filas de los que luchaban por la enseñanza, y después de exponer los medios para beneficiarla, en forma sencilla y clara, todos los reunidos manifiestan que Poey:

> "con sus formas académicas y estilo siempre cortés, y por la manera con que discute, los instruye, los convence o no, pero siempre emite palabras y conceptos de provecho, tanto para los dentistas reunidos como para hacer útil la tarea que los congrega".

Bellos elogios hechos por otros hombres de una misma época, a lo que él en más de una ocasión hubo de fustigar cuando actuaban equivocadamente.

Una tarde, reunidos algunos fundadores junto con él, los que no habían vuelto jamás a su seno querían arrogarse la paternidad exclusiva de la misma, alegando que la idea había sido de ellos: él rápido y certero les aclara que:

> "No es de ninguna manera iniciador de una obra el que al levantarse por la mañana después de un copioso sueño, estira los brazos y exclama DEBEMOS FUNDAR UNA SOCIEDAD ODONTOLOGICA EN LA HABANA. No hay un sólo dentista en nuestra culta capital, a cuyos labios no haya asomado, no una vez, sino cien veces, y desde tiempo inmemorial, esta misma exclamación. Y sin embargo no por eso quedó fundada entre nosotros una Sociedad de Dentistas. ¿Y por qué? Porque entre el dicho y el hecho hay mucho trecho".
>
> "Todas las grandes instituciones creadas y por crear, no existirían, si siempre hubiésemos repetido: Deberíase hacer tal o cual cosa. La satisfacción de poderse titular

iniciador de una Sociedad como la nuestra, pide y exige mayores merecimientos conquistados. El verdadero iniciador y fundador de una institución es aquel que después de haber aceptado la idea, la madura, la estudia, consagra a ella todo su entusiasmo, toda su actividad, toda su inteligencia, que por ella hace sacrificios pecuniarios, y no descansa hasta ver realizadas sus nobilísimas aspiraciones. Una cosa es predicar y otra dar trigo, como decía el cura de Alcandello".

Los propios compañeros lo describen como "hombre laborioso, entusiasta, amante como pocos del prestigio de su profesión y de la Sociedad Odontológica de la Habana, que no se conformaba con ver la lentitud con que progresaba, pero que por modestia vivía inclusive alejado de la población". "Ello no fué obstáculo para que fuera visitado constantemente por las personas más conocidas de las letras y las ciencias de nuestra sociedad, a las que siempre recibió con su carácter alegre y sus chistes de buen gusto". "Amenizó siempre las sesiones con la importancia de sus trabajos y eran días de júbilo para la Sociedad aquellos en que Poey daba lectura a algunas de sus producciones[2], según manifestación de los propios compañeros de profesión.

Su preparación sobresalió en forma destacada y fué por ello que llegó a ser profesor de todas las Academias Dentales de su época, en un medio en el que las pasiones y las polémicas de los distintos asuntos pusieron más de una vez de frente a los principales protagonistas. Fué la enseñanza su obsesión y terminada la guerra de independencia, vuelve a Cuba y tuvo la íntima satisfacción de fundar la Sociedad Dental de la Habana y de ser su Primer Presidente, desde ella lucha por la incorporación a la enseñanza a la Universidad y lo logra. Tal fué su consagración a la enseñanza que algún destacado compañero dijera que "se había vuelto monomaníaco en defensa de los principios de la enseñanza". Ignacio Rojas al hacer su libro El Cirujano Dentista lo seleccionó entre todos los compañeros para que escribiera el prólogo del mismo, en fín fué la obsesión de su vida el engrandecimiento de la profesión dental y el mejoramiento de la enseñanza.

Toda la prensa científica presentó sus trabajos con satisfacción, y para que vean que la producción de este compañero fué contínua hagamos un resumen de algunos de sus trabajos y traducciones, ya que no hemos podido recopilar todos:

1879:

Observaciones al Dr. F. P. Rodríguez sobre enfermedades de la Pulpa.—Anales.

Educación dentaria.—Anales.

Miscelánea.— Anales.— (Sección creada por él).

1880:

Revista de la Prensa.— Anales.—(Sección creada por él).

Sobre ingertos dentarios.—Anales.—Trad.

Sindicato de Dentistas.— Progreso Dental.

Colegios Dentales.—Progreso Dental.

Revista Analítica de las Sesiones de la S. O. H.— Progreso Dental.

Preguntas y respuestas sobre el Cloroformo.—Progreso Dental.

Los almanaques odontológicos.—Progreso Dental.

John Buchanan.—Progreso Dental.

1881:

Preguntas y respuestas.—El Progreso Dental.—(Sección creada por él).

Revista Terapéutica.— El Progreso Dental.

1882:

Vademecun del Estudiante de Cirugía Dental.—El Progreso Dental.

Fórmulas y Prescripciones.— Progreso Dental.— (Sección creada por él).

La clientela de un médico o un dentista puede venderse?— Progreso Dental.

La Higiene.—Progreso Dental.

Legislación Dental.—Progreso Dental

Porvenir de la Profesión Dental.—Progreso Dental.

Anomalías Dentarias.—Anales S.O.H.

Legislación dental en el estado de Illinois.— Anales S. O. H.

1883:

Terapéutica Dental.—Salivación mercurial.—Clorato de Potasa.—Progreso Dental.

Erupción tardía de los dientes.—Progreso Dental.

Jurisprudencia Dental en el ejercicio dental en Francia.—Trad. Progreso Dental.

Estudios clínicos sobre los accidentes de la erupción en los dientes en el hombre.—Progreso Dental.

Ensayo sobre fístulas dentales.—Progreso Dental.—Trad.

Legislación dental en Vermont.—E. U.N.A.—Progreso Dental.

Alocución a los estudiantes.—Progreso Dental.

Monografía Dental.— Anales.— (Es una ampliación al publicado en Ginebra).

Amor considerado como entidad patológica.— Anales.— (Consideraciones a R. Fredas).

Jurisprudencia Dental en Cuba. — Anales.

1884:

Legislación dental en el estado de Illinois.—Progreso Dental.

Extracto del Curso de Terapéutica dental en el Colegio.—El Progreso.—Progreso Dental.

1885:

Estado de las encías de las mujeres en cinta y su tratamiento.—Anales.

Un nuevo anestésico.—Anales.

Hidroclorato de cocaína.—Anales.

Vigésimo octavo Aniversario del Colegio Dental de Pennsylvania.—Anales.

De la goma en sus aplicaciones en la construcción le piezas artificiales.—Anales.

Relación entre la densidad de los dientes y la composición química de los mismos.—Anales.

Historia del Gran Tomás. célebre charlatán, sacador de muelas en plazas públicas bajo el reinado de Luis XIV.—Anales.

El Clorhidrato de Cocaína en las operaciones que se practican en la boca.—Anales.

El D.D.S. en Europa.—S.O.H.

1886:

El ácido fénico en sus aplicaciones a la Terapéutica Dentaria. — Anales..
Accidentes de la primera dentición.— Anales.
Los dentistas honorarios.—Anales.
La cocaína en sus aplicaciones a las extraciones dentarias.—Anales.
Estudio clínico y crítico sobre las alteraciones dentarias atribuídas a la sífilis hereditaria.—Anales.
El Cloroformo en la práctica dental. —S. O. H.
Refutación al Dr. Rojas sobre el trabajo sobre Colegios y Academias Dentales.—S.O.H.

1887:

Los anuarios de Caulk.—Anales.
Etiología de ciertas enfermedades del seno maxilar.—Anales.
Las ideas de Frank Hunter.—Anales.
Pequeña correspondencia.—Anales.— Sección creada por él).
Programa del curso de Anatomía y Cirugía Dental profesado en Cambridge.—Anales.
Programa para los exámenes de los dentistas en Bélgica.—Anales.
Legislación dentaria en Alemania.— Anales.
Anestesia local por inyecciones subgingivales de cocaína y ácido fénico o una solución de ácido fénico para avulsiones dentarias.—Anales.
Recordatorio.—Anales.
De la anestesia local.—Anales.
Una visita a los colegios dentales de Europa.—Anales.
Necrología del Dr. José Eloy Sallés. Anales.
El Arte Dental hace 50 años. — Anales.
Oración fúnebre del Dr. Antonio Mestre y Domínguez.—Anales.
Aforismos dentales.—Anales.
Los dientes del Rey Luis XIV. — Anales.
La sífilis matrimonial.—Anales.
Jurisprudencia dental.— Negativa de honorarios.—Anales.
Apuntes terapéuticos.—Anales.
Biblioteca del Cirujano Dentista.— Anales.
La Profesión del dentista es nociva a la salud?—Anales.
Es la primera dentición época crítica de los niños?—Anales.

1888:

Implantación.—Anales.
Terapéutica Dental. — El iodo. — Anales.
Martirologio del cloroformo.—Anales y Crónica Dental.
Proyecto de fundación de una Escuela Profesional de Cirugía y Prótesis Dental.— Anales.
Es o no el arte dental una especialidad de la medicina?—Anales.
Terapéutica dental.—El alumbre.— Anales.
Higiene Pública.— Conveniencia de instalar servicios dentarios en la Habana.—Anales.
Es conveniente la anestesia en las extracciones dentarias?—Anales.
Quién es el autor de la anestesia general?—Anales.

1889:

La enseñanza dentaria en Cuba.— Anales.
Legislación dentaria en Canadá.— Anales.
Martirologio del Protóxido de Azoe. Anales.
Terapéutica dentaria.— Creosota.— Anales.
Pyorrhea alveolaris.—Anales.
Cuestionario dental.—Anales.
El Hipnotismo en Cirugía Dentaria.— Anales.
Honorarios profesionales.—Anales.
La cocaína ante el Congreso Internacional de París.—S. O. H.
Mi credo dentario.—Anales.—(Resumen de aforismos, destacando la moralidad que debe existir en la profesión dental).

1890:

Terapêutica Dentaria: Catecú.—Anales.

Preparación de la boca antes de proceder a colocar en ella un aparato protésico dentario.— Anales.—Trad.

Progresos de la dentistería en Francia.—Anales.

La cocaína en inyecciones hipodérmicas.—Anales.

La enseñanza del arte dentario en Francia y otros paises.—Anales.

Los peligros de la cocaina.—Anales.

Enseñanza dentaria en Inglaterra.—Anales.

Mexican Dental Patients.—Anales.—Trad.

1891:

Supuestos profesores de Patología y Clínica dentaria.—Anales.

Curso de Patología Especial.—Anales.—Trad.

1892:

La Medicina en el siglo XX.—Anales.

La Sacarina.—Anales.

Nos ratificamos.—Anales.

Primer Congreso dentario Internacional de París.—Anales.

In memorian del Dr. Th. David.—Anales.

Defecación por la boca.—Anales.—Trad.

Revista Internacional de Odontología. Anales.

La cocaína en Cirugía Corriente.—Anales.—Traducción.

Laboratorio histo-bacteriológico. —Anales.

El carbón en los dentífricos.— La Odontología de Madrid de Florestan Aguilar.

Bibliografía del Congreso Dental de París.— La Odontología Madrid de F. Aguilar.

1893:

Ventajas del Nitrato de Plata en la Práctica Dental. — Odontología Madrid.

Influencia de la menstruación sobre los accidentes de origen dentario.—Odont. Madrid.

Observaciones sobre la enseñanza dental y sus reformas.—Odontología Madrid.

Reformas del plan de estudios de la enseñanza dental. — Odontología Madrid.

Sea muy enhorabuena.—Anales.

In memorian del Dr. L. Thomas.—Anales.

Alea Jacta est.—Anales.

En todas partes cuecen habas.—Anales.

Estudio crítico de las intoxicaciones por la cocaina.—Anales.

Consumatum est.—Anales.

Tropacocaina.—Anales.

Existen acidentes en la dentición de los niños?—Anales.

Formulario práctico para las enfermedades de la boca y de los dientes.—Anales.

Congreso dental de Chicago.—Anales.—Trad.

In memorian de F. P. Rodriguez.—Anales.

Los peligros de la clientela.—Anales.

1894:

Oportunidad e inoportunidad de la avulsión del molar de los 6 años.—Anales.

Gratas nuevas sobre la enseñanza de la C. D. en España.—Anales.

La reforma de la carrera dental.—Anales.

Devitalización de la pulpa dentaria.—Anales.

Los accidentes de la dentición ante la Academia de París.—Anales.

La odontología y la Revista Estomatológica.—Anales.

Exámenes de dentistas.—Anales.

Tratado técnico de preparaciones microscópicas para uso del dentista.—Anales.

Cosas de ultramar.—Anales.

Suma y sigue.—Anales.

Un poco de todo.—Anales.

Es de agradecer.—Anales.

Anuncios' para la historia profesional.
Anales.
Actualidad.—Anales.
Contribución al estado de la antisepsia bucal.—Anales.
Carta abierta.—Anales.

1895:

La reforma de la carrera dental.—Anales.
Una víctima de la cocaína.—Anales.
Tributo de justicia.—Anales.
Mucho ruído y. . . —Anales.
Desmoche fenomenal.—Anales.
Vuelta al mundo.—Anales.
Crónica Dental.—Anales.
El Cirujano Dentista.—Anales.
W. D. Miller.—Anales.
Ave César.—Anales.

"No midió nunca el terreno que tenía que recorrer, ni los obstáculos que pudieran presentársele, tuvo un solo objetivo, llegar al fín, lo que logró a costa de perseverancia y constancia".

Además de los distintos aspectos de su vida enunciados brevemente podemos decir que fue el autor del diploma para todos los socios de la Sociedad Odontológica de la Habana (Ver capítulo XVII Página 224 el diseño de este). Dió el primer curso que se dió en Cuba sobre Terapéutica Dental en 1880, completamente gratuito para que los graduados ampliaran sus conocimientos.

En el año de 1880 fué designado Catedrático de Honor y Mérito de la Academia de Villaraza, primera Academia Dental fundada en Cuba "como homenaje de admiración y respeto por sus levantados sentimientos en pro de la ciencia y por la abnegación conque se dedicaba al estudio". (Ver diploma en Capítulo XIV Página 168).

Ayudó a fundar y sostener durante muchos años el dispensario gratuito "San José" para la atención de la boca de los pobres, que tuvo gran arraigo en la conciencia nacional.

Fué profesor de Mecánica Dental de la Academia de Cancio y más tarde Profesor de Materia Médica de El Progreso y fué sub-Director de la Academia El Progreso.

Fué redactor del primer diccionario de Medicina y Cirugía y Prótesis confeccionado por la Sociedad Odontológica de la Habana; en fín fué colaborador de la Odontología de Madrid, y en Cuba de la Revista Dental órgano oficial del Colegio Central de Cirujanos Dentistas y Redactor de la Crónica Dental.

La Guerra del 95 lo sorprende de nuevo en la plenitud de su producción y tiene que emigrar de nuevo fuera de Cuba, esta vez a Tampa. En el exilio es designado corresponsal de LA ESCUELA MECANICO DENTAL que tenía en Cuba Ignacio Rojas, pero tiene este también que exiliarse en México junto con Pedro Calvo y Leandro Cañizares y desaparecen todas las revistas dentales en Cuba.

Viudo desde hace años, vuelve a casarse en Tampa con Paquita Muñoz, con la que tiene su último hijo Fred, que vive y fué el que nos facilitó, en Cuba, los documentos y diplomas que pertenecieron a su padre así como el diario de su vida. Terminada la guerra en 1899 inmediatamente regresa a Cuba el 22 de Julio en el vapor Olivette. Se reune el 13 de Diciembre de 1899 para fundar la Sociedad Dental de la Habana digna sucesora de la Odontológica de la Habana siendo designado por sus méritos presidente de la primera reunión,y el día 18 es electo por unanimidad Presidente. Confecciona el Reglamento de vida a la novel institución y libra la última batalla de su vida, la incorporación de los estudios de Cirugía Dental oficialmente a la Universidad de la Habana, adscriptos a la Escuela de Medicina.

Entregó la presidencia el 1 de Mayo de 1900 pero le piden siga de Secretario de Correspondencia, y aunque algo cansado acepta seguir luchando.

Ya a los 66 años de edad y enfermo presidía la Sociedad Dental de la Habana, más la fibra que siempre lo caracterizó no lo abandona, tan es así, que en una de las primeras juntas permite que todos los socios defiendan repetidamente sus puntos de vista, ya que la discusión trae aclaraciones, pero uno de los presentes, que quiere terminar rápidamente le dice: "que ya puede hacer el resumen y poner a votación las proposiciones hechas". Rápido, sin titubeo, replica que "aunque algo viejo ya, le agrada tomar consejos, pero que no sigue el del Dr. . . . " y continúa concediendo la palabra.

Este es el resumen de la vida del hombre que a los 67 años, el día 9 de Enero de 1902 bajó a la tierra que tanto amó y que dijo "PRESENTE" a todas las llamadas que se realizaron durante su existencia en defensa de los intereses dentales pero que:

"como verdadero iniciador y fundador supo aceptar la idea, cobijarla y estudiarla, consagrando a ella todo su entusiasmo, toda su actividad, toda su inteligencia, haciendo por ella sacrificios pecuniarios y no descansando hasta ver realizadas sus nobilísimas aspiraciones".

EL PREDICO PERO TAMBIEN NOS DIO TRIGO.

BIBLIOGRAFIA

Mena, César A.
Poey y Aguirre, Federico. Paladín de la Odontología Cubana. 1834-1902. Universidad de la Habana 1954.

CAPITULO XXIII

Resumen final del siglo XIX.- Palabras de Lersundi.- Concepto de Cuba en elExtranjero.- Adelantos de la Epoca.- Familia Vieta.- Ultimos graduados del siglo XIX.

Cuba progresó por el esfuerzo de sus hijos y de sus profesionales. En el campo de la odontología la lucha dentro de la Sociedad Odontológica de la Habana, la asistencia de sus miembros a congresos científicos en Europa y en los E.U.N.A. le hicieron ganar el respeto y la consideración de los hermanos de profesión de otros países, a pesar de que las autoridades españolas poco se ocupaban de llevar a felíz término los anhelos de una población que pedía a gritos mejoras en todos los sentidos.

Para darnos cuenta del desconcierto político y administrativo que prevalecía en Cuba, y los males que este estado de cosas traía sobre la infeliz colonia, citemos las palabras de un testigo, que por la autoridad que le presta la posición que desempeñó en Cuba, no podrá tachársele de parcial hacia los cubanos, ni de animosidad contra la metrópoli, nos referimos al Capitán General de Cuba, don Francisco Lersundi, el que comunicaba al Ministro de Ultramar lo siguiente:

> "Triste es, pero necesario confesar que la falta, la carencia absoluta de una política constante y uniforme hacia esta isla por parte del gobierno de la metrópoli, que ya prometía concesiones y reformas, ya reprimía y defraudaba las esperanzas que el mismo había hecho gratuitamente concebir, ha producido un estado de desconfianza, intranquilidad y desasosiego generales que difícilmente podrá tener remedio, si no se adopta pronto una marcha única, fija e invariable, que a la vez que prudente, liberal y justificada, haga respetable y respetado al Gobierno de España, como al representante que aquí tenga".

"Las leyes de Indias, ese monumento tan glorioso que elevó a tanta altura el nombre español, y la riqueza de la América española, ha sido destruído, así como la poderosa e inquebrantable organización de nuestras colonias, sustituyéndolas sin orden ni concierto con un sistema burocrático, que a la par que costoso, ignorante y sin ventaja legítima alguna, permitía por un lado la inmoralidad del Gobierno Superior Civil, de la Capitanía General, del Tribunal Superior del territorio, de toda autoridad, en fín".

Hasta aquí las palabras de Lersundi, pero bajo "esa inmoralidad escandalosa, supieron los dentistas cubanos elevar la profesión, y si nos dedicamos a leer el concepto que de nuestra clase tenían los extranjeros, es para sentirnos orgullosos de nuestros antepasados. Veamos solo dos ejemplos que hablan por sí solos:

Francisco Veray, historiador de la Odontología en la hermana isla de Puerto Rico, afirmó que:

> "Hay motivos para creer que fué Cuba de donde vinieron los primeros dentistas autorizados con diplomas a ejercer la profesión en Puerto Rico, y fueron ellos los que llevaron el conocimiento de los trabajos dentales, y la práctica del ejercicio de esta nueva profesión a las Antillas, antes del 1900".

El otro que hizo comentarios acerca de la profesión dental en Cuba lo fué Martínez Sánchez, quien en su propio libro "El Arte del Dentista", nos dedica unos párrafos que nos enaltecen y nos honran, no solo a nuestros antepasados, si no a nosotros mismos.—

> Dice Martínez Sánchez:
>
> "Las naciones de la extensa América son tributarias de los Estados Unidos en todo cuanto se refiere a estudios y práctica dental, procediendo de allí los profesores y el arsenal de sus gabinetes".
>
> "Efectivamente, en los países de la América del Sur, no está organizada la profesión dental, y los dentistas establecidos en ellos tienen diferentes procedencias, principalmente de los Estados Unidos, Inglaterra, Francia y Alemania, y si algún natural del país ejerce la profesión es porque fueron discípulos de los anteriores y probaron su idoneidad ante un jurado de aquellos profesores elegidos por el gobierno, previo y único requisito exigido para la autorización de la práctica profesional; pero no sucede así en los países de la América Septentrional, como

México y *Cuba, donde la profesión tiene una organización completa.* (El que éstas líneas escribe, nacido en México y habiendo viajado por todos los países de ambas Américas ha estudiado el carácter que reviste el ejercicio profesional del Dentista en las diferentes repúblicas americanas''.

"En México, donde la Constitución y leyes del país están calcadas sobre las de los Estados Unidos, por razón de vecindad o situación geográfica, forma de gobierno, etc. etc. se ha dado a la profesión del Dentista, como a otras carreras, todo el carácter oficial, que en lo relativo a los estudios, ejercicio profesional y garantías, disfruta en la vecina república de los Estados Unidos''.

"En la capital de México hay más de 100 dentistas hijos del mismo país, además de algunos pocos norteamericanos, hay depósitos y sucursales de fábricas americanas, para la venta de útiles y materiales para dentistas, y el arte está tan adelantado, *que exceptuando la Isla de Cuba,* supera los demás países de la América Española''.

"En la Isla de Cuba y sobre todo en su capital (Habana) está hoy la profesión tan adelantada, que después de los Estados Unidos no hay país en el mundo, en que la generalidad de los dentistas sean profesores tan instruídos, tan inteligentes operadores y tan hábiles mecánicos. (En este último ramo y en la clase de raza mestiza del país, se encuentran notabilísimos artistas). Hay más de cien profesores, casi todos buenos especialistas en orificaciones y en la construcción de piezas protésicas. Con respecto al régimen oficial de los estudios y facultades legales para el ejercicio profesional son los mismos que hoy rigen en España, de cuya autoridad y leyes depende la Isla de Cuba (como igualmente Puerto Rico); en este País hay muchos dentistas norteamericanos. En la Habana hay tres Academias o Colegios Dentales, una Sociedad Odontológica, dos periódicos profesionales, el uno titulado "Anales de la Sociedad Odontológica de la Habana"; de cuya organización es órgano oficial, y el otro el "Progreso Dental", órgano a su vez del Colegio Dental del mismo nombre; este centro de enseñanza es dirigido por nuestro particular amigo e ilustrado compañero el Dr. Francisco Pastor Rodríguez, uno de los dentistas de la Isla de Cuba, en general, visitan a cada instante los centros de enseñanza de los Estados Unidos (el viaje es corto, fácil y económico) siguen el método de ellos, su escuela, consultan sus obras y no se encuentra diferencia alguna en el trabajo de un dentista hábil de la Habana y otro de los Estados Unidos, referente al sistema usado".

Este era el concepto que tenía de los dentistas cubanos tan destacado profesional como el Dr. J. Martínez Sánchez en 1887, quien era miembro de varias instituciones científicas de aquella época.

Las luchas dentro de la Sociedad Odontológica, la asistencia de grupos científicos a Europa y Estados Unidos, la publicación de revistas dentales, en fín, los esfuerzos realizados, le habían ganado el respeto y la consideración de los hermanos de profesión de otros países.

Pero fueron muchos los esfuerzos que habían hecho los cubanos que no aparecen mencionados tales como la fundación de una clínica dental, en 1880, completamente gratuita en el asilo San José, patrocinada por la Sociedad Odontológica de la Habana, para atender la población pobre de la Habana y donde practicaban los estudiantes de las distintas Escuelas dentales.

Crearon plazas de dentistas en el Centro Asturiano y en el Centro de Dependientes de la Habana, donde trabajaron Arturo Beaujardin y Navarro (Graduado en 10/20/75), César Ventosa (graduado en 2/13/89) y José Taboadela (graduado en 3/28/93) y Teodoro Alfonso.

En 1883 crean la plaza de dentista de la Casa de Beneficencia y Maternidad, y ocupa el cargo por vez primera el Dr. Adolfo Poo, recién graduado, quien aparece obteniendo su título el 29 de Octubre de 1887.

En 1886 un nuevo acontecimiento da impulsos a la profesión médica en Cuba, la inauguración del Hospital "Reina Mercedes" que viene a sustituir al antiguo y antihigiénico de San Felipe y Santiago, y en 1887 crean el cargo de Jefe de la Clínica Dental de dicho Hospital, cargo completamente honorario, si nos guiamos por las frases de Poey en la Junta de la S.O.H (ver Federico Poey Capítulo XXII) en el que protesta "una y mil veces" por la forma de dar el nombramiento.

Pero los dentistas cubanos seguían destacándose y así vemos como el 1o de Septiembre de 1889 como Oscar Amoedo y Valdés que se había graduado el 3 de Junio de 1885, representaba a la Sociedad Odontológica de la Habana en el Congreso que tuvo lugar en París, donde presentó su trabajo: "Tratamiento de los dientes muertos y relleno inmediato de sus raíces".

Al año siguiente se celebraba en Cuba el Primer Congreso Médico Regional, al que asistieron numerosos dentistas cubanos, mostrando así su interés científico como uno de los tantos profesionales de las ramas médicas.

Ya por esa época (1891—92) ejercían en la Habana varios dentistas que alcanzaron nombre en el siglo XX, y otros que ya se venían destacando desde el siglo XIX. Entre ellos debemos recordar a Erastus Wilson, fundador de la Revista Médico Quirúrgica y Dentística, primera revista que tengamos noticias se publicara en el idioma castellano, en 1868, y que tenía su consulta en Prado 105. Llegó Erastus Wilson al finalizar el siglo a Presidir el Círculo Médico de Cuba, organización médica de gran prestigio que llegó en su existencia hasta la llegada del comunismo al poder en nuestra patria, allá por el año 1960.

Otros dentistas lo eran G. Betancourt en Aguacate 108, L. Nuñez en Amargura 74, Rafael Chaguaceda Navarro en Prado 79, graduado el 14 de Enero de 1889, que tuvo una de las mejores clientela de la Habana, Manuel Mediavilla Manzorra en Acosta 20, quien fuera dentista de la Casa de Beneficencia y Maternidad, y estaba graduado el 25 de Mayo de 1887; José Trujillo Urias en Virtudes 71, graduado en 6 de Mayo de 1892, y quien ponía un anuncio en la prensa diaria, con los precios que cobraba y que reproducimos como dato curioso, para general conocimiento:

Extracciones	$2.00
Extracciones con Cocaína	$3.00
Limpiezas	$3.00
Empastes	$3.00
Orificaciones	$5.00
Dentaduras (de 14 piezas)	$30.00

Otros que se anunciaban lo eran:

Pedro Piñan de Villegas en Aguila 101, (Ver Capítulo XX Pág. 328). Fué el Primer dentista delegado a una Convención Constituyente en Cuba, la de Jimaguayú, era graduado el 1 de Mayo de 1891, y se distinguió luchando en el Ejército Libertador. Ya en pleno siglo XX se enfrascó en la muerte de una jóven que lo hizo desmerecer de toda la sociedad.

Estaba Adolfo Rey en Lamparilla 74, J.M. Gutiérrez en Galiano 88, Salvador Vieta Moré en Obrapia 57 esq. a Compostela, quien era graduado el 18 de Abril de 1887, y el que vino a engrosar la familia Vieta, una de las que más dentistas ha contado en una sola familia durante más de 150 años en Cuba.

El hermano de Salvador Vieta Moré, Benito S. Vieta Moré se había graduado el 22 de Noviembre de 1876. Fué el padre de varios distinguidos dentistas del siglo XX como lo fueron Benito

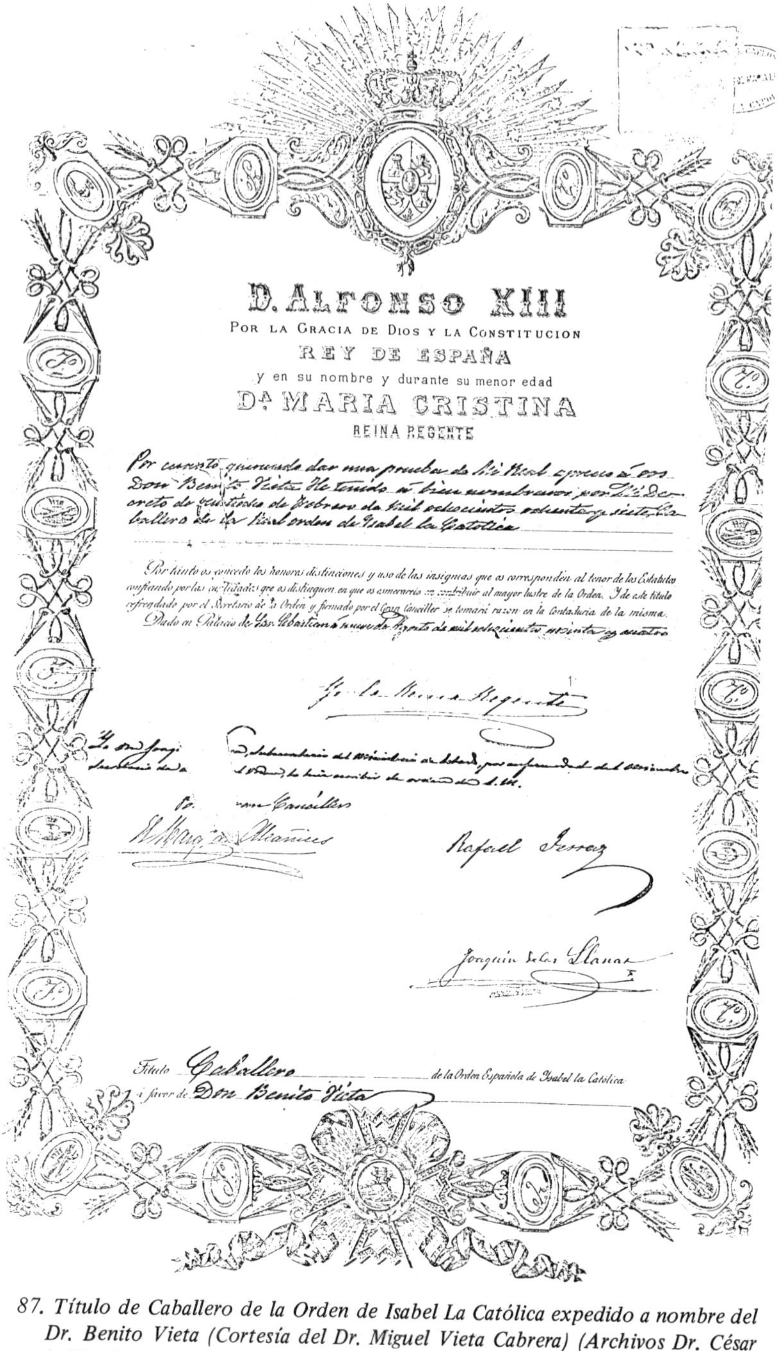

D. ALFONSO XIII

Por la Gracia de Dios y la Constitucion

REY DE ESPAÑA

y en su nombre y durante su menor edad

Dª MARIA CRISTINA

REINA REGENTE

Por cuanto queriendo dar una prueba de Mi Real aprecio á vos Don Benito Vieta He tenido á bien nombraros, por Mi Decreto de [illegible] de Febrero de mil ochocientos ochenta y siete, Caballero de la Real orden de Isabel la Católica

Por tanto os concedo los honores, distinciones y uso de las insignias que os corresponden al tenor de los Estatutos confiando por las cualidades que os distinguen en que os esmeraréis en contribuir al mayor lustre de la Orden. Y de este título refrendado por el Secretario de la Orden y firmado por el Gran Canciller se tomará razón en la Contaduría de la misma.

Dado en Palacio de San Sebastián á nueve de Agosto de mil ochocientos ochenta y [illegible]

Yo la Reina Regente

Rafael Ferraz

Joaquín de las Llanas

Título Caballero de la Orden Española de Isabel la Católica

á favor de Don Benito Vieta

87. Título de Caballero de la Orden de Isabel La Católica expedido a nombre del Dr. Benito Vieta (Cortesía del Dr. Miguel Vieta Cabrera) (Archivos Dr. César A. Mena)

Ezequiel Vieta Ferro, graduado el 28 de Julio de 1899, Angel Vieta Barahona quien fuera Decano de la Facultad de Medicina y Farmacia y a la vez profesor de Terapéutica y Prótesis de la Escuela Dental, Benito Vieta Cabrera quien se graduó en 1926 y falleció en Septiembre 13, 1968 y Miguel Domingo Vieta Cabrera que vive aún en Miami y quien se graduó en 1930.

Este Benito Vieta Moré fue dentista del Palacio Real de Madrid y la Reina María Cristina, como Reina Regente, en nombre de su menor hijo el Rey Alfonso XIII lo designó Caballero de la Real Orden de Isabel la Católica con fecha 28 de Febrero de 1887. (Ver diploma incluído)

Otros que tenían la consulta en la Habana en esa época lo eran M. G. Larrañaga Alvarez en Obrapía 56, graduado el 9 de Julio de 1889 y F.M. Justiniani y Chacón en Salud 42 esq. a Lealtad. Este Justiniani no solo fué fundador de la Soc. Odontológica de la Habana sino mas aún su primer Presidente, por tanto fué figura destacada del ejercicio profesional dental.

Sin embargo no todo fué color de rosas, ya que en 1892, en época de Polavieja logró Ignacio Rojas que el tribunal para los exámenes de sus alumnos fuera constituido por dos de los profesores de su Colegio y uno de la Universidad, y como esto no pudo obtenerlo Cancio para su Colegio, hubo grandes oposiciones entre ambos colegios, defendiendo Leandro J. Cañizares y Federico Poey en la prensa dental a la escuela de Cancio. No debemos olvidar que Poey era íntimo amigo de Rojas y el que había hecho la introducción al libro de Rojas, pero el mismo lo había dicho: "QUE LA AMISTAD NO COMPROMETE A INMORALIDADES". Leandro J. Cañizares, que era un recién graduado fué mas tarde Presidente del ler Congreso Dental celebrado en Cuba en el siglo XX. Pero ya lo había dicho Lersundi en su célebre carta al Ministro de Ultramar, que "las Leyes de Indias, ese monumento tan glorioso que elevó a tanta altura el nombre español, y la riqueza de la América española había sido destruído.. . . . .".

En 1893 otro honor vino a darle prestigio a la clase dental cubana, al ser designado Profesor de Operatoria Dental del Colegio Dental de New York, el Dr. Virgilio Zayaz Bazán, quien fuera el dentista de Martí y uno de los más prestigiosos profesionales dentistas cubanos en el siglo XX en nuestra República.

En 1894 se forma un Gremio de Dentistas que debe haber fracasado inmediatamente pues no hemos tenido mas noticias del mismo, siendo su Primer Presidente, y probablemente el único, J. Nevada. Fueron miembros del mismo, entre otros, Arturo Marcos Beaujardín y J. E. Barrena.

Sin embargo, a pesar de tantos adelantos, y de tanta lucha en la SOH no había sido excluído por completo el charlatán, fuera dentista o no, por completo de nuestro medio, y aún en la propia capital de la República vemos como en 1894 se anuncia Vidal Lezcano Díaz diciendo que había extraído a Dolores Millán, de 30 años, y en media hora, sobre un coche, frente a la plaza de vapor, 30 piezas dentarias. Este Vidal Lezcano se había graduado de Flebotomiano el 29 de Mayo de 1880 y de Dentista el 14 de Abril de 1881 y fué combatido en la Sociedad Odontológica de la Habana por el infatigable Poey que decía no era la manera de proceder de un profesional distinguido y que no se daba a respetar. Martínez Fortún menciona que en 1989 este Vidal Lezcano, ya viejo, seguía trabajando de dentista en Camajuaní.

Sin embargo, no debe asombrarnos que esto sucediera en Cuba en 1894, si en los propios E.U.N.A. acontecía algo parecido, y para probarlo basta solo leer en el J.A.D.A. de Marzo de 1898, Vol.100 , No.3, en la página 411, una de las notas de Foley donde nos dice que "en la evolución de la práctica dental en todas las regiones de este país (E.U.N.A.) los hoteles y posadas jugaron un papel pequeño, pero interesante en el ejercicio de la odontología a los fines del pasado siglo. Dice él que en su regular itinerario frecuentemente los dentistas usaban esos hoteles y posadas, en áreas no densamente pobladas, para anunciar sus visitas y para más tarde realizar sus trabajos, que generalmente eran limitados a extracciones y dentaduras. Y menciona como en el libro de Agnes Morley Cleaveland: "No life for Lady", publicado en 1941, encontró como en New México, entre 1880-90 sucedió una pintoresca e histórica narración de una visita que hizo Agnes M. Cleavaland: a un hotel de Magdalena, con el fín de hacerse una extracción.

Dice Agnes Cleavaland: "Yo tenía un diente ulcerado, y fuí a la ciudad a consultar un *dentista viajero*, cuyas únicas credenciales consistían en su propio anuncio, y cuyos instrumentos eran un acopio de sondas y forceps, en una pequeña caja negra. Al igual que sus otras "víctimas" fuí colocada en una silla de cocina, y aguantada por dos hombres fuertes".

"Ahora yo le daré a ella un anestésico para calmar sus nervios", dice ella que dijo el dentista, y le puso una píldora en la boca, píldora que ella obedientemente se tragó. La Sra. Cleavaland fué llevada entonces a una cama, por la camarera del hotel, que le dijo que comenzará a dormir"......................

Hasta aquí el episodio que sucedía en E.U.N.A.en pleno final del siglo XIX.

Antes de mencionar los últimos alumnos que tuvo la Escuela de Rojas es conveniente insertar algunos de los anuncios de Casas de Efectos Dentales, para que se vea la importancia que iba adquiriendo la plaza de la Habana donde existían representantes de las más acreditadas casas de E.U.N.A y de Londres.

En 1880 se anuncian en los Anales de la Sociedad Odontológica de la Habana la casa de Johonson & Lunds de E.U.N.A comunicando a sus clientes que tienen dientes y forceps.

En 1881 se anuncia la casa SS White de fama internacional, que aún se mantiene en el mercado como una de las más importantes casas manufactureras del mercado.

Antonio Alonso de San Nicolás 71 dice que representa a la casa de Claudio & Sons, de Liverpool, en Londres, y que tiene dientes, metales, materiales diversos, instrumentos y aparatos de laboratorio, así como forceps y herramientas.

Francisco A. Nuñez dice tener su casa de efectos dentales en la calle Habana y Antonio Llata en Aguiar 126 esq. a Muralla.

Otros anuncios de Casas de Efectos dentales o en relación con la profesión son los de Miguel Gutiérrez, Dorsenia y otros, algunos de los cuales incluímos en este volumen para que puedan darse una idea cual eran las características de los mismos.

Pero a pesar de ello Cuba seguía abandonada por las autoridades gubernamentales y ello trajo por consecuencia el Grito de Rebeldía de un pueblo que no se adaptaba a seguir viviendo de rodillas cuando podía vivir de pié; ese grito de rebeldía se dió el 24 de Febrero de 1895 en Baire, Oriente, y fué un ejemplo magnífico de lo que pueden hacer los pueblos cuando se sienten acorralados por largo tiempo. Los dentistas cubanos demostraron su decisión de tener una patria libre como lo demuestra la numerosa cantidad que fueron a la manigua y otros marcharon al extranjero por no someterse el yugo opresor.

Ya en plena guerra eran alumnos del Colegio de Rojas, practicamente el único colegio dental que existía en Cuba en esa época los siguientes alumnos, matriculados en 1898:

José V. Custodio Ferrer 12/30/898
Heriberto García Hurtado 6/1/899
Augusto Alfredo Rosado Aybar 7/5/899
José Rafael Chiner Hernández 10/26/899
Juan B. Dod Martínez Fortún 10/26/899
Juan J. Valdés 10/26/899
César Sainz Alvarez 10/26/899

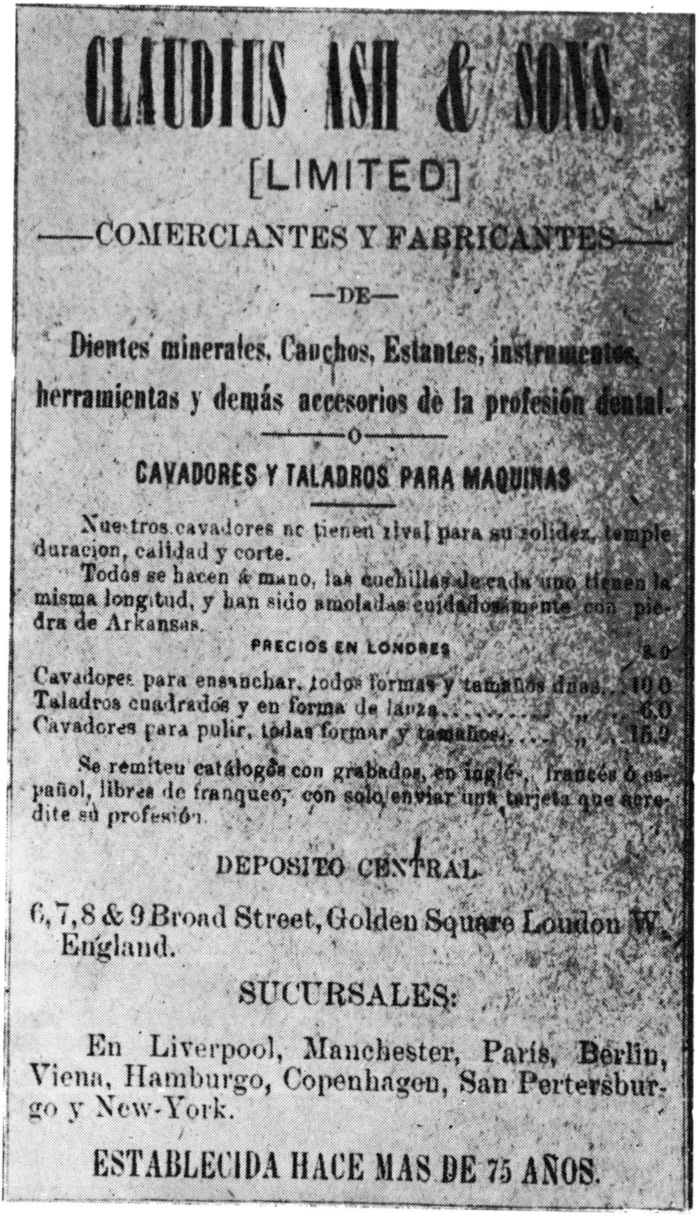

88. Anuncio de Claudius Ash & Sons en Anales S.O.H. (Archivos Dr. César A. Mena)

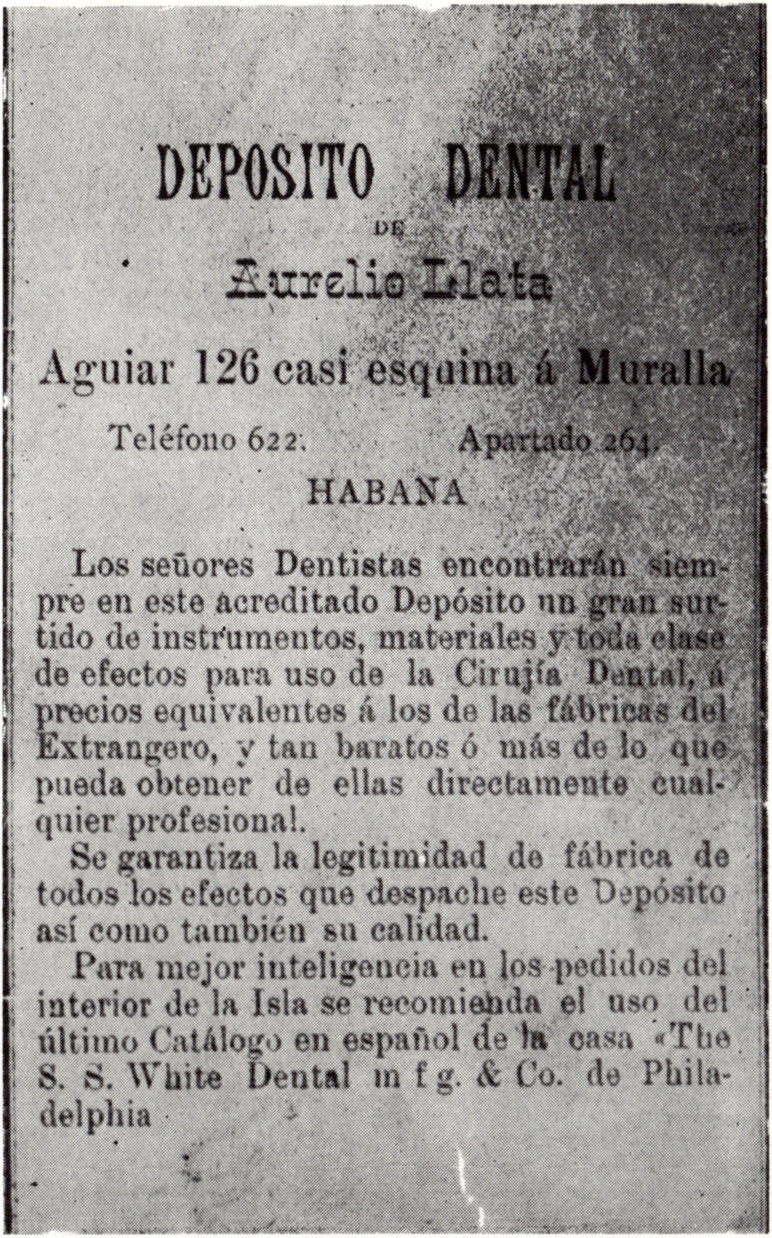

DEPOSITO DENTAL

DE

Aurelio Llata

Aguiar 126 casi esquina á Muralla

Teléfono 622. Apartado 264.

HABANA

Los señores Dentistas encontrarán siempre en este acreditado Depósito un gran surtido de instrumentos, materiales y toda clase de efectos para uso de la Cirujía Dental, á precios equivalentes á los de las fábricas del Extrangero, y tan baratos ó más de lo que pueda obtener de ellas directamente cualquier profesional.

Se garantiza la legitimidad de fábrica de todos los efectos que despache este Depósito así como también su calidad.

Para mejor inteligencia en los pedidos del interior de la Isla se recomienda el uso del último Catálogo en español de la casa «The S. S. White Dental m f g. & Co. de Philadelphia

89. Anuncio del Depósito Dental de Llata en Anales S.O.H.
(Archivos Dr. César A. Mena)

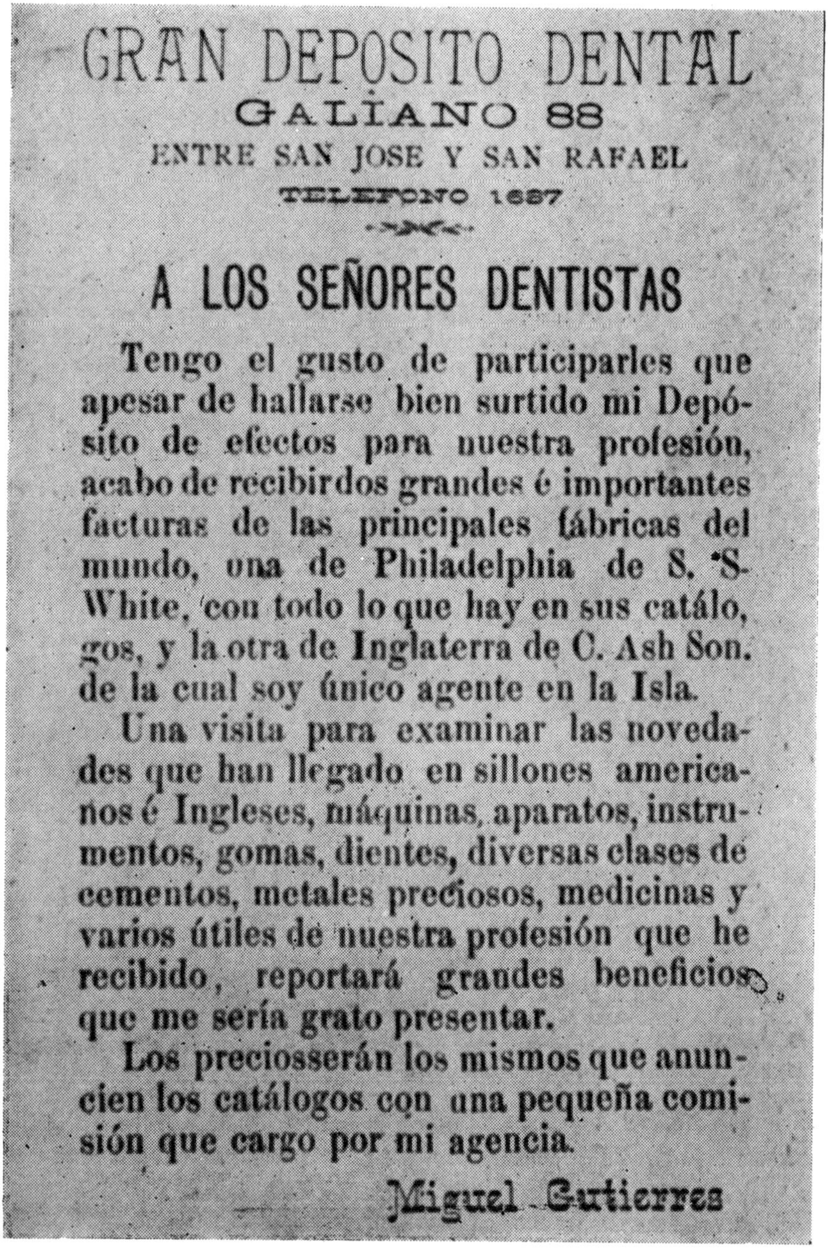

GRAN DEPOSITO DENTAL

GALIANO 88

ENTRE SAN JOSE Y SAN RAFAEL

TELEFONO 1687

A LOS SEÑORES DENTISTAS

Tengo el gusto de participarles que apesar de hallarse bien surtido mi Depósito de efectos para nuestra profesión, acabo de recibirdos grandes é importantes facturas de las principales fábricas del mundo, una de Philadelphia de S. S. White, con todo lo que hay en sus catálo, gos, y la otra de Inglaterra de C. Ash Son. de la cual soy único agente en la Isla.

Una visita para examinar las novedades que han llegado en sillones americanos é Ingleses, máquinas, aparatos, instrumentos, gomas, dientes, diversas clases de cementos, metales preciosos, medicinas y varios útiles de nuestra profesión que he recibido, reportará grandes beneficios que me sería grato presentar.

Los preciosserán los mismos que anuncien los catálogos con una pequeña comisión que cargo por mi agencia.

Miguel Gutierrez

90. Otro anuncio de depósito dental publicado en la prensa científica de la época. (Archivos Dr. César A. Mena)

CIRUJIA DENTAL SIN DOLOR.

DORSENIA

Descubrimiento del Dr. Carlos Aubery Young, de Boston, Mass.

PREPARACION BRASILENA

Compuesta con plantas medicinales del país· **Obra inmediatamente.**

LA ANESTESIA DURA DE QUINCE A TREINTA MINUTOS

NO PRODUCE EFECTOS SUBSIGUIENTES.

La Dorsenia se está usando por los principales dentistas americanos, y sus efectos han sido demostrados ánte las más distinguidas Sociedades Odontológicas de los Estados Unidos.

UN PARRAFO DE "EL COSMOS DENTAL."

Página 935. Diciembre de 1890.

Descripción de una clínica en la que se usó la Dorsenia ánte la Sociedad Dental del Primer Distrito del Estado de Nueva York, el 14 de Octubre de 1890.

"El Dr. Shaw, ayudante del Dr. Young, de Boston, Mass, demostró el uso del nuevo anestésico local decubierto por el Dr. Young, y conocido con el nombre de DORSENIA. Extrajo la raiz de un bicúspide izquierdo inferior, y la del bicúspide segundo superior del lado derecho. Ambas raices, ademas de hallarse en muy mal estado, estaban tambien ulceradas. La opeción consistió en inyectar media dracma (2 gramos) de la solución en las superficies lingual y bucal de la encía. La operación fué sumamente satisfactoria, no habiéndose sentido dolor alguno".

SUMARIO DE NUESTRAS CONCLUSIONES.

1.—La Dorsenia obra *inmediatamente;* la anestesia dura de quince á treinta minutos.

2.—Es enteramente *antiséptica*, y cuando se la usa, las encias cicatrizan más rápidamente, aún cuando estén enfermas, debido á las propiedades cicatrizantes de la preparación.

3.—Es el único anestésico que puede usarse con entera confianza en pacientes que se hallen afectados del corazón, ó que sufran de diatasis nerviosa.

4.—Es el único anestésico cuyo uso no va seguido por jaquecas, náuseas, ú otros efectos más ó ménos graves.

5.—No pierde sus propiedades en ningún clima; no sufriendo alteración alguna cuando se la expone á un calor ó frio muy intensos; así como tampoco cuando queda expuesta á los cambios de la atmósfera. Siempre conserva su pureza y sus virtudes.

Va envasada en botellas de dos onzas (60 gramos) Precio $3.

GERINGAS HIPODERMICAS. PRECIO DOS PESOS.

DE VENTA EN EUROPA, POR CLAUDIUS ASH & SONS.

The Dr. C. A. Young Anesthetic Company. Boston, Mass, Estados Unidos de América.

91. Anuncio en Anales S.O.H. del producto Darsenia que hemos reseñado. (Cortesía Escuela Odontología.) *(Archivos Dr. César A. Mena)*

Eduardo Alvarez Fuentes 10/27/899
Guillermo Lavielle y de Castro graduado en 10/28/899
José E. Barrena Canelas 11/3/899
Eduardo Ordext Villegas 11/13/899

Aparecen otros alumnos como Milián, Loret de Mola, Franca, Grau y Eduardo O'Bourke, que no hemos encontrado se graduaran en el siglo XIX, pero pueden haberlo hecho en 1900 o posteriormente como sucedió con Eduardo O'Bourke que nos consta fué dentista por haberlo visto miembro de la Sociedad Odontológica Cubana en pleno siglo XX, y haber conocido su clientela, una de las mejores de la Habana.

Al terminar la guerra muchos de los dentistas que habían marchado al extranjero, en uno de los tantos exilios que han sufrido los cubanos, y otros que se habían quedado ejerciendo en Cuba comenzaron a intensificar sus anhelos de superación y su clientela que pusieron en los siguientes lugares:

> J. E. Barrena en Lealtad 66, Arturo Beaujardín en Concordia 23, Pedro Calvo en Lamparilla 34, Rafael Chaguaceda en Prado 79, junto con Cirilo Yarini, Narciso Borras en Villegas 111, junto con Ignacio Rojas y Federico Poey, Andrés Weber en Corrales 16, Federico Peyrellada en Corrales 607, J. Taboadela en O'Reilley 69 junto junto con James Warner, Gumersindo Atalay en Salud 15 y Francisco Justiniani en Salud 42.

No podemos pasar por alto dos compañeros distinguidos de aquella época, el Dr. Rafael Madan, graduado en 1894, padre del Dr. Rafael Madan y Diago, quien fuera el primer Secretario de la Escuela de Odontología de la Universidad de la Habana durante muchos años y Profesor de Terapéutica hasta que fué sustituído por el Dr. César A.Mena, autor de este trabajo y los dos únicos secretarios que ha tenido la Facultad de Odontología, electos por el Claustro de Profesores en una forma libre y democrática. Fué Rafael Madan, abuelo del Dr. Rafael Madan y Heydrich, alumno eminente de la Facultad y hoy día en el exilio ejerciendo la profesión en Virginia. EUNA.

El otro compañero que no podemos olvidar ejerciendo en esa época lo es el Dr. Gumersindo Atalay y Atalay, quien graduado en 1892, con solo 23 años, fué designado al año siguiente en 1893, Profesor de Clínica y de Prótesis del Colegio Dental de Rojas, puesto que desempeñó durante tres años en que fué encarcelado por sus ideas revolucionarias. Llegó Atalay a ser miembro de Honor del Colegio de la Habana, de la Sociedad

Odontológica Cubana y tuve el honor de compartir con él muchas horas de conversaciones profesionales en su casona de la calle Concordia, donde nos decía que "todavía se mantenía jugando a los dentistas".

El 14 de Diciembre de 1898, ya muy tarde, por cierto, la Secretaria de Instrucción Pública del Gobierno Español comunicaba al Gobernador General una serie de medidas que no llegaron a surtir efectos por haber internenido el Gobierno de los E.U.N.A en una guerra que casi estaba terminada en favor de los cubanos. Con ello vino la reforma Universitaria de la que hablaremos en el tomo II, pero destaquemos en un cuadro el número de graduados desde 1884 a 1900 para que se vea el aumento de graduados en 1899, al cese de la soberanía española.

1884, 3; 1885, 8; 1886, 7; 1887, 9; 1888, 6; 1889,7; 1890, 3; 1891, 10; 1892, 13; 1893, 3; 1894, 11; 1895, 9; 1896, 11; 1897, 12; 1898, 12; 1899, 76; 1900, 21.

¿A que fué debido esta desproporción en el número de graduados en 1899? A varias causas pero las más importantes son:

1. Que los dentistas que estaban en los campos insurgentes y no habían legalizado su situación, lo hicieron rápidamente.
2. Que los compañeros que habían marchado al extranjero y se habían graduado fuera de Cuba, inmediatamente incorporaron sus estudios.
3. Que los matriculados en la Escuela de Rojas e inclusive algunos de la de Cancio pidieron ser examinados al ser liberada Cuba del yugo español.
4. Que compañeros que se habían graduado hacía años pidieron su título.
5. Por último, que debido a la confusión que crea todo cambio de gobierno, ya sea en bien o en mal, después de años de lucha, crea un estado de desmoralización aprovechado por muchos.

Por eso vemos que de 221 graduados en 17 años, más de la tercera parte se graduaron solo en 1899.

Como dato curioso podemos decir que en ese tiempo solo se graduaron ocho flebotomianos, contra 221 dentistas, y que éstos flebotomianos el último fué Lorenzo Zaldo el 28 de Septiembre de 1899.

BIBLIOGRAFIA:

Mena César A. "La Odontología en Cuba Colonial" Gráficas Universo— Habana 1955.

Martínez Fortún José A. "Apuntes para la Historia de la Odontología en Cuba" Ministerio de Salubridad Habana Cuba 1963.

INDICE DE LAMINAS

INDICE

Página